普通高等教育医学检验技术类系列教材

丛 书 主 编　许文荣

丛书副主编　钱　晖　邵启祥　邵世和

临床寄生虫检验学

CLINICAL LABORATORY PARASITOLOGY

陈盛霞　季旻珺　主编

科 学 出 版 社

北 京

内容简介

本教材共十一章,第一章总论主要阐述临床寄生虫检验学、寄生虫及寄生虫病的相关概念。第二章寄生虫病原学检验技术突出病原学检验技术在临床寄生虫检验技术中的重要性。第三至第十一章分别阐述了重要医学蠕虫(线虫、吸虫和绦虫等)、医学原虫(阿米巴、鞭毛虫、孢子虫和纤毛虫等)和医学节肢动物检验,力求覆盖寄生虫分类的主要种类。本教材文字、模式图和实物标本图三位一体,使学习方式多样化,另外,扫描教材中的二维码即可查看寄生虫的生活史和实物标本图。

本教材可供高等医药院校或综合性大学医学检验技术及相关专业本科生、临床检验诊断学及相关专业研究生使用,也可供临床医师、临床检验工作者、生物医学相关专业人员等参考使用。

图书在版编目(CIP)数据

临床寄生虫检验学 / 陈盛霞,季旻珺主编.— 北京:科学出版社,2022.5

普通高等教育医学检验技术类系列教材 / 许文荣主编

ISBN 978-7-03-072092-4

Ⅰ. ①临… Ⅱ. ①陈… ②季… Ⅲ. ①寄生虫学一医学检验一高等学校一教材 Ⅳ. ①R530.4

中国版本图书馆 CIP 数据核字(2022)第 061658 号

责任编辑:闵 捷 / 责任校对:谭宏宇
责任印制:黄晓鸣 / 封面设计:殷 靓

科学出版社 出版
北京东黄城根北街 16 号
邮政编码:100717
http://www.sciencep.com

南京展望文化发展有限公司排版
广东虎彩云印刷有限公司印刷
科学出版社发行 各地新华书店经销

*

2022 年 5 月第 一 版 开本:889×1194 1/16
2023 年12月第五次印刷 印张:10 1/4
字数:330 000

定价:48.00 元

(如有印装质量问题,我社负责调换)

《临床寄生虫检验学》编委会

主　　编　陈盛霞　季旻珺

副 主 编　夏超明　付琳琳　李士根

编　　委(按姓氏笔画排序)

孔德龙(徐州医科大学)
付琳琳(徐州医科大学)
刘转转(徐州医科大学)
许　静(苏州大学苏州医学院)
李士根(济宁医学院)
陈　琳(南京医科大学)
季旻珺(南京医科大学)
夏　惠(蚌埠医学院)
徐会娟(江苏大学医学院)
焦玉萌(蚌埠医学院)
田　芳(扬州大学医学院)
全　芯(济宁医学院)
安　然(安徽医科大学)
牟　荣(贵州医科大学)
吴　亮(江苏大学医学院)
陈盛霞(江苏大学医学院)
周秀芝(滨州医学院)
夏超明(苏州大学苏州医学院)
徐志鹏(南京医科大学)

“普通高等教育医学检验技术类系列教材”目录

丛书主编　许文荣

丛书副主编　钱　晖　邵启祥　邵世和

书名	主编
临床基础检验学	胡嘉波　朱雪明
临床生化检验学	姜旭淦　鞠少卿
临床微生物检验学	邵世和　卢　春
临床免疫检验学	夏　圣
临床血液检验学	毛　飞　许文荣
临床寄生虫检验学	陈盛霞　季旻珺
临床分子生物检验学	严永敏　张　徐

丛书序

医学检验技术专业的培养目标是培养德、智、体、美、劳全面发展，具有正确的人生观和价值观、终身学习能力、批判性思维能力、创新能力、创业意识和一定的科研发展潜能的医学检验应用型复合人才。毕业后能够胜任医学检验相关工作岗位，并能成长为技术骨干或学术带头人。为实现培养目标和达到三全育人目的，各高校全面进行理论与实验教学改革，建设精品教材和打造金课。

江苏大学是国内最早开设医学检验本科专业的五所高校之一，经过四十余年的建设与发展形成了融优质师资队伍、精品课程和特色教材为一体的多维教学体系；构建了以新生研讨—本、硕、博联动—教学法改革—国际化培养为基础，推动全局、想象、求异和批判的多元思维模式；以国家级实验教学示范中心、省级重点实验室和省优势学科一体化建设促进教学资源的共享，提升学生实践创新能力，先后荣获多项江苏省教学成果奖。

江苏大学前期在实验教学改革中，构建了通用技术、课程内验证性实验、课程内综合性实验，以及专业设计性与创新性实验四位一体的模块化体系，获批江苏省教育研究与教学改革项目，并由江苏大学出版社出版了“医学检验技术实验系列教程”（共 13 册）。在此基础上，2018 年江苏大学联合南京医科大学、南通大学、苏州大学、扬州大学、蚌埠医学院等 25 所高校、疾病预防控制中心和医院的教授、专家编写了“普通高等教育医学检验技术类系列教材”。系列教材共分 7 册，覆盖了医学检验技术所有专业课程的理论教学内容。系列教材坚持内容简单新颖、编排合理、文字精练、图文并茂、经典实用的编写指导思想，对课程经典内容和学科最新进展进行合理的取舍，对文字叙述反复斟酌和提炼，根据实际需要安排适当数量的图表，力争达到既能包含经典理论与知识，又能全面、准确、合理反映本学科最新进展的目的，使学生能在早期较为系统地掌握医学检验专业的理论知识。

组织出版“普通高等教育医学检验技术类系列教材”是教学改革的一次初步尝试，在体例、内容安排上不一定能完全适应现代医学检验教学改革和人才培养的需求，还需要不断完善。希望各位专家、教师、检验界同行和同学在使用本系列教材的过程中多提宝贵意见，以便我们进一步提高教材的质量，为广大师生提供优质的理论教学用书，共享我们教学改革的成果。

许文荣
2019 年 8 月于江苏大学医学院

前言

临床寄生虫检验学是医学检验技术等相关本科专业的主干课程之一，本教材编写过程中遵循教育部提出的“要进一步深化本科教学改革，全面提高教学质量”，以及培养具有扎实的检验基础理论知识和精通检验操作技能系统的医学检验技术人才的目标。

为了保持基础理论知识的完整性，第一章总论中除阐述临床寄生虫检验学的基本概念和基本知识外，将以往教材置于各论中的基本知识也在总论中一并呈现：第一章第二节中的“寄生虫对宿主的作用”，分蠕虫和原虫对宿主的作用及节肢动物对宿主的作用两方面来阐述；在第三节中的“寄生虫的生物学特征”，分别阐述了医学蠕虫（线虫、吸虫、绦虫）、医学原虫（阿粑、鞭毛虫、孢子虫和纤毛虫）和医学节肢动物（昆虫纲、蛛形纲、唇足纲、甲壳纲、倍足纲）的生物学特征。为了突出检验技能的重要性，除第一章总论外，其他章（第二章至第十一章）以检验为主旨，寄生虫病原检验技术安排在第二章，以病原检验技术为主线，引导对后续各种寄生虫的学习，重点学习寄生虫检验技术和寄生虫病形态识别。为了更好地与临床结合，章按生物分类系统并结合形态识别由易到难的顺序编排，如线虫检验、吸虫检验、绦虫检验、阿米巴检验、鞭毛虫检验、孢子虫检验等；章以下主要按人体系统的不同来分节，如线虫检验分消化道线虫检验、组织线虫检验等。为了体现内容的重要和次重要性，重要的虫体以“一、二、三”等作为次级标题序号，次重要虫体以“（一）、（二）、（三）”等作为再下一级标题序号，并以“其他”归类于上一级标题下，如第一节消化道线虫：“一、似蚓蛔线虫（蛔虫）”“二、毛首鞭形线虫（鞭虫）”……“六、其他　（一）毛圆线虫、（二）美丽筒线虫……”。为了增加学习内容的呈现方式，模式图在教材正文中呈现，生活史和实物标本图以二维码形式在章末呈现，学习者根据需要自主学习，通过扫描二维码能看到更为清晰的实物标本图，便于学习。另外，依据节肢动物的特殊性，将第十一章医学节肢动物检验以致病性节肢动物和传病性（媒介）节肢动物分节。

本教材在编写过程中受到沈继龙教授的指导，各位编委尽心尽力完成编写任务，国家寄生虫资源库提供了清晰实物标本图，在此一并感谢。由于编者编写时间有限，本教材内容如有不足之处，恳请广大读者多提宝贵意见。

陈盛霞　季旻珺

2021 年 12 月

目 录

丛书序

前 言

第一章 总 论
1

第一节 引言 / **1**
一、临床寄生虫检验学的研究范畴和目的 / 1
二、临床寄生虫检验学的建立和发展 / 1
三、临床寄生虫检验学的主要内容及学习方法 / 1
第二节 寄生虫与宿主 / **2**
一、寄生、寄生虫与宿主 / 2
二、寄生虫的生活史 / 3
三、寄生虫对宿主的作用 / 4
四、寄生虫感染的免疫 / 5
五、寄生虫感染的特点 / 7
第三节 寄生虫的命名、分类及生物学特征 / **8**
一、寄生虫的命名 / 8
二、寄生虫的分类 / 8
三、寄生虫的生物学特征 / 8
第四节 寄生虫病的实验室诊断 / **11**
一、病原学检验 / 12
二、免疫学检验 / 12
三、分子生物学检验 / 13
四、其他 / 13
第五节 寄生虫病的流行与防治 / **14**
一、寄生虫病的流行 / 14
二、寄生虫病的防治 / 15
第六节 寄生虫病的危害及现状 / **15**
一、寄生虫病的危害 / 15
二、寄生虫病的现状 / 15

第二章 寄生虫病原学检验技术
17

第一节 粪便寄生虫检验 / **17**
一、标本采集 / 17
二、虫体检查法 / 17
三、直接涂片法 / 18
四、加藤厚涂片法 / 18
五、浓集法 / 19
六、幼虫孵化法 / 21
七、涂片染色法 / 21
第二节 血液及骨髓寄生虫检验 / **23**
一、标本采集 / 23
二、薄血膜法 / 23
三、厚血膜法 / 24
四、厚薄血膜同片制作法 / 24
五、新鲜血滴法 / 24
六、血液浓集法 / 25
七、骨髓涂片法 / 25
第三节 肛门周围及其他消化道寄生虫检验 / **25**
一、肛门拭子法 / 25
二、十二指肠引流法 / 25
三、肠检胶囊法 / 25
第四节 组织及其他取材寄生虫检验 / **26**
一、皮肤组织 / 26
二、肌肉组织 / 26
三、痰液 / 26
四、阴道分泌物 / 27
五、其他 / 27
第五节 寄生虫虫体接种及培养技术 / **28**
一、动物接种法 / 28

二、体外培养法 / 28

第六节 寄生虫类似物鉴别 / 29

一、粪便寄生虫类似物 / 29

二、血液及其他标本寄生虫类似物 / 29

三、其他 / 30

第七节 检验结果报告、实验室安全与质量控制 / 30

一、检验结果报告 / 30

二、实验室安全 / 30

三、质量控制 / 31

第三章 线 虫 检 验

33

第一节 消化道线虫 / 33

一、似蚓蛔线虫(蛔虫) / 33

二、毛首鞭形线虫(鞭虫) / 35

三、蠕形住肠线虫(蛲虫) / 36

四、钩虫(十二指肠钩口线虫和美洲板口线虫) / 37

五、粪类圆线虫 / 40

六、其他 / 42

第二节 组织线虫 / 44

一、旋毛形线虫(旋毛虫) / 44

二、广州管圆线虫 / 46

三、其他 / 48

第三节 丝虫 / 53

一、班氏丝虫和马来丝虫 / 54

二、其他 / 56

第四章 吸 虫 检 验

60

第一节 消化道吸虫 / 60

一、布氏姜片吸虫(姜片虫) / 60

二、其他 / 61

第二节 组织吸虫 / 63

一、华支睾吸虫(肝吸虫) / 63

二、卫氏并殖吸虫 / 66

三、其他 / 68

第三节 血吸虫 / 70

一、日本血吸虫 / 71

二、其他 / 77

第五章 绦 虫 检 验

80

第一节 消化道绦虫 / 80

一、链状带绦虫(猪带绦虫) / 80

二、肥胖带绦虫(牛带绦虫) / 82

三、其他 / 83

第二节 组织绦虫 / 89

一、细粒棘球绦虫 / 90

二、多房棘球绦虫 / 92

三、曼氏迭宫绦虫 / 93

第六章 其他蠕虫检验

97

第一节 棘头虫 / 97

猪巨吻棘头虫 / 97

第二节 环节动物 / 99

水蛭 / 99

第三节 软体动物 / 100

蛞蝓 / 100

第七章 阿 米 巴 检 验

102

第一节 消化道阿米巴 / 102

一、溶组织内阿米巴 / 102

二、其他 / 104

第二节 组织阿米巴 / 106

一、耐格里属阿米巴 / 106
二、棘阿米巴属阿米巴 / 107
三、其他 / 107

第八章 鞭毛虫检验

109

第一节 腔道鞭毛虫 / 109
一、蓝氏贾第鞭毛虫(贾第虫) / 109
二、阴道毛滴虫(阴道滴虫) / 110
三、其他 / 111
第二节 组织鞭毛虫 / 112
一、杜氏利什曼原虫 / 112
二、布氏锥虫 / 115
三、克氏锥虫 / 116
四、其他 / 117

第九章 孢子虫检验

119

第一节 消化道孢子虫 / 119
一、隐孢子虫 / 119
二、其他 / 120
第二节 血液孢子虫 / 121
一、疟原虫 / 121
二、巴贝虫 / 126
第三节 组织孢子虫 / 128
一、刚地弓形虫(弓形虫) / 128
二、其他 / 130

第十章 纤毛虫及其他原虫检验

133

第一节 纤毛虫 / 133
结肠小袋纤毛虫 / 133
第二节 其他原虫 / 134
人芽囊原虫 / 134

第十一章 医学节肢动物检验

136

第一节 致病性节肢动物 / 136
一、蝇(蛆) / 136
二、蚤 / 137
三、虱 / 138
四、疥螨 / 140
五、蠕形螨 / 141
六、其他 / 142
第二节 传病性(媒介)节肢动物 / 145
一、蚊 / 145
二、白蛉 / 147
三、蜱 / 148
四、其他 / 150

主要参考文献

154

第一章 总 论

第一节 引言

一、临床寄生虫检验学的研究范畴和目的

临床寄生虫检验学是研究寄生虫与人体相互作用的生物学基础以及寄生虫感染的发生、发展、转归、实验室诊断、流行特征和防治原则的学科。临床寄生虫检验学是高等医学检验(技术)等专业教育的一门主要专业课程,也是传染病病原学的重要内容之一。

临床寄生虫检验学与分类学、免疫学、分子生物学、病理学、流行病学、生态学及种群生物学等学科关系密切。本课程应用病原学、免疫学、分子生物学等实验室诊断技术,为临床寄生虫病的诊断和治疗提供依据,从而及时治疗感染者,控制寄生虫感染的播散,保护人类健康。

二、临床寄生虫检验学的建立和发展

临床寄生虫检验学的建立和发展是与人体寄生虫学(又称为医学寄生虫学)的建立和发展相辅相成的,是随着人类对寄生虫和寄生虫病认识的不断积累和深化而建立和发展起来的。临床寄生虫检验学分为3个阶段,即古代时期、近代时期和现代时期。

1. 古代时期　指18世纪中叶以前的时期。人类在与寄生虫病斗争过程中,逐渐认识并文字记载了大型蠕虫及肉眼看不到微小寄生虫病的症状;荷兰博物学家列文虎克(Antoni van Leeuwenhoek)自制显微镜的问世开启了人类对原虫的认识。那时对寄生虫病的认识是宏观的、感性的、经验性的。

2. 近代时期　18世纪中叶至20世纪中叶的时期。随着1753年瑞典博物学家林奈(Carl von Linné)双名命名法的创立,大多数蠕虫、原虫和节肢动物被发现并命名,同时这些寄生虫的形态、生活史及与宿主的关系逐步被阐明,奠定了寄生虫学作为一门学科的基础,而且,寄生虫学于20世纪中叶被确立为一门独立学科。

3. 现代时期　指20世纪中叶以来的时期。一方面从宏观上研究寄生虫的生态学和种群生物学,用于指导寄生虫病的群体预防和治疗;另一方面从微观上将现代超微技术及生物化学、免疫学、细胞生物学和分子生物学的新理论和技术引入寄生虫学领域,促使以实验为基础的现代寄生虫学的飞速发展,形成了若干新兴学科,如免疫寄生虫学和分子寄生虫学等。

我国临床寄生虫检验学的建立和发展是顺应历史而产生的,是20世纪80年代随着高等医学检验专业教育同步建立和发展的,也是为了适应和促进我国临床医学的发展、改变检验队伍长期缺乏高层次人才的落后局面而开创的。

三、临床寄生虫检验学的主要内容及学习方法

本教材共11章,按照传统分类方法(如线虫、吸虫、绦虫、阿米巴、鞭毛虫、孢子虫、纤毛虫和医学节肢动物等)结合主要寄生部位(如消化道、组织等)或损害方式(如致病性、传病性)编排章节内容。从寄生虫的形态、生活史、致病、实验诊断、流行和防治等6个方面阐述各种寄生虫的主要内容,重点突出寄生虫的形态和实验诊断。本书提供了模式图和实物照片(彩图),将形态彩图和生活史模式图等以扫二维码的方式供学习者理解、深入学习之用。寄生虫病原学检验技术独立一章,放于总论后、寄生虫虫种之前。

学习本课程前,学生应已具备有关解剖学、生理学、病理学、组织学和免疫学的基本知识。在明确学科性质和主要任务的基础上,以寄生虫的实验诊断方法和形态为重点,掌握寄生虫的生活史和致病特点,熟悉其流行特征和防治原则,用临床思维为寄生虫病的诊断提供技术支撑。

第二节 寄生虫与宿主

一、寄生、寄生虫与宿主

（一）寄生关系

在自然界，生物与生物之间通过食物、水源、空间等相互作用、相互依存而建立了彼此的相互关系，而其中两种生物在一起生活的现象称为共生（symbiosis）。这种生活方式主要有3种类型，即共栖、互利共生和寄生。

1. 共栖（commensalism）　亦称偏利共生，两种不同的生物共同生活，其中一方受益，另一方既不受益，也不受害。例如，海洋中䲟鱼由于鳍退化运动能力减弱，从而用背鳍特化成的吸盘吸附在大型鱼类的体表，被携带到各处，觅食时暂时离开大鱼，这对大鱼无利也无害，随着大鱼的运动增加了觅食的机会，对䲟鱼有利。

2. 互利共生（mutualism）　两种生物生活在一起，双方均受益。例如，海葵依附在寄居蟹的螺壳上。寄居蟹运动能力强，可以在海洋里四处游荡，使得不擅运动的海葵随着寄居蟹的运动而运动。对海葵来说，既扩大了觅食的范围，又可以在海底"观光游览"。而对寄居蟹来说，如果遇到天敌，海葵能分泌毒液，保护了寄居蟹的安全。如果彼此分开，都不能很好地生活。

3. 寄生（parasitism）　两种生物生活在一起，其中一方受益，而另一方受害。受益的一方称为寄生物，动物性寄生物称为寄生虫；而受害的一方称为宿主。

（二）寄生虫

寄生虫（parasite）是指失去部分或全部的自生生活能力、暂时或永久地生活在其他生物的体内或体表，摄取营养，并造成损害的一类低等多细胞无脊椎动物或单细胞原生动物。例如，钩虫、血吸虫、细粒棘球绦虫、疟原虫、蚊、虱、疥螨等均为寄生虫。

按寄生虫与宿主的关系及分类依据的不同，可以将寄生虫分为不同类别。

1. 体内寄生虫（endoparasite）　寄生于宿主器官、组织、细胞、体液内的寄生虫。例如，寄生在消化道的钩虫和牛带绦虫，寄生在细胞内的疟原虫和弓形虫，寄生在组织中的旋毛虫、卫氏并殖吸虫等。

2. 体外寄生虫（ectoparasite）　寄生宿主于体表的寄生虫，如蚊、蝇、蚤、疥螨、蠕形螨等。

3. 长久性寄生虫（permanent parasite）　在其某一生活阶段不能离开所寄生的宿主，离开则不能存活的寄生虫，如似蚓蛔线虫、丝虫等。

4. 暂时性寄生虫（temporary parasite）　根据生活史需要而短暂寄生于宿主的寄生虫，如蚊仅在吸血时寄生于宿主。

5. 专性寄生虫（obligatory parasite）　在整个生活过程中至少有1个阶段必须营寄生生活，不然就不能生存的寄生虫，如血吸虫、疟原虫等。

6. 兼性寄生虫（facultative parasite）　在发育过程中既可以在外界营自生生活，又可以侵入宿主营寄生生活的寄生虫。例如，粪类圆线虫通常情况下在土壤中营自生生活，当外界环境不适宜时，其丝状蚴可经皮肤侵入人体营寄生生活。

7. 偶然寄生虫（accidental parasite）　因偶然机会进入非正常宿主体内的寄生虫，如某些蝇幼虫进入人体肠内而偶然寄生。

8. 机会性致病寄生虫（opportunistic parasite）　在宿主免疫功能正常时处于隐性感染状态，当宿主免疫功能低下或缺陷时，虫体大量繁殖、致病力增强，从而导致宿主出现临床症状的一类寄生虫，如隐孢子虫引起晚期艾滋病患者顽固性腹泻。

（三）宿主

宿主（host）是指为寄生虫提供寄居场所和养料并受到损害的人或其他动物。宿主按性质可分为以下4种类型。

1. 终宿主（definitive host）　寄生虫的成虫或有性生殖阶段寄生的宿主，如卫氏并殖吸虫的成虫寄生于人体的胸肺部，人是卫氏并殖吸虫的终宿主。

2. 中间宿主(intermediate host) 寄生虫的幼虫或无性生殖阶段寄生的宿主。有些寄生虫在生活史中需要在两个不同的中间宿主体内发育,按中间宿主出现的先后顺序分别称为第一中间宿主、第二中间宿主等。卫氏并殖吸虫的幼虫先在川卷螺体内发育,然后进入溪蟹体内发育,川卷螺是第一中间宿主,溪蟹是第二中间宿主。

3. 保虫宿主(reservoir host) 又称储存宿主。某些寄生虫既可寄生于人,又可寄生于某些脊椎动物。保虫宿主即在一定条件下可将其体内的寄生虫传播给人的脊椎动物。在流行病学上,保虫宿主是寄生虫病的重要传染源。例如,卫氏并殖吸虫成虫除寄生于人外,还可在犬、猫等脊椎动物体内寄生,犬和猫则是保虫宿主,从犬、猫体内排出的虫卵经川卷螺和溪蟹体内发育后可致人感染。

4. 转续宿主(paratenic host,transport host) 有些寄生蠕虫的幼虫侵入非适宜宿主后不能发育为成虫,但能存活并长期维持幼虫状态。只有当该幼虫有机会进入适宜宿主体内时,才能发育为成虫。此种非适宜宿主称为转续宿主。例如,卫氏并殖吸虫童虫在野猪体内不能发育为成虫,但可在其体内存活,野猪是其转续宿主。人若生食含有卫氏并殖吸虫童虫的野猪肉,童虫仍可在人体内发育为成虫。转续宿主也可以作为寄生虫病的传染源。

二、寄生虫的生活史

(一)寄生虫生活史类型

寄生虫完成一代生长发育和繁殖的全过程称为生活史(life cycle)。有些寄生虫生活史简单,全过程只有1个宿主和1个阶段,如阴道毛滴虫只需要一个宿主(人),生活史阶段只有滋养体。有些寄生虫生活史复杂,全过程有多个宿主和多个阶段,如卫氏并殖吸虫的宿主主要有人(或某些脊椎动物)、川卷螺和溪蟹(或蝲蛄)等,生活史阶段包括成虫、虫卵、毛蚴、胞蚴、母雷蚴、子雷蚴、尾蚴、囊蚴等8个时期,但不是所有阶段都能致人感染。在寄生虫生活史过程中能感染人的阶段称为感染阶段或感染期(infective stage)。根据寄生虫发育过程中需要宿主的数量,分为直接型和间接型两种生活史类型。

1. 直接型(direct type) 寄生虫生活史过程中只有1个宿主,或不需要中间宿主。在宿主体内或外界环境中(主要指土壤)发育为感染期幼虫。

(1) 直接型蠕虫(或线虫):又称为土源性蠕虫(或土源性线虫),如似蚓蛔线虫、十二指肠钩口线虫等,虫卵随人粪便排出,在外界土壤中发育为感染性虫卵或感染期幼虫(丝状蚴),以虫卵或丝状蚴再次感染人。

(2) 直接型原虫:又称为人际传播型,通常在人与人之间传播,如溶组织内阿米巴、蓝氏贾第鞭毛虫等。

2. 间接型(indirect type) 寄生虫生活史过程中需要2个或2个以上宿主,或需要中间宿主。虫体离开第一种宿主体内后,需经另一种或两种以上宿主体内的发育,才能再次感染第一种宿主。

(1) 间接型蠕虫(或线虫):又称为生物源性蠕虫(或生物源性线虫),如日本血吸虫须在中间宿主钉螺体内发育为感染期尾蚴,才能经皮肤感染人体。

(2) 间接型原虫:按宿主的类型又称为循环传播型和虫媒传播型。原虫完成生活史需要1种以上脊椎动物,在人与脊椎动物之间传播,称为循环传播型,如弓形虫等。原虫完成生活史需要在节肢动物体内发育,在人与节肢动物之间传播,称为虫媒传播型,如疟原虫、利什曼原虫等。

(二)寄生虫的生殖方式

不同寄生虫的生殖方式不同,包括无性生殖、有性生殖和世代交替。

1. 无性生殖(asexual reproduction) 有些寄生虫发育过程中只有无性生殖,可分为二分裂、多分裂和出芽生殖。例如,溶组织内阿米巴滋养体为二分裂增殖,疟原虫在红细胞内的裂体增殖为多分裂,弓形虫速殖子也可以内二芽殖方式增殖。

2. 有性生殖(sexual reproduction) 有些寄生虫发育过程中只有有性生殖,可分为配子生殖和接合生殖。例如,似蚓蛔线虫、钩虫等是以配子生殖方式增殖,结肠小袋纤毛虫也可以接合生殖方式增殖。

3. 世代交替(alternation of generation) 有些寄生虫需要经过有性生殖和无性生殖两种生殖方式才能完成一代的发育,即无性生殖世代与有性生殖世代交替进行,称为世代交替,如疟原虫、血吸虫等。

（三）寄生虫的感染途径

感染期寄生虫侵入人体的途径称为感染途径，也称感染方式。常见感染方式有以下8种。

1. 经口感染　感染期寄生虫通过污染的食品、蔬菜和瓜果等被人食入，如似蚓蛔线虫和毛首鞭形线虫等；吃了未熟的含有感染期寄生虫的食物或喝了被污染的生水也可引起感染，如华支睾吸虫、姜片虫等。

2. 经皮肤感染　感染期寄生虫直接侵入皮肤引起感染，如钩虫、血吸虫等。

3. 经虫媒感染　有些寄生虫需要在媒介节肢动物体内发育至感染期，然后经节肢动物叮刺吸血等感染人体，如丝虫、疟原虫等。

4. 经接触感染　有些寄生虫可经直接或间接接触感染，如阴道毛滴虫、蠕形螨等。

5. 经胎盘感染　母体内寄生虫可经胎盘传播给胎儿，引起先天性感染，如疟原虫、弓形虫等。

6. 经输血感染　献血者患有寄生虫病，血液内寄生的寄生虫可通过输血使受血者感染，如疟原虫、杜氏利什曼原虫等。

7. 自体感染　有些寄生虫可以在人体内或体外引起自体感染，如猪带绦虫、微小膜壳绦虫等。

8. 吸入感染　有些感染期寄生虫飞扬在尘土、飞沫中，人经口或鼻吸入感染，如蛲虫等。

9. 经乳汁感染　哺乳期妇女的寄生虫幼虫可经乳汁传播给婴幼儿，如钩虫。

10. 经器官移植感染　器官移植供体有寄生虫感染，可将寄生虫带入受体体内，经血行播散而感染，如弓形虫。

（四）寄生生活对寄生虫的影响

寄生虫在长期的寄生生活环境中，其形态结构和生理功能逐渐发生变化，以适应寄生生活。

1. 形态结构的改变

（1）体形变化：蚤体形左右侧扁，便于其在毛发间活动穿行；血吸虫呈细长圆柱状（线形），便于其在小血管内寄生。

（2）器官退化或消失：吸虫的消化器官简单，没有肛门；绦虫的消化器官则完全消失，而通过体表直接摄取营养。

（3）器官更加发达：蠕虫的生殖器官十分发达，有的虫体内几乎充满生殖器官，以利于其维持种群数量。

（4）新器官的产生：吸虫有吸盘，绦虫有吸盘或吸槽，有的还有小钩，便于其附着在寄生部位，并参与虫体的运动和摄食等活动。

2. 生理功能变化

（1）抵抗力增强：有的寄生虫能分泌抗胃蛋白酶和抗胰蛋白酶，以对抗宿主消化液的作用，使虫体免受损害，得以在消化道内寄生。

（2）代谢方式改变：如多数腔道寄生虫进行厌氧或兼性厌氧代谢，以无氧酵解的方式获得能量。

（3）生殖能力加强：如1条雌蛔虫一昼夜可产24万个卵，吸虫的幼体可大量增殖。

（4）形成宿主特异性和组织、器官特异性：不同的寄生虫多寄生在特定的宿主或器官、组织内，如经口感染人体的肠道线虫——似蚓蛔线虫成虫寄生于人体小肠，而毛首鞭形线虫和蠕形住肠线虫成虫分别寄生于盲肠和回盲部。

（5）侵袭力变化：溶组织内阿米巴释放蛋白水解酶破坏组织，侵袭力增强；结肠内阿米巴不能合成该酶，一般不致病。

三、寄生虫对宿主的作用

（一）蠕虫和原虫

蠕虫和原虫可以在宿主的组织、腔道、细胞内寄生，在侵入、移行和寄生的过程中，都不可避免地会造成一系列损害，对宿主的作用主要表现在以下3个方面。

1. 夺取营养　寄生虫的营养物质主要来源于宿主，寄生虫需要不断从宿主体内摄取营养来维持其生长、发育和繁殖，因而容易导致宿主营养丢失和吸收障碍。似蚓蛔线虫、带绦虫在人体小肠内以半消化的食物为养料，导致人体消瘦、营养不良；钩虫在小肠内，以口囊咬附肠黏膜，以血液为食，从而导致宿主营养损耗和贫血等。

2. 机械性损伤 寄生虫在侵入宿主及在宿主体内移行、寄生的过程中，均可对寄生部位及邻近组织和细胞造成压迫、损伤或破坏，尤其是虫体大、数量多时。例如，似蚓蛔线虫数量多时可扭曲成团引起肠梗阻；巨大的棘球蚴寄生在肺部，可以压迫气管和支气管，产生明显的压迫症状；裂头蚴可在脑部寄生，引起颅内占位性病变，出现头痛、癫痫样发作、偏瘫等。

3. 毒性和免疫损害 寄生虫的分泌物、排泄物和死亡虫体的分解物对宿主均有毒性作用。例如，溶组织内阿米巴分泌的蛋白水解酶能溶解和破坏组织，便于虫体侵入组织，引起阿米巴病；蜱叮咬人体，会释放神经毒素进入机体，抑制运动神经，引起瘫痪。寄生虫及其排泄物、分泌物和其他代谢产物等都具有抗原性，可引起宿主的超敏反应，产生局部或全身的免疫病理损害。例如，血吸虫尾蚴侵入皮肤可通过Ⅰ、Ⅳ型超敏反应导致尾蚴性皮炎；棘球蚴液外渗致过敏性休克等。

（二） 节肢动物

节肢动物对人类的危害可归纳为 2 个方面，一是直接危害，二是间接危害，后者的医学意义更为重要。

1. 直接危害

（1） 吸血和骚扰：许多吸血节肢动物叮人吸血，影响人的休息或工作，如蚊、蠓、蚤、虱、臭虫、白蛉、虻、蚋及蜱、螨等。特别是蚊虫，库蚊和按蚊一般在黎明前和黄昏聚集群舞，进行骚扰，在夜间叮人吸血；伊蚊一般在白天活动，叮刺吸血，使人不快。蜚蠊也偶尔钻入人体的外耳道，令人惊恐不安。

（2） 刺螫和毒害：部分节肢动物有毒腺，当其刺螫宿主时，可将毒液注入宿主体内，致宿主局部红、肿、疼痛，甚至引起全身中毒症状。常见的有蜈蚣、蝎子及毒蜘蛛等。桑毛虫、松毛虫及毒隐翅虫的毒毛及毒液还可导致皮炎；松毛虫有时甚至引起疖肿、关节痛。

（3） 超敏反应：很多节肢动物及其分泌物、排泄物和变态过程中蜕下的皮壳等均有抗原性，可致宿主过敏，引起超敏反应。最明显的有尘螨、粉螨，其可致哮喘、鼻炎等；革螨、尘螨及粉螨还可引起螨性皮炎。宿主被蚊、蠓、臭虫及蚤、蚋等叮咬后，也常出现局部过敏反应。

（4） 直接寄生：有些节肢动物可侵入人体内寄生，如疥螨寄生在表皮层内，引起疥疮；某些蝇幼虫可寄生在腔道、皮肤及眼等处，引起蝇蛆病。潜蚤可钻入脚部皮下寄生，致潜蚤病，有时可导致脚趾脱落。

2. 间接危害 指病原体通过节肢动物传播、扩散引起各种传染病。节肢动物作为传播病原体的媒介，称媒介节肢动物或媒介昆虫；由节肢动物传播的疾病称为虫媒病。根据病原体与节肢动物之间的关系，将节肢动物传播疾病的方式分为两类。

（1） 机械性传播：病原体在媒介节肢动物的体表或体内既无形态改变，又无数量增加，但仍具有感染力，通过媒介的活动传播、扩散病原体。例如，蝇的体表和体内，可携带蛔虫卵、阿米巴包囊及其他病原体传播疾病。

（2） 生物性传播：指病原体必须在节肢动物体内经发育和（或）繁殖才具有感染性，从而引起疾病传播。不同病原体通常在一定种类的易感节肢动物体内，经过不同形式的变化，进行生物性传播。

1） 发育式：病原体必须在媒介节肢动物体内经过一定的发育阶段，仅有形态的改变而无数量的增加，如丝虫幼虫在蚊体内的发育。

2） 繁殖式：病原体在媒介节肢动物体内大量繁殖，数量增加而无形态上的改变，如鼠疫杆菌在蚤体内的增殖。

3） 发育繁殖式：病原体在节肢动物体内不仅有阶段性发育，还通过繁殖使数量增加，如疟原虫在雌性按蚊体内的发育和增殖过程。

4） 经卵传递式：有的病原体在节肢动物体内不仅繁殖，还可侵入卵巢，经卵传递到下一代甚至更多代，以致其后代的体内也存在这些病原体，因而不断传播疾病；同时，这种经卵传递的病原体可在节肢动物的不同发育阶段传播疾病。例如，森林脑炎病毒可经全沟硬蜱的卵传代。

四、寄生虫感染的免疫

寄生虫是宿主的异种抗原，宿主通过一系列的防御机制来阻止寄生虫侵入，免疫系统识别侵入的寄生虫，产生相应的免疫应答。寄生虫能逃避宿主的免疫攻击而存活，以复杂的机制产生免疫逃避。宿主的免疫应答一方面能杀伤或排出寄生虫，另一方面过强的免疫应答产生超敏反应（又称变态反应或过敏反应），导致宿主的免疫病理损伤。

（一）寄生虫抗原的特点

1. 复杂性和多源性　由于寄生虫的结构和生活史多种多样，故抗原成分复杂、种类繁多。化学成分可以是蛋白质或多肽、糖蛋白、糖脂或多糖等。根据来源不同可分为表膜抗原、分泌排泄抗原和虫体抗原等。

（1）表膜抗原：又称表面抗原，虫体表膜或原虫质膜是与宿主接触的界面，也是宿主识别寄生虫抗原及产生免疫应答的主要抗原。弓形虫表面抗原1（surface antigen 1，SAG1）是弓形虫表膜蛋白，占弓形虫蛋白总量的3%～5%，但其诱导的抗体量可占虫体抗体总量的50%。

（2）分泌排泄抗原：又称代谢抗原，来源于虫体的分泌排泄物、脱皮液和囊液等。与宿主免疫系统直接接触，是诱导宿主免疫应答和免疫病理的重要抗原。日本血吸虫可溶性虫卵抗原（soluble egg antigen，SEA）是由成熟虫卵释放的，在免疫诊断和免疫病理上具有重要作用。循环抗原（circulating antigen，CAg）是虫体排放至宿主体液内的大分子颗粒，能被血清免疫学实验所检出，也称诊断性抗原。

（3）虫体抗原：又称体抗原，是除表膜抗原和分泌排泄抗原以外的寄生虫抗原。来源于虫体，一般较稳定，具有一定的免疫原性。

2. 属、种、株、期的特异性　寄生虫不同发育阶段既具有共同抗原，又具有各发育阶段的期特异性抗原，因而在免疫诊断中，经常出现交叉反应。寄生虫不同种、株所诱导的免疫应答不能有效杀伤或排出其他种、株的寄生虫，同一种、株寄生虫的不同发育阶段诱导的免疫应答也不能有效杀伤或排出该种、株寄生虫的其他发育阶段，因此，这个特性使得寄生虫疫苗的研制相对困难。

（二）免疫应答类型

1. 固有免疫　又称先天性免疫、非特异性免疫或天然免疫，是在宿主进化中逐渐形成和发展起来的，具有种属和遗传的特性，是抵御病原（如寄生虫）入侵的第一道防线。例如，宿主的皮肤和黏膜系统、血脑屏障、胎盘屏障等，吞噬细胞、自然杀伤细胞、树突状细胞等，以及补体、细胞因子、酶等，可以防御病原体的入侵和对入侵的病原体起杀灭和清除作用。又如，人体对某些寄生虫具有不感受性，鸡蛔虫不能寄生在人体内，鸟和鼠类的疟原虫不感染人体，西非黑人 Duffy 血型阴性基因型者不感染间日疟原虫等。

2. 适应性免疫　又称获得性免疫、特异性免疫或后天免疫，是经后天感染或人工接种而获得的抗感染能力，只针对特定的病原体。主要表现为体液免疫和细胞免疫，两者分别通过不同的效应细胞即 B 细胞和 T 细胞介导，而且免疫过程中有其他免疫活性细胞（如巨噬细胞、嗜酸性粒细胞和中性粒细胞等）参与。寄生虫感染的适应性免疫主要有 2 种类型。

（1）消除性免疫：是寄生虫感染中罕见的一种免疫。宿主感染某种寄生虫后产生的免疫力能清除体内寄生虫，并对同种寄生虫的再感染产生完全的抵抗力。例如，热带利什曼原虫感染所致的皮肤利什曼病（东方疖）患者，获得免疫力后，临床症状可以消失，虫体被完全清除，并对再感染获得长期的特异性的抵抗力。

（2）非消除性免疫：这是寄生虫感染中最常见的一种免疫。即人体感染寄生虫后产生一定程度的免疫力，不能完全清除体内的寄生虫，却对再感染有一定的抵抗力，一旦用药物清除体内的寄生虫后，宿主已获得的免疫力便逐渐消失。伴随免疫和带虫免疫属此种类型。

1）伴随免疫（concomitant immunity）：感染血吸虫等蠕虫后，宿主产生的获得性免疫力，对体内原有的成虫存活及产卵没有影响，但对再感染的童虫（或幼虫）有一定的防御作用。当用药物清除体内的蠕虫后，获得的免疫力就会消失，再次引起血吸虫（或蠕虫）感染。

2）带虫免疫（premunition）：如感染疟原虫等原虫后，宿主产生的免疫力不能清除体内疟原虫，而维持低密度原虫血症，但宿主对同种疟原虫等原虫再感染具有一定的抵抗力。当用药物清除体内的疟原虫等原虫后，获得的免疫力就会消失，再次引起疟原虫等原虫的感染。

（三）免疫逃避

寄生虫与宿主长期相互适应过程中，有些寄生虫能逃避宿主的免疫应答，这种现象称免疫逃避。寄生虫能在有免疫力的宿主体内增殖，长期存活，有多种复杂的机制。

1. 解剖位置隔离　由于特有的生理屏障，腔道、组织、细胞内的寄生虫与免疫系统隔离，如肠道内寄生虫（似蚓蛔线虫、带绦虫等）、脑和眼内的弓形虫等，较少受宿主免疫力的破坏。有些虫体可以形成囊壁来逃避宿主的免疫攻击，如寄生在组织中的猪带绦虫囊尾蚴、细粒棘球绦虫棘球蚴等。

2. 抗原变异、抗原伪装和分子模拟　布氏锥虫经常更换虫体和鞭毛表膜外层(抗原变异),从而逃避宿主的特异性免疫应答。血吸虫因其表膜结合宿主抗原物质(抗原伪装),导致宿主免疫系统不能识别虫体。有些寄生虫,如血吸虫能够表达与宿主蛋白相似的蛋白质(分子模拟),这种蛋白分子结构的相似性,有助于虫体逃避宿主的免疫攻击。

3. 抑制或破坏宿主免疫应答　来自血吸虫的可溶性抗原与宿主体内的抗体特异性结合形成免疫复合物,从而抑制机体的免疫应答;曼氏血吸虫尾蚴和童虫阶段的提取物能通过裂解 IgE 型抗体来抑制机体的免疫应答;有些寄生虫如利什曼原虫,可产生免疫抑制因子,干扰或破坏机体的免疫应答。

(四) 免疫病理

寄生虫感染引起的免疫病理反应有 4 种类型。

1. 速发型超敏反应(Ⅰ型超敏反应)　由 IgE 介导,肥大细胞和嗜碱性粒细胞等效应细胞以释放生物活性介质的方式参与反应。速发型超敏反应多见于蠕虫感染,如蛔虫幼虫移行至肺部引起的支气管哮喘、血吸虫尾蚴引起的荨麻疹、尘螨引起的过敏反应。

2. 细胞毒型超敏反应(Ⅱ型超敏反应)　抗体与细胞表面抗原或半抗原在有补体或某些单核细胞存在下结合时,引起的组织细胞损伤,如杜氏利什曼原虫和疟原虫感染引起的免疫溶血。

3. 免疫复合物型超敏反应(Ⅲ型超敏反应)　抗原抗体复合物在毛细血管沉积引起的免疫病理反应,如日本血吸虫和三日疟原虫感染引起的肾小球肾炎。

4. 迟发型超敏反应(Ⅳ型超敏反应)　致敏的淋巴细胞与抗原结合而释放出淋巴因子,引起组织损伤,出现以炎症细胞浸润为主的炎症,通常伴有肉芽肿形成,如日本血吸虫感染引起的肝脏虫卵肉芽肿和纤维化。

五、寄生虫感染的特点

寄生虫感染呈现的特征与虫株毒力、感染数量、寄生部位、宿主的免疫状况等多种因素相关,是宿主与寄生虫相互作用的结果。寄生虫进入宿主体内能够定居、存活,从而导致宿主感染,但未出现明显的临床症状和体征,称为寄生虫感染(parasitic infection)。寄生虫感染后宿主出现临床症状称为寄生虫病(parasitosis)。

1. 隐性感染(inapparent infection)　指宿主感染寄生虫后,既无临床表现,又不易用常规方法检查出病原体的感染。从寄生虫感染到临床症状发生的阶段称为潜伏期。无症状感染的人类宿主称为带虫者(carrier)。宿主免疫力正常时,机会性致病寄生虫常处于隐性感染状态。

2. 急性感染(acute infection)　指寄生虫侵入宿主并在其体内(包括胃肠道)繁殖的病理现象。急性感染常见于危害严重的寄生虫病,如血吸虫病和疟疾,初次感染的虫体数量多、毒力强,或者慢性感染者再次大量感染,虫体的代谢产物、分泌物及死亡虫体,导致感染者出现严重的急性症状和体征。宿主免疫力低下、免疫受损或免疫缺陷时,机会性致病寄生虫常从隐性感染转变为显性感染、急性发作或急性感染。

3. 慢性感染(chronic infection)　寄生虫感染病程较长,呈迁延性反复发作,常由急性感染转化而来,并出现组织损伤和修复的一类感染,如血吸虫感染导致的肝纤维化。慢性感染是寄生虫感染的一个重要特征,绝大多数寄生虫感染是慢性感染。宿主感染寄生虫数量少或少量多次感染,感染者出现轻微临床症状,未经治疗或治疗不彻底,逐渐转变为慢性感染状态。

4. 重复感染(repeated infection)　又称再感染,寄生虫病患者治愈后、体内已有某种寄生虫或者同种寄生虫不同阶段寄生,还可以再次感染相同寄生虫。因为,大部分寄生虫感染宿主产生的免疫力缺少有效的获得性免疫。

5. 多重感染(multiple infection)　又称多寄生现象或混合感染,同一个宿主体内有 2 种或 2 种以上寄生虫寄生。

6. 幼虫移行症(larva migrans)　某些蠕虫幼虫侵入非适宜宿主(如转续宿主)体内,没有适宜的寄生部位,幼虫在宿主体内移行,造成局部或全身性损害。引起皮肤损害称为皮肤幼虫移行症(cutaneous larva migrans),引起内脏损害称为内脏幼虫移行症(visceral larva migrans)。

7. 异位寄生(ectopic parasitism)　有些寄生虫感染人体后需要经过体内移行到达适宜的寄生部位,如果在移行过程中侵入正常寄生部位以外的其他组织或器官，则称为异位寄生。由异位寄生引起的损害称为异位损害(ectopic lesion)。

8. 嗜酸性粒细胞增多、IgE 水平升高、高球蛋白血症　　蠕虫尤其是血液和(或)组织内寄生的蠕虫或经血液和(或)移行的蠕虫，在感染早期或急性感染期，虫体与组织接触引起免疫反应，可导致外周血液及虫体(或虫卵)周围组织的嗜酸性粒细胞增多和 IgE 水平升高。血液原虫感染时，虫体释放的有丝分裂因子激活 B 细胞，分泌 IgG 或 IgM，导致高球蛋白血症。

第三节　寄生虫的命名、分类及生物学特征

一、寄生虫的命名

根据国际动物命名法规，以拉丁文或拉丁化文字，采用二名制(binominal system) 方法对寄生虫命名，即属名(genus name)在前，种名(species name)在后，后面是命名者的姓和命名年份。例如，似蚓蛔线虫(*Ascaris lumbricoides* Linnaeus, 1758)表示该虫是由 Linnaeus 于 1758 年命名。寄生虫的属名和种名称为学名，在印刷体上以斜体呈现。

二、寄生虫的分类

国际上寄生虫的分类系统有多种，对寄生虫的分类还存在分歧。国内常用的寄生虫的分类是依据生物学分类系统，常见人体寄生虫分别隶属于动物界(animal kingdom)的 7 个门，即线形动物门(Phylum Nemathelminthes)、扁形动物门(Phylum Platyhelminthes)、棘头动物门(Phylum Acanthocephala)、节肢动物门(Phylum Arthropoda)和原生动物亚界(Subkingdom Protozoa)中的肉足鞭毛门(Phylum Sarcomastigophora)、顶复门(Phylum Apicomplexa)和纤毛门(Phylum Ciliophora)。

医学上，人体寄生虫常分为医学蠕虫(medical helminth)、医学原虫(medical protozoa)和医学节肢动物(medical arthropod)。医学蠕虫包括线虫纲(又称线虫)、吸虫纲(又称吸虫)、绦虫纲(又称绦虫)和后棘头虫纲(又称棘头虫)等。医学原虫包括叶足纲(又称叶足虫或阿米巴)、动鞭纲(又称鞭毛虫)、孢子纲(又称孢子虫)和动基裂纲(又称纤毛虫)等。医学节肢动物包括昆虫纲、蛛形纲、甲壳纲、唇足纲和倍足纲等。

三、寄生虫的生物学特征

(一) 医学蠕虫

蠕虫是多细胞无脊椎动物，借肌肉的收缩和舒张做蠕动状运动，大部分蠕虫在自然界中营自生生活。寄生于人体并对健康造成危害的蠕虫称为医学蠕虫。

1. 线虫　　呈圆柱形或线状，体不分节，两侧对称，雌雄异体(二维码 1－1)。各种虫体大小悬殊，大的可达 1 m，小的不到 1 cm。雌虫通常比雄虫大且尾端尖直，雄虫尾端多卷曲或膨大成伞状。体壁与内部管道之间是充满液体的体腔，因无体腔膜故称为原体腔(或假体腔)。体壁自外向内由角皮层、皮下层和纵肌层组成。角皮层由皮下层的分泌物所形成，无细胞结构，质地坚硬，覆盖于虫体表面及消化道、生殖系统等与外界的通道处。皮下层由无细胞界线的合胞体构成。纵肌层由单行纵行排列的无横纹的梭形肌细胞构成。纵肌层被 4 条纵索分为 4 区，按每区肌细胞的数量、大小及排列方式可将线虫分为 3 型。肌细胞多而长的为多肌型，如蛔虫；肌细胞少而大的称少肌型，如钩虫；肌细胞细而长的称细肌型，如鞭虫。

线虫消化系统完整，包括口、咽管(食管)、肠管、直肠和肛门。有的虫种口腔周围有角质唇瓣环绕，其上有乳突；有的虫种口腔的角皮层厚，形成口囊，其内有钩齿或切板(如钩虫)。咽管多为肌肉性，有咽管腺，末端常形成球状膨隆。生殖系统均为细长弯曲的管状结构。雄性生殖系统为单管型，由睾丸、贮精囊、输精管、射精管及其交配附器组成，射精管通入直肠末端，两者共同形成泄殖腔，经肛门通体外。多数虫种有一对或单个角质交合刺，可伸缩。雌性生殖系统多为双管型，每一管道均由卵巢、子宫及受精囊、输卵管等构成，两个子宫的末端汇合通入阴道，阴门开口于虫体腹面，位于肛门之前。

虫卵多为卵圆形。卵壳分3层：外层为卵黄膜或受精膜，较薄，由脂蛋白组成，有加固虫卵的作用；中层为壳质层，较厚，含几丁质及蛋白质，具有一定硬度，能抵抗机械压力，是卵壳的主要成分；内层为脂层或蛔苷层，主要含类脂及蛋白质，具有调节渗透压的作用，既防止水溶性物质从外部渗入卵内，又可防止卵内物质的外漏。在光学显微镜下，卵壳的外层和内层常不可见。有些虫种（如蛔虫）的虫卵还外附一层由子宫分泌的蛋白质膜，有保持水分、防止虫卵干燥的作用。

线虫生活史一般经卵、幼虫和成虫3个阶段。有些线虫雌虫直接产幼虫。线虫幼虫发育中最显著的特征是蜕皮，即在旧角皮下形成新角皮，旧角皮在幼虫分泌的蜕皮液的作用下溶解破裂，最终脱落。幼虫发育一般有4期，共蜕皮4次。

2. 吸虫　成虫（二维码1-2）外观多数呈长舌状或叶状，两侧对称，背腹扁平，有的吸虫（血吸虫）为圆柱形。大小因种而异，小者长约0.5 mm，大者长约75 mm。具有口吸盘和腹吸盘，吸盘肌肉发达，有吸附作用，也是虫体移动的主要器官。体壁由体被及肌肉层组成，虫体外表有的光滑，有的有棘刺。体被下为肌肉层，由外向内依次为环肌层、斜肌层和纵肌层。肌肉层与器官间布满组织细胞，无体腔，称为实质层。内部器官均包埋在实质层中。

吸虫消化系统包括口、前咽、咽、食管和肠管。口位于虫体前端的口吸盘中央。咽呈球状，咽后为很短的食管，其后分为两肠支，沿虫体两侧至虫体末端，肠支末端为盲端，无肛门。生殖系统除血吸虫外均为雌雄同体。雄性生殖器官包括睾丸、输出管、输精管、贮精囊、前列腺、射精管或阴茎、阴茎袋等。雌性生殖器官由卵巢、输卵管、卵模、梅氏腺、受精囊、劳氏管、卵黄腺、卵黄管、卵黄总管、卵黄囊、子宫及子宫末段等组成。雌、雄生殖系统的末端均开口于生殖孔。吸虫可自体受精，亦可异体受精，精子从雄性生殖系统转入雌性生殖系统，卵细胞通常在输卵管处受精，受精卵和从卵黄腺排出的卵黄细胞，在卵模内形成卵壳，尔后进入子宫，经生殖孔排出。

虫卵的特征是鉴别各种吸虫感染的重要依据。随终宿主粪便或痰排出的虫卵，有的含有卵细胞和卵黄细胞，如姜片虫卵及卫氏并殖吸虫卵等；有的含毛蚴，如华支睾吸虫卵、血吸虫卵等。除血吸虫卵外，大多数吸虫卵都有卵盖。

毛蚴呈梨形，体表有纤毛，运动活泼，体内有原肠、成对的头腺、胚细胞及排泄器官等结构。胞蚴囊状或管状，内含数目不等的胚细胞和胚团，胚细胞发育增大形成胚团，进一步发育成多个雷蚴或子胞蚴。子胞蚴也可分化形成许多尾蚴，而无雷蚴阶段。雷蚴呈袋形，具口、咽及不分叉的原始肠管，体内的胚细胞和胚团分化发育为许多尾蚴。有的吸虫雷蚴分母雷蚴及子雷蚴两代，母雷蚴体内胚细胞分化形成多个子雷蚴，子雷蚴再分化形成许多尾蚴。尾蚴分体、尾两部分，体部有口吸盘、腹吸盘、排泄管及消化器官等。肠管已分支。尾蚴体内有穿刺腺及成囊腺两类。前者在体前部，开口于口的附近，其分泌物能溶解组织，与侵入宿主有关；后者多在皮下，其分泌物与囊壁的形成有关。尾部有长有短，多数单一，有的可见分叉。吸虫尾蚴的尾部可为细长单尾或呈小球状或有分叉，故分别称为单尾型、微尾型及叉尾型。囊蚴圆形或椭圆形，外为两层囊壁，内含后尾蚴，虫体具口吸盘、腹吸盘、消化道和排泄囊等。

吸虫为生物源性蠕虫，生活史比较复杂，包括无性世代与有性世代。无性世代通常在中间宿主淡水螺体内进行，有性世代在人或其他哺乳动物体内进行。生活史的基本过程包括卵、毛蚴、胞蚴、雷蚴、尾蚴、囊蚴、童虫和成虫。多数吸虫感染阶段是囊蚴，经口感染终宿主，需要2个中间宿主；个别虫种（血吸虫）的感染阶段是尾蚴，只需要一个中间宿主。

3. 绦虫　成虫（二维码1-3）白色或乳白色、背腹扁平、带状。虫体由许多体节组成，少者3~4节，多的达数千节。体长数毫米至数米。由头节、颈部和链体组成。圆叶目绦虫头节多呈球形，有4个圆形吸盘，多数虫种头节顶部中央隆起，称顶突，多能伸缩，其周围常有1圈或数圈棘状或矛状小钩；假叶目绦虫头节呈梭形，其背腹侧向内凹入形成吸槽。头节之后为短而纤细、不分节的颈部，具有很强的生长能力，不断生长出节片并形成链体。链体的节片数目因种而异，根据节片内生殖器官的发育程度，分为幼节、成节、孕节。幼节节片较细小，生殖器官尚未发育成熟；成节位于幼节之后，节片较大，具有发育成熟的雌、雄性生殖器官各一套；孕节位于成节之后，节片最大，雌、雄性生殖器官已大多萎缩或消失，但子宫却很发达，充满虫卵。子宫的形态常具有种的特征。体壁由皮层和皮下层组成。皮层外表面密布微毛，微毛前端呈尖棘样，可擦伤宿主肠壁上皮细胞，并极大地增加了表面吸收面积，还具有附着功能，可抵抗宿主肠蠕动所引起的虫体位移。皮下层主要由表层肌组成，包括外层环肌、内层纵肌和少量斜肌。纵肌贯穿整个链体,当节片成熟后,节片间的纵肌纤维逐渐萎缩退化,孕节即自链体脱落。肌层下实质结构中有大量的电子致密细胞或称核周体,实质组织中还有许多钙和镁的碳酸盐颗粒,外被胞膜,称为石灰小体或钙颗粒。

绦虫无消化系统和体腔。生殖系统为雌雄同体,每一成节中均有雌、雄生殖器官各一套。雄性生殖系统包括睾丸、输出管、输精管、贮精囊及阴茎等。睾丸圆形或椭圆形,每节有数个至数百个睾丸,分散在节片近背面的实质中。每个睾丸发出一根输出管,汇合成输精管,进入阴茎囊。输精管可膨大形成贮精囊,可在阴茎囊内或囊外。输精管延伸为射精管,并与前列腺相通。射精管末端为可伸缩的阴茎,为交接器官。圆叶目绦虫输精管在节片中向一侧横走,开口于节片侧缘生殖腔中;假叶目绦虫输精管在节片中向前纵行,开口于节片腹面中部的雄生殖孔。雌性生殖系统有一个卵巢,大多分为左右两叶,位于节片中后端腹侧面的实质中。圆叶目绦虫的卵黄腺为单一致密实体,位于卵巢之后;假叶目绦虫的卵黄腺呈多个滤泡状,均匀散布在节片表层中,位于卵巢之前。由卵黄腺发出的卵黄小管汇集成卵黄总管,常膨大为卵黄囊。圆叶目绦虫阴道位于输精管之后,远端开口于节片侧缘的生殖腔后,近端膨大为受精囊;假叶目绦虫阴道为节片中央纵伸向前的管状结构,开口于雄生殖孔的后方,另一端膨大为受精囊。输卵管自卵巢发出后,在连接受精囊和卵黄总管(或卵黄囊)后通入卵模,卵模外有梅氏腺包绕,与子宫相通。圆叶目绦虫子宫多为囊状或袋状,无子宫孔;假叶目绦虫子宫呈管状盘曲于节片中部,开口于雌生殖孔后方的子宫孔。圆叶目绦虫孕节中雌、雄生殖器官逐渐萎缩、退化,只残留膨大的子宫,其内充满虫卵。子宫常以中央为主干,可向两侧分支,形成子宫侧分支;假叶目绦虫孕节与成节形态相似,唯子宫内充满虫卵。绦虫的交配及受精多为同体,亦可异体进行。

虫卵形态各异。圆叶目绦虫卵多呈球形,外面有卵壳和胚膜,内含一个六钩蚴。假叶目绦虫卵与吸虫卵相似,卵壳较薄,一端有小盖,卵内含 1 个卵细胞和若干个卵黄细胞。

绦虫发育的各阶段均营寄生生活,成虫寄生于脊椎动物的消化道内,幼虫寄生于脊椎动物或无脊椎动物的组织中,除个别虫种外,均需要中间宿主才能完成生活史。圆叶目绦虫生活史中仅需要一个中间宿主,个别种类可在同一宿主体内完成生活史而不需要中间宿主。假叶目绦虫发育过程近似吸虫,需要水环境及 2 个中间宿主。

(二) 医学原虫

原虫是具有完整生理功能的单细胞真核动物。多数原虫营自生或腐生生活,广泛分布于地球表面的各类生态环境中,从海洋到温泉,从土壤到腐败物,从酸性环境到碱性环境,都有原虫的存在。少数原虫营共生或寄生生活,其中寄生于人体腔道、体液、组织或细胞内的致病及非致病原虫称为医学原虫。

原虫外形多样,有的呈圆形、卵圆形、梨形或新月形,有的呈不规则形或经常变形,大小为 2~200 μm,只有在显微镜下才能看见。虫体的主要结构有胞膜、胞质和胞核 3 部分。

胞膜也称表膜,由单位膜构成,包被于原虫体表,使虫体保持一定的形状,维持自身稳定,参与原虫营养、排泄、感觉、运动、侵袭、隐匿等多种生理活动。

胞质主要由基质、细胞器和内含物构成。基质主要成分是蛋白质。大多数原虫的胞质可分内、外质,外质较透明,凝胶状,具有运动、摄食、排泄、呼吸、感觉及保护等功能;内质呈溶胶状,其内除有胞核外,还含有细胞器和内含物,是原虫新陈代谢和营养储存的主要场所。也有许多原虫胞质结构均匀,无内、外质之分。原虫的细胞器按其功能主要分 3 种。

(1) 膜质细胞器:如内质网、高尔基复合体、线粒体、溶酶体等,大多参与细胞的能量及合成代谢。

(2) 运动细胞器:如伪足、鞭毛、纤毛,以及特殊的波动膜、吸盘、动基体等,执行运动功能,是原虫分类的重要特征。

(3) 营养细胞器:如某些原虫的胞口、胞咽、胞肛等,具有摄食、消化、排泄及吸附等功能。

原虫内含物包括各种食物泡、糖原泡、拟染色体等营养储存小体及代谢产物(色素)和共生物(病毒颗粒)等,特殊的内含物可作为虫种鉴别的标志。

胞核由核膜、核质、核仁和染色质组成,是原虫生存、繁殖的主要部位。核膜为两层单位膜,具有微孔,可沟通核内外,核仁含 RNA,染色质含 DNA 及少量 RNA。多数寄生原虫核内染色质少而分散,碱性染料染色后着色浅,有一个居中或偏位的核仁,为泡状核。少数原虫染色质多,染色后着色深,有一个以上核仁,为实质核。核型是原虫鉴别的重要依据。

原虫借助运动细胞器而运动，其运动方式有：① 伪足运动，亦称阿米巴运动，如溶组织内阿米巴滋养体借助伪足进行运动；② 鞭毛运动，如蓝氏贾第鞭毛虫以其4对鞭毛的摆动做翻滚运动，阴道毛滴虫借助鞭毛的摆动前进，以其波动膜做螺旋式运动；③ 纤毛运动，如结肠小袋纤毛虫体表纤毛的协调运动；④ 其他运动方式，有些原虫虽无可辨认的运动细胞器，却能借助体表的一些结构进行滑动和扭动，找到适合的寄生部位，如孢子虫。原虫能运动、摄食和增殖的发育阶段称滋养体。许多原虫在不适宜的条件下，可分泌囊壁包围虫体，形成不活动的包囊或卵囊，用以抵抗不良环境。成熟包囊是许多原虫生活史中的感染阶段，为传播的重要环节。

（三）医学节肢动物

节肢动物种类繁多，是动物界最大的一个门类；其中，可直接或间接地危害人类健康的节肢动物称为医学节肢动物，俗称医学昆虫。节肢动物的主要形态特征：① 躯体分节，左右对称；② 体壁由几丁质组成的外骨骼构成；③ 有成对分节的附肢（如足、触角及触须等）；④ 有开放式的循环系统，体腔即为血腔，其内充满血淋巴。与医学关系较密切的节肢动物主要有以下5个纲。

1. 昆虫纲　虫体分头、胸、腹3部分。头部有1对触角，有的还有1对复眼；胸部分为3节，有3对足；多有1对翅，有的具2对翅或无翅；腹部11节，但第1节多已退化，最后数节特化为外生殖器，故仅可见5~8节。昆虫纲节肢动物以气门呼吸。

昆虫幼体破卵壳而出的过程称为孵化。幼体发育过程中需要蜕皮数次，每一次蜕皮之后就进入一个新的龄期，即两次蜕皮之间的阶段称为龄期。幼虫发育为蛹的过程称为化蛹，蛹内虫体破蛹而出的过程称为羽化。昆虫纲节肢动物的个体发育经胚胎发育和胚后发育两个阶段，前者在卵内完成，后者则从孵化为幼虫到成虫（性成熟）为止。从幼虫变为成虫要经过外部形态、内部结构、生理功能、生活习性及行为和本能上的一系列变化，这些变化的总和称为变态。变态分为完全变态（全变态）和不完全变态（半变态）。

（1）完全变态：昆虫生活史中在卵之后有幼虫、蛹和成虫等期，其特点是要经历一个蛹期，各期外部形态、生活习性差别显著，如蚊、蝇和蚤等。

（2）不完全变态：昆虫的幼虫形态和生活习性与成虫相似，但虫体较小，性器官尚未发育，经数次蜕皮后，性器官逐渐发育，变为若虫，如虱、蜚蠊等。

2. 蛛形纲　虫体分头胸部和腹部或头、胸、腹部愈合为躯体，无触角，躯体不分节，成虫和若虫有4对足，幼虫仅3对足。

蛛形纲节肢动物主要由蜱和螨组成，蜱和螨为一类小型节肢动物，外形呈椭圆或圆形。螨较小，体长通常在3 mm左右。饱食后的蜱，最大者可长达30 mm。蜱、螨类虫体的基本结构包括颚体和躯体两部分；颚体位于躯体的前端或前端的腹面，俗称假头。若虫与成虫的形态很相似，仅生殖器官尚未发育成熟，虫体通常较小。

3. 唇足纲　虫体狭长，背腹稍扁，由头部及一些同型体节（组成躯体）构成。头部有1对触角，每一体节均有1对足，且第一体节有1对毒爪。无翅，以气管呼吸。与医学有关的唇足纲节肢动物如蜈蚣，其毒腺可排出毒液伤害人体。

4. 甲壳纲　虫体分头胸部和腹部两部分，2对触角，5对足，无翅，大多为水生，以鳃呼吸。与医学有关的甲壳纲节肢动物有溪蟹、蝲蛄及剑水蚤等，可作为某些蠕虫的中间宿主。

5. 倍足纲　虫体呈长管状，背腹略扁，由头节与若干形态相似的体节构成。头部有1对触角；除第一体节外，每节有2对足。与医学有关的倍足纲节肢动物如马陆，其分泌物可致皮肤过敏。

第四节　寄生虫病的实验室诊断

寄生虫病的诊断主要包括临床诊断和实验室诊断两个方面。临床诊断主要是根据病史、流行病学资料、临床表现及必要的影像学检查得出寄生虫感染的初步诊断，而实验室诊断则是正确诊断寄生虫病的主要依据。因许多寄生虫病呈地方性分布，患者来自或去过某种寄生虫病流行区，这些流行病学资料对该种寄生虫病的诊断具有重要的参考价值。在人体各种脏器中寄生的虫体，通过影像学检查可以获得特异性的影像学表现，这对寄生虫病的诊断具有重要的价值，如内镜（胃镜、肠镜等）检查、超声检查、电子计算机断层摄影（computed tomography, CT）和磁共振成像（magnetic resonance imaging, MRI）等。

寄生虫病的实验室诊断又称寄生虫病检验，目的在于了解或确定受检查者是否存在寄生虫感染，以明确诊断；或者是为了进一步鉴定虫种，以便进行鉴别诊断；或者是为了考核疗效、了解防治效果等。寄生虫病检验不但在临床上不可或缺，而且也是寄生虫病防治或疫情监测工作的一个重要组成部分。在寄生虫病防治效果考核（验收）中，寄生虫病检验结果通常是最主要的评价指标。

寄生虫病检验的主要步骤是：① 采集合适的标本送检；② 采用合适的方法检验；③ 对检验结果进行鉴定或分析，报告力求正确。寄生虫病检验主要包括病原学检验、免疫学检验和分子生物学检验等。病原学检验是确诊的依据，免疫学和分子生物学检验则通常是在难于从送检标本中找到寄生虫病原体，或者是在需要进行早期诊断以及开展寄生虫病普查工作时采用的重要手段。

一、病原学检验

病原学检验是确诊寄生虫病最可靠的方法，运用适当的方法从送检标本中检查寄生虫病原体，为寄生虫病诊断提供直接依据，是寄生虫检验的“金标准”。病原学检验与标本的采集与处理及检验者对寄生虫形态的识别有很大的关系。可供检查的标本种类很多，包括粪便、血液、骨髓、组织、各种排泄物、分泌物及其他体液等，需要根据寄生虫可能种类、在人体的发育阶段、寄生部位等来采集适当标本。用于标本检验的方法，需要根据标本的种类、寄生虫虫种及虫期和感染者的具体情况，采用最简便、最有效和最可靠的方法进行检查。有的病原体（如蛔虫成虫）用肉眼检查就可辨认；而有的病原体（如虫卵和原虫）则必须在显微镜下才能识别。通过病原学检验，不仅可鉴别寄生虫的虫卵、成虫及原虫的滋养体或包囊等，还可检获特定发育阶段的幼虫。必要时还可对标本进行培养、动物接种、活组织检查及感染度测定等，有时需要同时采用多种方法进行定性和定量检查。寄生虫病原学检验常用的方法见第二章。

二、免疫学检验

免疫学检验主要作为寄生虫病检验的辅助手段。由于我国寄生虫病防控成效显著，患者寄生虫的感染率和感染度明显下降，病原学检验对寄生虫检出率亦降低，免疫学检验在寄生虫病诊断与防治中发挥了重要的作用。它的优点在于轻度感染者、慢性或晚期患者，虽然很难在标本中查到病原体，但免疫学检验的结果仍然有重要参考价值，而且对早期、轻度和深部的寄生虫感染及雄虫单性寄生患者做出诊断。免疫学检验也是进行流行病学调查、筛选病原学检验对象及考核防治效果和进行疫情监测的重要手段。免疫学检验可检测患者体内寄生虫抗体或抗原。可用制备的单克隆抗体检测血清中循环抗原，若血清中存在循环抗原，则往往提示为近期感染或活动性感染。多用寄生虫特异性抗原检测体液中特异性抗体，寄生虫抗原有粗抗原、纯化抗原和重组抗原等。粗抗原制备简单，但因成分复杂，容易出现交叉反应；纯化抗原制备成本高，但检测结果的特异性较好；通过基因工程技术制备大量的重组抗原用于寄生虫病的诊断，是寄生虫免疫学检验中最常用的抗原。

寄生虫病免疫学检验常用的技术和方法有：① 皮内试验（intrademal test, ID），用于感染蠕虫的诊断，操作简单、适用范围广，但易出现交叉反应，已较少使用。② 染色试验（dye test, DT），是诊断弓形虫特异的免疫学方法，因需要活的虫体和含有辅助因子的血清，应用常受限。③ 沉淀反应，如诊断血吸虫病的环卵沉淀试验（circumoval precipitin test, COPT）、尾蚴膜反应（cercarian huellen reaction, CHR）和后尾蚴膜反应（metacercariae hullen reaction, MHR），以及诊断旋毛虫病的环蚴沉淀试验（circularva precipitin test, CLPT）等，因操作复杂、结果判读需要借助显微镜，已被其他操作简单、特异、敏感的方法取代。④ 免疫电泳技术，如对流免疫电泳试验等，是以前寄生虫病诊断常用的免疫诊断技术，现已较少使用。⑤ 凝集反应，常见胶乳凝集试验（latex agglutination test, LAT）和间接血凝试验（indirect hemagglutination test, IHA）等。⑥ 酶免疫技术，常见酶联免疫吸附试验（enzyme-linked immunosorbent assay, ELISA）、斑点酶联免疫吸附试验（Dot－ELISA）和免疫酶染色试验（immunoenzymatic staining test, IEST）等。⑦ 免疫荧光试验，常见直接免疫荧光试验（direct immunofluorescence assay, DFA）和间接免疫荧光试验（indirect immunofluorescence assay, IFA）等。⑧ 放射免疫技术，如放射免疫测定（radioimmunoassay, RIA）等，由于需要放射性同位素及其安全保护装置，还需要一定的仪器和设备，推广运用时受到一定限制。

多种技术同时应用的免疫学诊断技术具有更好的应用前景。例如,结合生物素-抗生物素蛋白系统(biotin-avidin system, BAS)和免疫酶技术的抗生物素蛋白-生物素复合 ELISA(avidin-biotin-complex-ELISA, ABC-ELISA);结合胶体金标记技术和微孔滤膜为载体的斑点金免疫渗滤试验(dot-immunogold filtration assay, DIGFA)和免疫金标层析试验(immunogold chromatographic test, ICT)等;结合十二烷基磺酸钠-聚丙烯酰胺凝胶电泳(SDS-PAGE)、电转印及固相酶/化学发光等技术的免疫印迹法[或称蛋白印迹法(Western blot),又称酶联免疫印迹试验(enzyme-linked immunoblotting, ELIB)或酶免疫转印印迹试验(enzyme immuno-transfer blotting, EITB)]。理想的免疫学检验方法的标准应是敏感、特异、快速、微量、经济、简便、无毒性的,能反映虫荷,区别既往或近期(活动)感染,并具有疗效考核价值等。

免疫检验结果一般只有辅助诊断价值,在对检测结果进行分析时,应充分考虑患者和实验诊断中的各种影响因素,如不同虫种间的交叉反应、是否为既往感染、寄生虫感染的不同发育阶段及抗体出现的时间等,结合病史、症状及体征进行综合分析。为了提高诊断效果,在有条件的地区,可以同时应用两种及以上免疫学方法进行检测,以取长补短,提高可靠性。必要时,尚需要进行动态监测和重复实验,以做出客观、准确的判断。

三、分子生物学检验

分子生物学检验是应用分子生物学方法对寄生虫的核酸分子(即基因)进行诊断的一种方法。其检测的阳性结果预示该寄生虫基因的存在证据,不受不同发育时期的限制,减少了形态学鉴别和获得生物学材料的主观性干扰,具有确诊意义,具有可信性、敏感性高和特异性好的特点。常见的分子生物学检验技术有核酸探针技术、核酸扩增技术、生物芯片技术和宏基因组测序技术等。

1. 核酸探针技术　又称分子杂交技术,用放射性或非放射性标记的基因组 DNA 探针、cDNA 探针、RNA 探针或寡核苷酸探针检测特定基因序列。常用核酸杂交技术包括 Southern 印迹、Northern 印迹、斑点杂交(dot hybridization)、原位杂交(*in situ* hybridization)、夹心杂交(三明治杂交)和液相杂交等。该技术是在 20 世纪 80 年代发展起来的,操作费时、敏感性不高、所需样本量较大是该法的缺点,现今已经很少直接用于寄生虫的检测,一般与其他分子生物学技术结合在一起使用。

2. 核酸扩增技术　分为聚合酶链反应(polymerase chain reaction, PCR)扩增技术和非 PCR 核酸扩增技术。PCR 技术是应用最广泛的分子生物学技术,具有样品处理简单、操作简便、快速、特异性强、敏感性高、重复性好、易自动化等优点。除普通 PCR 技术外,PCR 衍生技术还包括逆转录 PCR(reverse transcription PCR, RT-PCR)、巢式 PCR(nested PCR)、多重 PCR(multiplex PCR)、降落 PCR(touchdown PCR)、原位 PCR(*in situ* PCR, ISP)、免疫 PCR(immuno-PCR)、PCR-ELISA 和实时荧光定量 PCR(quantitative real-time PCR, qRT-PCR)。非 PCR 核酸扩增技术比普通 PCR 技术有更高的敏感性和特异性、操作更加简单方便、减少了非特异性核酸的污染,包括环介导等温扩增(loop-mediated isothermal amplification, LAMP)、重组酶聚合酶扩增(recombinase polymerase amplification, RPA)、依赖核酸序列的扩增(nucleic acid sequence-based amplification, NASBA)、链置换 PCR 等。

3. 生物芯片技术　是一项规模化、多学科交叉的高新技术,可实现对细胞、核酸、蛋白质及其他生物组分的快速、准确、高通量、大规模、平行化、节约化、大信息量检测,主要包括基因芯片(gene chip)和蛋白质芯片(protein chip)等技术。

4. 宏基因组测序技术　宏基因组测序(metagenomic next-generation sequencing, mNGS)是对样品中病原群落的基因组进行高通量测序,可以精准地分析患者样本全部病原体,对于感染性疾病的病原体研究具有极高的应用价值。其主要有 16S rDNA 测序和全基因组测序两种。

四、其他

蠕虫感染常伴有 IgE 抗体和嗜酸性粒细胞增高,检测患者血液 IgE 抗体和嗜酸性粒细胞具有一定的临床诊断意义。钩虫和疟疾患者血红蛋白常降低,黑热病患者常出现全血性贫血,通过血常规检测可进行辅助诊断。

第五节 寄生虫病的流行与防治

一、寄生虫病的流行

（一）寄生虫病流行的基本环节

寄生虫病流行的基本环节包括传染源、传播途径和易感人群。

1. 传染源 是指体内有病原体生长、繁殖且能排出病原体的人和动物，包括患者、携带者和受感染的动物。寄生虫病传染源包括患者、带虫者、保虫宿主和转续宿主。例如，卫氏并殖吸虫的传染源可以为患者、带虫者、保虫宿主犬和猫、转续宿主野猪等。

2. 传播途径 寄生虫离开传染源在外界环境或其他生物体内发育为感染期并侵入其他宿主的途径，也是寄生虫实现宿主转换的过程。常见的传播途径有以下几种。

（1）经食物传播：有些食物（如肉和水生植物等）含有的寄生虫处于感染期，人若生食、半生食或误食后可引起感染，如猪带绦虫、姜片虫等。肠道寄生虫可以通过被污染的食物传播，如人生食含有蛔虫和鞭虫感染期虫卵的瓜果蔬菜而引起蛔虫或鞭虫感染。经食物传播的寄生虫病称为食源性寄生虫病（food-borne parasitosis）。

（2）经水传播：水源受到感染期寄生虫污染，未经消毒饮用，即可造成传播，如隐孢子虫、蓝氏贾第鞭毛虫等。有些寄生虫是通过与疫水接触而传播的，如血吸虫等。经水传播的寄生虫病称为水源性寄生虫病（water-borne parasitosis）。

（3）经土壤传播：有些肠道寄生虫卵必须在土壤中发育至感染期虫卵或幼虫，经口（如蛔虫）或皮肤（如钩虫）才能引起感染。经土壤传播的寄生虫病称为土源性寄生虫病（soil-transmitted parasitosis）。

（4）经节肢动物传播：又称经虫媒传播，某些寄生虫主要存在于传染源的血液中，通过蚊、白蛉等传播媒介吸血传播，如疟原虫、丝虫和杜氏利什曼原虫等。经节肢动物传播的寄生虫病称为虫媒寄生虫病（vector-borne parasitosis）。

（5）经接触传播：是指传染源与易感者直接接触所造成的传染，如阴道毛滴虫通过性接触、疥螨通过皮肤接触而引起的传播。

（6）垂直传播：是指母体感染的寄生虫可通过胎盘传给胎儿，如疟原虫、弓形虫、钩虫等。

另外，蛲虫卵可悬浮于空中经空气传播，疟原虫可经血液输血传播。

3. 易感人群 指对某种寄生虫缺乏先天性或获得性免疫力的人群。例如，在血吸虫病流行区，儿童比成年人更容易感染血吸虫病；婴幼儿比成年人更容易感染隐孢子虫和蓝氏贾第鞭毛虫。

（二）寄生虫病流行的影响因素

寄生虫病的流行受自然因素、生物因素和社会因素的影响。

1. 自然因素 温度、湿度、光照及地理环境等自然因素可影响寄生虫及宿主的生存，从而影响寄生虫病的流行。例如，当气候干燥或气温低于 15℃ 左右时，疟原虫在按蚊体内的发育便停滞；钩虫幼虫需要在温暖潮湿的土壤中发育；血吸虫病流行区，水温和光照影响血吸虫尾蚴的逸出和人群的感染。

2. 生物因素 生物种类或群落是影响寄生虫病流行的生物因素，自然因素和生物因素共同构成一个复杂的生态系统，对寄生虫病的流行产生重要影响。例如，日本血吸虫病仅在我国长江流域及其以南有钉螺分布的地区流行。

3. 社会因素 社会经济发展水平、教育状况、卫生设施、居民饮食习惯等都对寄生虫病的流行产生重要影响。例如，中华人民共和国成立前我国肠道线虫如蛔虫、钩虫感染率很高。目前，食源性寄生虫如华支睾吸虫、卫氏并殖吸虫感染率比较高，与饮食习惯有关。

（三）寄生虫病的流行特点

寄生虫病的流行特点包括地方性、季节性和自然疫源性。

1. 地方性 有些寄生虫病的分布和流行有明显区域性，此与自然因素和生物因素的关系尤为密切。在热带和亚热带，寄生虫病的流行更为严重，疟疾主要分布于非洲各国；包虫病主要分布在我国北部和西北部牧区;血吸虫病流行区与钉螺的地理分布一致;华支睾吸虫则分布于有生吃或半生吃鱼虾习惯的地区。

2. *季节性* 很多寄生虫病如疟疾的流行有明显季节性,温暖、潮湿的环境有利于疟原虫在蚊体内发育,同时也有利于蚊的生长、发育和繁殖。血吸虫病主要在夏秋季流行,因为夏季水温高,光照充足,有利于血吸虫幼虫在钉螺体内的繁殖,适宜的温度也增加了人群接触疫水的机会。

3. *自然疫源性* 有些寄生虫起初仅在某些荒漠地区或者原始森林的脊椎动物之间传播,这些地区称为自然疫源地。当人们进入这些地区后,这种寄生虫也可传播给人。在人与脊椎动物之间自然地传播着的寄生虫病称为人兽共患寄生虫病,如血吸虫病、卫氏并殖吸虫病、旋毛虫病等。

二、寄生虫病的防治

根据寄生虫的生活史,采取综合措施,因时因地、因条件制宜,以期取得最佳效果,主要防治原则如下。

1. *控制传染源* 治疗患者和带虫者,处理或杀灭保虫宿主和转续宿主。

2. *切断传播途径* 做好环境和个人卫生,控制或消灭传播媒介(如蚊、蝇和钉螺等);注意饮食卫生,不吃未熟食品(如肉类和鱼类等),避免寄生虫感染。

3. *保护易感人群* 做好健康教育、卫生宣传,普及卫生知识;加强体育锻炼,提高机体免疫力;注意个人防护,尽量避免感染。

第六节 寄生虫病的危害及现状

一、寄生虫病的危害

寄生虫病是一类严重危害人类健康并对社会经济带来巨大损失的疾病。联合国开发计划署/世界银行/世界卫生组织联合支持的热带病研究与培训特别规划重点防治的6类主要热带病,除麻风病外,疟疾、血吸虫病、丝虫病、利什曼病和锥虫病都是寄生虫病。1975~1995年,全世界有疟疾感染人口4亿~4.9亿,每年死亡人数为200万~250万;血吸虫病流行于74个国家,受感染者约1.5亿,每年死亡人数为50万~100万;丝虫病流行于80多个国家,约1.45亿患者;利什曼病患者约120万;非洲锥虫病每年新增病例10万、死亡患者数为5 000,美洲锥虫病患者约140万,每年死亡人数约6万;肠道寄生虫病也危害严重,如阿米巴感染者约占世界人口的1%,蛔虫感染者有13亿。同时,寄生虫病也给全世界带来巨大损失。例如,1994年因疟疾造成的直接和间接损失占家庭年收入的32%;又如,非洲撒哈拉周边地区,1997年因疟疾引起的直接和间接损失超20亿美元。寄生虫病也是贫穷地区的疾病,对发展中国家社会经济发展的影响是严重而深远的。

新中国成立初期寄生虫病危害严重,被称为"五大寄生虫病"的疟疾、日本血吸虫病、丝虫病、黑热病和钩虫病造成的死亡人数和经济损失无法估量,据记载,当时疟疾年发病人数逾3 000万、日本血吸虫病患者1 190万、淋巴丝虫病患者约3 099万、黑热病患者53万。1988~1992年,我国第一次寄生虫感染调查显示,蠕虫感染率为55.27%,多重感染率为43.33%,1人同时感染寄生虫最多的虫种数为9种。2001~2004年,全国第二次人体重要寄生虫病现状调查显示,蠕虫总感染率为21.74%,土源性线虫感染率为19.56%,其中钩虫6.12%,蛔虫12.72%,鞭虫4.63%;广东、广西、吉林等3省的华支睾吸虫感染率分别上升了182%、164%和630%;四川、西藏两省(区)的带绦虫感染率上升幅度分别为98%和97%。

二、寄生虫病的现状

当今,寄生虫病对人体健康和畜牧家禽业生产的危害仍然十分严重。在发展中国家,尤其是热带和亚热带地区,寄生虫病依然是危害人类健康的社会问题。全球重点防治的10种热带病中,除麻风病、结核病和登革热外,其余7种都是寄生虫病,即疟疾、血吸虫病、淋巴丝虫病、盘尾丝虫病、利什曼病、非洲锥虫病和美洲锥虫病。《2021年世界疟疾报告》显示:2020年全球疟疾预计病例2.41亿例,较2019年增加了1 400万;预计死亡病例62.7万人,较2019年增加了6.9万。2020年在新冠肺炎全球大流行形势下,许多疟疾流行地区的公共卫生服务被迫中止,使得2020年全球疟疾流行进一步加剧,疟疾诊出率下降了4.3%,撒哈拉以南非洲疟疾死亡人数增加了13%。2021年，在非洲卢旺达与乌干达等国家，出现了恶性疟原虫青蒿素耐药基因 *Kelch13* 突变虫株。这可能意味着非洲地区也会像大湄公河次区域一样，形成耐药性虫株的传播与流行。血吸虫病仍流行于78个国家，至少有2.18亿患者。全世界仍有54个国家约9.47亿人受到淋巴丝虫病的威胁，盘丝虫病主要流行在非洲的31个国家，利什曼病至少在全球的97个国家和地区流行。在非洲和中、南美洲流行的非洲锥虫病和美洲锥虫病有数百万感染病例。土源性肠道蠕虫感染也十分严重，尤其在亚洲、非洲、拉丁美洲的农业地区，据估计全球超过15亿人感染蛔虫、钩虫和鞭虫。另外，被忽视的热带病（neglected tropical diseases，NTD）困扰着全世界约10亿人的生活，威胁着无数人的健康，这些与贫困相伴随的疾病削弱了贫穷人群的健康，阻碍了千年发展目标中的健康成就，延缓了全球公共卫生的发展；还要警惕新现寄生虫病和再现寄生虫病的挑战。

经过几十年的不懈努力，我国寄生虫病的防治成果举世瞩目，1958年基本消灭黑热病，2006年达到消灭丝虫病标准，2021年6月30日，WHO已宣布中国通过“消除疟疾认证”。其他寄生虫的感染率也明显下降，并将努力在2030年消灭血吸虫病。但是，我国幅员辽阔、地跨温热两带，自然条件千差万别，人口众多，寄生虫的种类也较多，完全控制寄生虫病的传播任重而道远。2014~2015年，我国第三次全国人体重点寄生虫病现状调查显示，全国31个省（区、市）（未包括港、澳、台地区）共粪便检查617 441人，查出虫种34种，寄生虫总感染率5.96%，蠕虫感染率为5.10%，原虫感染率0.99%。土源性线虫主要分布于我国西南和南部，包括四川、海南、贵州、云南、重庆、广西、广东和江西；华支睾吸虫主要分布在华南和东北、广东、广西、黑龙江、吉林；带绦虫主要分布在西藏，西藏的带绦虫病例占全国病例数的95%；肠道原虫局部地区感染率较高，西藏、贵州、广西等西部省（区）占比50%。据2011~2016年统计，我国逐年报告的境外输入性疟疾病例分别为2 974例、2 474例、4 042例、3 021例、3 248例和3 317例，境外输入风险增加，境外感染风险增大。

目前，我国长江流域的湖北、湖南等地区仍然有血吸虫病的流行。流行于西北部牧区和农牧区的棘球蚴（包虫）病，对人畜危害仍然很大。需要高度关注性传播疾病（如阴道毛滴虫病）、土源性寄生虫病（如钩虫病、蛔虫病、鞭虫病等）、食源性寄生虫病和人兽共患寄生虫病（如华支睾吸虫病、并殖吸虫病、旋毛虫病等）、机会性致病寄生虫（如弓形虫病、隐孢子虫病等）对人类健康的危害。受社会经济发展、环境生态变化、国际交流加强、“一带一路”倡议的深入展开等因素的影响，寄生虫病防控已面临新的风险与挑战，应防范输入性疟疾、血吸虫病、利什曼病、丝虫病和锥虫病等寄生虫病的发生。

本章数字资源

二维码1-1 线虫成虫模式图（引自陈艳、叶彬，2015）

二维码1-2 复殖吸虫成虫模式图（引自陈艳、叶彬，2015）

二维码1-3 绦虫成虫模式图（引自陈艳、叶彬，2015）

（徐会娟 陈盛霞）

第二章 寄生虫病原学检验技术

第一节 粪便寄生虫检验

人体肠道寄生的虫体种类繁多，其中一种或多种生活史阶段可经粪便排出，这部分寄生虫占有较大的比例。有些非肠道寄生虫亦可经肠道排出病原体。粪便寄生虫检验是非创伤性检验方法，在寄生虫检验中具有重要地位。

一、标本采集

按临床常规粪便标本采集要求采集标本。盛装的容器一般为广口蜡纸盒或塑料杯，有密封盖，上有可填写患者信息等的标签。盛装粪便的容器要清洁、干燥、密封，防止水、尿、药品、植物、泥土和其他物质的污染，以免破坏寄生虫形态。用于送检的粪便标本应新鲜，以自然排出的粪便为佳，获得标本后应立即送检。如怀疑溶组织内阿米巴滋养体感染患者的标本采集，应于排便后立即从脓、血、黏液或稀软部分取材，于 15 min 内送检；环境温度低时应注意采取保温措施，以保持滋养体活力，易于检获。

粪便标本应尽早检查，如阿米巴痢疾患者的粪便应在排出后 30 min 内检查；稀软便因可能含有原虫滋养体和包囊，应在 1 h 内检查；成型便可以不苛求立即检查，但也应尽早检查，一般 24 h 内查完。如果做不到，可以将标本存放于 4 ℃冰箱或用固定剂固定。为了保持原虫的活力，4℃存放不应超过 12 h，检查时再加温。检查时应注意粪便的颜色、性状，有无黏液、脓液、血液等，并记录。

根据患者的临床症状和体征及粪便性状确定检查方法和标本采集量。选择检查方法前应充分了解每种方法的诊断价值和局限性，合适的检查方法有助于寄生虫病的诊断。一般送检粪便量为 5~10 g（拇指大小）；若进行自然沉淀、血吸虫毛蚴孵化，则粪便量应不少于 30 g；若检查成虫，需要留取 24 h 粪便。

粪便标本送检次数，一般推荐治疗前和治疗后各送检 3 次；连续送检的 3 次样本应隔天采集一次，或在 10 天内采集 3 次。严重腹泻患者，若 1 天 1 次未查获寄生虫，可以根据患者情况，增加 1 天内采集次数。粪便中的酵母菌、白细胞或脓细胞、巨噬细胞、上皮细胞、脂肪滴、气泡、植物细胞及纤维等易与原虫包囊、滋养体、虫卵、幼虫等混淆，应注意区别。检验过程中应避免粪便污染环境，检查后要彻底消毒用具，将余下粪便按医用垃圾有关管理规定进行无害化处理。其他废弃物应妥善处理。

二、虫体检查法

肉眼可见的肠道寄生虫体，如蠕虫的成虫、幼虫、节片和某些节肢动物的成虫或幼虫等，有时能自然排出体外，或者在患者服用驱虫药物后虫体也可能随粪便排出。可以通过直接检查排出体外的虫体，作为诊断和疗效考核的依据。

1. 虫体收集　　粪便中排出的虫体可以通过以下方法收集。

（1）拣虫法：是指用镊子或竹签挑出粪便中肉眼可见的大型虫体，主要用于收集蛔虫、姜片虫成虫、带绦虫成虫或孕节等。在挑取成虫时动作要轻柔，挑出的虫体可以置于培养皿内清洗后置生理盐水中检查。细长的虫体需要特别当心，以免使头颈断落丢失。过硬的粪块，可用生理盐水溶化后再拣虫。

（2）淘虫法：将收集的粪便加水搅拌成糊状，倒入容量较大的玻璃烧杯或量杯中并加满水。静置 20 min 后倾去上层粪水，再加水至满，如此反复数次，直至上层液体澄清为止，弃上清液，将沉渣倒入培养皿内，下衬黑纸检查。本法用于收集小型蠕虫，如钩虫、蛲虫、鞭虫、短膜壳绦虫等。但需要注意淘洗时间不宜太长，以防虫体胀裂。

（3）冲洗过筛法：将调成糊状的粪便倒入 40~60 目铜筛中，用清水反复冲洗筛上的粪渣，直至冲出清水为止。取筛内粪渣置培养皿内，加少许生理盐水，下衬黑纸检查。本法适用于收集小型虫体，也可用于收集带绦虫成虫。

2. 虫体检查和鉴定

（1）直接观察法：直接用肉眼或使用放大镜或在解剖镜下观察虫体大小、形状、颜色和活动情况，以进行鉴定，适用于各种肉眼可见的虫体。

（2）压片法或注射法：本法适用于检查猪、牛带绦虫孕节。将检出的孕节用清水洗净后置两张载玻片之间，轻压，玻片两端用线或橡皮筋绕紧，然后对光观察子宫分支数目，鉴定虫种；也可在洗净节片后，用结核菌素注射器抽取墨汁或卡红液，从孕节子宫主干处后端徐徐注入，待侧支充满墨汁或染液后，以清水冲去多余染液再进行压片检查。检查带绦虫时须戴一次性塑料手套，以免被虫卵污染。送检的节片若已干，可用清水泡软后检查。使用过的玻璃器皿必须使用甲酚皂溶液浸泡 30 min 后再煮沸消毒，使用后的手套应焚烧。

（3）乳酸酚透明法：小型蠕虫经乳酸酚溶液（乳酸 1 g，酚 1 g，甘油 2 g，蒸馏水 10 mL）透明后，内部结构清晰，置载玻片上或再加盖玻片在显微镜下观察，以利于虫种鉴定。

上述各法鉴定的虫种，如需要保存，观察后可置 70% 乙醇或 10% 甲醛溶液中。若上述方法尚未能确定虫种，可将虫体染色制片后进一步鉴定。

三、直接涂片法

直接涂片法（direct smear method）是粪便检查常用方法，可检查粪便或人体其他分泌物中的蠕虫卵、幼虫、原虫滋养体和包囊等。生理盐水可使粪便或分泌物中虫卵、幼虫、原虫的滋养体等形态保持完整，将粪便或分泌物均匀涂布在载玻片上，便于显微镜下观察。此法操作简单、快速，但检出率不高，是适用范围最广的方法。对活的虫体更是不可少的检验手段，但由于取粪量少，易漏诊。每份粪便不同部位连续检查涂片 3 张，可提高检出率。稀便或水样便无须生理盐水稀释，直接取粪便涂片镜检。

1. 蠕虫卵检查　取洁净无油污的载玻片 1 张，在其中央滴加生理盐水 1 滴，用竹签取火柴头大小的粪便混于生理盐水内。调匀后，把粪液涂布成边缘整齐的椭圆形的粪膜，粪膜的大小为玻片长、宽的 1/2～2/3，其厚度以透过涂片可辨认印刷体字符为宜。粪膜过厚光线不易透过，粪膜过薄则检出率降低。盖上盖玻片，通常在低倍镜（10×10）下按顺序检查，发现可疑形态后再换高倍镜（10×40）鉴别。

2. 原虫检查　通常用于检查原虫滋养体。原虫活滋养体检查方法与蠕虫卵检查方法相同，粪便涂片应较薄，在高倍镜下观察。需要注意的是，原虫滋养体等检查需要保温，温度越接近体温，滋养体的活动越明显，必要时可用保温台保持温度。

四、加藤厚涂片法

加藤厚涂片法（Kato's thick-smear technique）又称厚涂片透明法、定量透明法。用粪便做厚涂片，增加视野中虫卵的数量；甘油可使粪便透明，便于光线透过而检获虫卵；孔雀绿使视野光线柔和，减少眼睛的疲劳。此法适用于定性检查或定量计数粪便中寄生虫卵，其用于检测的粪便量远高于直接涂片法，因此其灵敏度也高于直接涂片法。

定性检查时，取约 50 mg 已用铜筛网（或尼龙绢）除去粗渣的粪便，置于载玻片上。定量检查时，定量板先紧贴于载玻片上，将铜筛网（或尼龙绢）覆在粪便标本上，用刮片在尼龙网上轻刮，粪便细渣即由网片微孔中透至网片表面；刮取细粪渣填入定量板的中央孔中并刮去多余部分，掀起定量板。以浸透甘油-孔雀绿溶液的玻璃纸覆盖定性或定量检查的粪样，轻压，使粪便铺成 25 mm×20 mm 椭圆形粪膜，置 30～37℃ 温箱中半小时或 25℃ 约 1 h 镜检虫卵。定量计数虫卵时，顺序观察并记录粪样中的全部虫卵，将虫卵数乘以 24，再乘以粪便性状系数（成形便系数为 1，半成形便系数为 1.5，软湿便系数为 2，粥样便系数为 3，水样便系数为 4），即为每克粪便虫卵数（eggs per gram，EPG）。根据排便量和常见蠕虫每条雌虫每天的排卵数计算出感染度（虫荷）。

浸透甘油-孔雀绿溶液的玻璃纸制备：将玻璃纸剪成 30 mm×22 mm 大小，浸于甘油-孔雀绿溶液（纯甘油 100 mL，蒸馏水 100 mL，3%孔雀绿水溶液 1 mL）中至少 24 h，玻璃纸浸透呈绿色即可。

操作时应该注意：① 过硬和过稀的粪便不宜使用此法，泡沫状的粪便会在玻璃纸下形成许多微小气泡，妨碍镜检。② 覆盖玻璃纸时应刮去上面多余的染液。③ 注意掌握粪膜的合适厚度及透明时间。粪膜厚、透明时间短则难以发现虫卵;透明时间过长,虫卵变形,亦不易辨认,或因虫卵过分透明,镜检时易遗漏。某些卵壳薄虫卵,如钩虫卵等,透明时间最长不宜超过 2 h。④ 经透明处理后的虫卵形态与直接粪便观察到的虫卵有较大差异,注意鉴别。

五、浓集法

浓集法通常有沉淀法、浮聚法和尼龙绢袋(或筛)集卵法。

1. 沉淀法　可分为自然沉淀法、离心沉淀法、醛醚沉淀法、汞碘醛离心沉淀法及醋酸钠-乙酸-福尔马林(甲醛)法等。

(1) 自然沉淀法:亦称重力沉淀法、水洗沉淀法或静置沉淀法,适用于粪便中各种蠕虫卵和幼虫、原虫包囊的检查,尤其适用于姜片虫卵等有盖虫卵。有些蠕虫卵和原虫包囊的比重比水大,可使虫卵和包囊自然下沉以达到浓集的目的;且经过水洗后,洗去悬浮的碎屑和细菌,视野清晰,提高检出率。此法是传统的集卵方法,经几次水洗沉淀,虫卵和包囊仍保持活力,可浓集较多的粪便标本。其不足在于操作烦琐、费时、费水,浓集包囊和虫卵的效果一般不如浮聚法。

取粪便 20~30 g,在烧杯内加水调成糊状,再加水稀释,经 60 目铜筛过滤至 500 mL 沉淀杯(或锥形量杯)中,用水清洗粪渣,量杯中加满水,静置 25~30 min,倒去上层液,重新加满清水,每隔 15~20 min 换水 1 次,如此沉淀 3~4 次,直至上层液清晰为止,然后倾去上清液,取沉淀涂片镜检(二维码 2-1)。

操作时应该注意:① 过滤前尽量将粪便搅成糊状粪浆,筛网上的粪渣应用水充分冲洗。② 注意沉淀时间,钩虫卵和原虫包囊比重较小,短时间内很难完全沉淀,应适当延长沉淀的时间,如钩虫卵沉淀需要 1 h 以上,包囊沉淀需要 6 h。沉淀血吸虫卵时,为防止毛蚴孵出,应缩短沉淀时间;当气温达 25℃以上时,可用 1%~1.2% 的盐水代替清水,以抑制毛蚴的孵化,但最后一次换水,必须更换清水。③ 换水时应注意手法,宜 1 次倾倒完上清,避免沉渣浮起,使虫卵或包囊随上清流失。④ 镜检原虫包囊时,需要滴加碘液染色。

(2) 离心沉淀法:适用于粪便、尿液、十二指肠液、脑脊液等分泌物、排泄物中蠕虫卵、幼虫、原虫包囊的检查。离心机的离心力使虫卵、幼虫、包囊快速沉积于管底,易于检出。此法检出率与自然沉淀法相似。因需要的时间较短,适用于临床检查。

取粪便 5 g 左右,加水捣碎、调匀,经 60 目铜筛过滤至离心管中,1 500~2 000 r/min 离心 2 min,倒去上层液,注入清水,再离心沉淀,如此反复 3~4 次,直至上层液澄清为止,倒去上层液,取沉淀涂片镜检。

操作时应该注意:① 过滤前尽量将粪便搅成糊状粪浆,筛网上的粪渣应用水充分冲洗。② 粪便以外的其他排泄物、分泌物,一般不需要过滤,直接离心沉淀,或根据其性状,加入适量的水或溶液后离心沉淀。③ 查原虫包囊时需要滴加碘液染色。

(3) 醛醚沉淀法:适用于浓集粪便中的虫卵和包囊。乙醚能除去粪便中的脂肪并吸附上浮粪渣,使虫卵和包囊与粪便中较重的物质一起沉入管底,除去了很多杂质,利于检查;同时,甲醛可固定虫卵和包囊。该法浓集效果好,可提高 20~30 倍;不损伤包囊及虫卵形态,易于鉴别。对于含较多脂肪的粪便,浓集效果比硫酸锌浮聚法好。但对微小膜壳绦虫卵、蓝氏贾第鞭毛虫包囊和布氏嗜碘阿米巴包囊的浓集效果不好。此法可破坏滋养体。

取粪便 1 g,加水 10~15 mL 捣碎调匀,经 100 目铜筛过滤于 15 mL 离心管中,2 000 r/min 离心 2 min。倾去上层液,沉渣内加水 10 mL 调匀,离心 2 min。倾去上层液,加 10%甲醛 10 mL,搅匀沉淀,静置 5~10 min。加乙醚 3 mL,用橡皮塞塞紧瓶口,充分摇匀,取下橡皮塞离心 2 min,即可见管内自上而下分 4 层,取管底沉渣涂片镜检,如查原虫包囊,需要加碘液染色。

(4) 汞碘醛离心沉淀法:适用于检查蠕虫卵和幼虫、原虫的滋养体和包囊。较醛醚沉淀法增加了硫柳汞酊和复方碘溶液,具有固定、保存、浓集和染色作用,有利于发现和鉴别蠕虫卵及幼虫、原虫滋养体和包囊。若准确称取粪便,还可做定量检查,以测定感染度。

取汞醛液 9.4 mL 及复方碘溶液 0.6 mL,混合后立即加入 1 g 粪便,充分搅匀,经 100 目铜筛滤入 15 mL 离心管中,加入乙醚 4 mL,盖橡皮塞振摇 2 min,去除橡皮塞,2 000 r/min 离心 2 min。管内分为 4 层,即乙醚层、粪便层、汞碘醛层和沉淀物层。吸弃上 3 层，取沉渣加盖玻片镜检。

汞醛液配制：1/1 000 硫柳汞酊 200 mL，甲醛 25 mL，甘油 5 mL，蒸馏水 250 mL，混匀。复方碘溶液配制：碘 5 g，碘化钾 10 g，蒸馏水 100 mL，混匀。

操作时应该注意：① 汞醛液需要在检查时混合，混合液 8 h 后变质。② 复方碘溶液保存不宜超过 1 周。③ 查原虫包囊需要滴加碘液染色。

（5）醋酸钠-乙酸-福尔马林法（sodium acetate-acetic acid-formalin solution，SAF）（即醋酸钠-乙酸-甲醛法）：适用于检查蠕虫卵和幼虫，原虫滋养体、包囊和卵囊及微孢子虫孢子等。SAF 是一种保存时间长的固定剂，将粪便样本放于其中固定保存，既可以用于浓集，又可以用于制备涂片永久染色。

取粪便 1 g 于含有 10 mL SAF 液的带盖塑料管中，充分搅匀，经 100 目铜筛或 2 层纱布过滤于 15 mL 离心管中，2 000 r/min 离心 1 min。吸弃或轻轻倒掉上清液，沉渣中加入 7 mL 生理盐水，充分搅匀后，加入 3 mL 乙醚，用橡皮塞塞紧瓶口，充分摇匀，取下瓶塞离心 5 min。管内分为 4 层，吸弃上 3 层，留取少于 1 mL 的沉渣。混匀沉渣，涂片镜检。若留取的沉渣多 1 mL，应同上描述，再次加入生理盐水和乙醚浓缩后镜检。

SAF 液配制：醋酸钠 1.5 g，冰醋酸 2 mL，40%甲醛 4 mL，加蒸馏水至 100 mL，混匀。

2. 浮聚法　用比重较虫卵、包囊或卵囊大的溶液（饱和盐水、饱和硫酸锌或蔗糖溶液）作为浮聚液，使虫卵、包囊或卵囊等浮于液体表面而达到浓集的目的。

（1）饱和盐水浮聚法：适用于检查线虫卵及微小膜壳绦虫卵，以钩虫卵、鞭虫卵检查效果最好。不适用于检查吸虫卵及原虫包囊，应用范围不够广。

取黄豆大小粪便约 1 g，置于浮聚杯（高 3.5 cm，直径 2 cm 的圆形直筒瓶）内，加少量饱和盐水用竹签调成粪浆。继续滴加饱和盐水至杯口，以略高于杯口而不外溢为度。取洁净载玻片盖于杯口，静置约 15 min 后，将载玻片提起迅速翻转，勿使水滴掉落，盖上盖玻片，置显微镜下检查（二维码 2－2）。

饱和盐水配制：1 000 mL 水中加 375~400 g 食盐，加热溶解，比重达 1.20 后即可。

操作时应该注意：① 调粪浆时所加饱和盐水要少，粪便务必调匀，如有上浮的粗大粪渣须挑出弃去。② 将载玻片盖在杯口上时，不可留有气泡。③ 注意掌握时间，时间不够，影响检出率，时间过长，钩虫卵易变形。④ 翻片速度不宜过快，防止粪液甩落他处。

（2）硫酸锌离心浮聚法：适用于检查原虫包囊和卵囊、线虫卵和微小膜壳绦虫卵等。

取粪便约 1 g，加水 10 mL，充分搅匀。经 100 目铜筛滤入离心管内，2 000 r/min 离心 1 min，倾去上液，反复数次，直至离心管中水清澈为止。弃去上清液，加入 33%硫酸锌至距管口 1 cm 处，离心 1 min，用金属环取表面液膜置载玻片上，加盖玻片镜检。

33%硫酸锌配制：硫酸锌 40 g，加水 100 mL，充分溶解，用密度计测定其比重，如高于 1.18，则加水，如低于 1.18，则加硫酸锌，务必矫正至比重为 1∶1.18。

操作时应该注意：① 加硫酸锌溶液前，应将上层液倒尽。② 吊取标本时，用金属环轻轻接触液面，勿搅动液面。③ 离心后应立即镜检，若放置时间超过 1 h，包囊和虫卵均会变形或下沉，影响检查结果。④ 查原虫包囊需滴加碘液染色。

（3）蔗糖离心浮聚法：适用于检查粪便中隐孢子虫卵囊等。

取粪便约 5 g，加水 15 mL，以 260 目尼龙绢袋或 4 层纱布过滤。取滤液 2 000 r/min 离心 5~10 min，吸弃上清液，沉渣加蔗糖溶液，充分混匀后再离心。取其表面水膜镜检。

蔗糖溶液配制：蔗糖 500 g，蒸馏水 320 mL，加热溶解后，缓慢加入石炭酸 6.5 mL，混匀。

操作时应该注意：由于蔗糖溶液吸水性较强，浮聚完成后应在 1 h 内完成检测，以避免卵囊脱水变形不易辨认。

3. 尼龙绢袋（或筛）集卵法　主要用于浓集血吸虫卵。以孔径略大于和略小于日本血吸虫卵的 2 个尼龙绢袋滤除粪便中的粪渣，能较快、较好地收集血吸虫卵。该法集卵速度较快，用水少，虫卵损失少，尼龙绢袋便于携带，适合大范围普查时应用。若选择合适大小的尼龙绢袋，亦可用此法浓集原虫的包囊、卵囊等。

将 120 目和 260 目的尼龙绢袋（或筛）内外（或上下）套在一起，取粪便 30 g（约鸡蛋大小）放入烧杯中，加水捣碎调匀，经 60 目铜筛滤入已放置好的尼龙绢袋（或筛）内。将内、外 2 个尼龙绢袋（或筛）一起在清水桶内缓慢上下提动滤洗袋(或筛)内粪液,亦可在自来水莲蓬状喷头下缓慢冲洗,至水澄清为止。弃去120目袋(或筛)内粪便,将260目袋(或筛)中粪便全部洗入锥形量杯内,静置15 min,倾去上层滤液,吸沉渣镜检,或做血吸虫毛蚴孵化。

操作时应该注意:① 用水缓洗,不可用竹片、玻棒等在尼龙袋(或筛)内搅拌或挤压。② 尼龙袋(或筛)使用后,先放入甲酚皂溶液中浸泡消毒30 min,然后用清水冲洗,不能刷洗或搓洗,忌用热水烫洗,以防袋(或筛)孔径扩大或缩小。清水洗净后,晾干保存。

六、幼虫孵化法

幼虫孵化法是模拟寄生虫虫卵发育的环境和条件,将虫卵发育为更易检查和鉴别的幼虫,提高诊断的敏感性。主要有钩蚴培养法和血吸虫毛蚴孵化法。

1. 钩蚴培养法　用于钩虫感染的检验。钩虫卵在温暖、潮湿的适宜条件下,经一定时间的孵育可孵出幼虫,感染性幼虫具有向湿性的特点从而将幼虫集中于水中,并可借助形态特点来鉴别虫种。此法检出率高出粪便直接涂片法7.2倍,也高于饱和盐水浮聚法,但操作烦琐。

常用试管滤纸培养法。取1个10 cm长的洁净试管,加入冷开水1~2 mL。将滤纸剪成1.4 cm×6.0 cm的"T"字形纸条,对折成一角度,取粪便0.2~0.4 g,均匀地涂在纸条中段。将纸条插入试管,下端浸入水中,但不接触水底,同时注意勿使粪膜混入水中,置25~30℃环境中培养,3~5天后肉眼或用放大镜检查管底部水中有无乳白色、做蛇形运动的钩蚴。也可用吸管吸出滴于载玻片上,并加盖玻片,在显微镜下观察(二维码2-3)。

操作时应该注意:① 在滤纸上涂粪膜时,应厚薄适中,以免粪便落入水中。② 试管中所加的水量应适中,既不能浸没粪膜,又不能使滤纸干燥,以免影响虫体孵化。③ 每天应观察并加水。④ 注意虫体与其类似物的鉴别。

2. 毛蚴孵化法　用于诊断血吸虫病。成熟血吸虫卵中的毛蚴,在干净的水中、一定的温度和光照下,从卵壳中孵化出来,在三角烧瓶瓶颈部做直线运动,易于观察。查到毛蚴表明患者体内有活的血吸虫,是血吸虫病原检查中最常用的方法,检出率比自然沉淀法高。但操作较烦琐、费时,且需要有观察和鉴别毛蚴的经验,对于粪便中虫卵较少的患者,有时需要多次检查才能查见毛蚴。

取自然沉淀法或尼龙绢袋(或筛)集卵法未找到血吸虫卵的粪便沉渣,全部倒入500 mL三角烧瓶内,加清水至瓶颈处,置25~30℃孵箱内孵化(需增加光源)。分别于2 h、4 h、6 h、8 h、12 h、24 h观察有无毛蚴孵出。观察时应在瓶颈后衬以黑纸,对光用肉眼或放大镜检查。血吸虫毛蚴针尖样大小、折光、灰白色、半透明,在水面下1~4 cm处做直线运动,碰壁才转向(二维码2-1)。

操作时应该注意:① 粪便必须新鲜,不新鲜或粪便量过少都可影响检出率。② 沉淀换水时必须使上层液换清为止,否则影响观察结果。③ 孵化用水必须是清水,适宜的酸碱度为pH 7.2~7.6,如含盐分或余氯过多或含氮均影响孵化。余氯含量宜在0.3/1 000 000以下。④ 应防止互相污染,所有器材应反复清洗,并用沸水浸泡杀卵。⑤ 注意与水虫鉴别。

七、涂片染色法

涂片染色法包括碘液染色法、铁苏木精染色法、三色染色法、金胺-酚染色法、改良抗酸染色法和金胺-酚改良抗酸复染法等。

1. 碘液染色法　主要用于粪便原虫包囊的检查。直接涂片中无法分辨包囊的核、拟染色体、糖原泡等,用碘液染色才能显示。此法简便、应用广泛,但不宜使用油镜观察细微结构,不易鉴别虫种。

方法基本同直接涂片法,以1滴碘液代替生理盐水,加盖玻片后在高倍镜下观察。或在直接涂片的盖玻片一侧滴加1滴碘液,待碘液渗入后观察。包囊呈黄色或浅棕色,糖原泡为棕红色,囊壁、胞核和拟染色体不着色。

碘液配制:碘化钾4 g,碘2 g,蒸馏水100 mL。

操作时应该注意:① 所用碘液不宜太多、太浓,否则粪便凝成团块,包囊折光性降低,不利于观察。② 检查原虫滋养体和包囊时,通常推荐在1张载玻片上,一侧直接涂片,一侧碘液染色涂片,分别检查原虫的滋养体和包囊。

2. 铁苏木精染色法 用于阿米巴及蓝氏贾第鞭毛虫的包囊、滋养体的检查和鉴定。苏木精是从植物苏木中提取的天然染料，本身并无染色作用，经氧化后变成弱酸性的苏木红后才成为染料。苏木红为弱酸性，对组织亲和力很小，不能单独染色，必须加入媒染剂如铁明矾才会产生优良的染色作用，它与媒染剂形成黑色或蓝黑色的沉淀色素，作用如同碱性染料，是细胞核的优良染剂，与组织结合后可被铁明矾溶液脱色，所以铁明矾同时又是分色剂。铁苏木精染色方法是检查肠道原虫的最佳方法，标本可保存数十年，已沿用了一个多世纪，改进的方法很多，此法是其中之一，比经典方法大大缩短了操作时间，但操作仍较烦琐，用时仍较长，且需要一定的经验。掌握脱色程度是决定染色效果的关键。

用竹签在粪便不同部位挑取少许，在洁净的载玻片上涂成均匀的薄粪膜，立即放入60℃的肖氏固定液固定2 min。依次将标本放入70%碘乙醇、70%乙醇、50%乙醇各2 min，流水冲洗2 min。置于40℃的2%铁明矾溶液中2 min，流水冲洗2 min。放入0.5%苏木精染液中染色2 min，流水冲洗2 min。置于2%铁明矾溶液（不加温）中脱色3 min，脱色时应不时在显微镜下观察（注意勿让标本干燥），至细胞核结构清晰为止，流水冲洗10~15 min，标本呈现蓝色，依次将标本放入70%乙醇、80%乙醇、90%乙醇、95%乙醇及100%乙醇中各脱色2 min，二甲苯中透明3~5 min后，用中性树胶封片。染色后，原虫呈蓝灰色，核膜、染色质粒、核仁、拟染色体及溶组织内阿米巴滋养体内所含红细胞呈蓝黑色，包囊内的糖原泡呈空泡状。

苏木精染液配制：将苏木精粉10 g溶于100 mL 95%乙醇中，装入广口瓶内（勿超过瓶容量的2/3），数层纱布扎裹瓶口，暴露于空气中或晒于阳光下，每日振摇，6~8周后氧化成熟。此时，将染液滴入水中即呈紫色。使用时将上述原液1份，加蒸馏水19份，配成0.5%的苏木精染液。原液可密封保存数年。

肖氏固定液配制：氧化汞饱和水溶液66 mL，95%乙醇33 mL，冰醋酸5 mL。

70%碘乙醇配制：70%乙醇中加入碘酒，呈红葡萄酒色即可。

3. 三色染色法 适用于肠道原虫的永久性染色。含肠道原虫的粪便经涂片三色染液染色后，虫体的核及其他结构染成不同的颜色，易于与粪便中的杂质相区别。通常用于粪便中溶组织内阿米巴、结肠内阿米巴、蓝氏贾第鞭毛虫等肠道原虫的染色鉴定。此法操作较烦琐，但虫体结构清晰，容易鉴别虫种。

常规制备粪便涂片，立即放于肖氏固定液中固定10 min以上，1 h效果最佳；如将肖氏固定液加温到60℃，则固定2 min即可。依次在70%乙醇内放1~5 min、2.5%碘乙醇内放1~5 min。再置于70%乙醇2次，每次2~5 min，50%乙醇1~5 min后水洗。三色染液染色2~30 min。酸乙醇中2~3 s（使色调更鲜艳明亮）。100%乙醇中洗数次，以去酸。再置于100%乙醇中2次，每次2~5 min。二甲苯透明1~5 min，中性树胶及薄盖玻片封片。通常核染成红色或紫红色，胞质染成蓝色，囊壁染成绿色。

三色染液配制：将变色酸2R 0.6 g、亮绿0.15 g、固绿0.15 g、磷钨酸0.7 g，加入1 mL冰醋酸中，在室温中静置15~60 min，以待染液成熟。再加入100 mL蒸馏水，摇匀。好的染液应是紫红色或黑色的，陈旧的染液比新配制的红色着色力弱而绿色着色力强。

2.5%碘乙醇配制：碘片2.5 g，碘化钾5 g，加入70%乙醇100 mL。

酸乙醇配制：10 mL 95%乙醇加1滴冰醋酸。

操作时应该注意：① 涂片后的标本应趁湿固定。② 涂片不能太厚，以免影响分色效果。

4. 金胺-酚染色法 适用于隐孢子虫卵囊的染色。隐孢子虫卵囊可被金胺-酚着色，且不被高锰酸钾氧化，而呈现绿色荧光。该法简单，但需要荧光显微镜，荧光的判定需要一定经验。

常规制备粪便涂片，自然晾干。先用甲醇固定5 min；而后滴金胺-酚染液于粪膜上15 min后水洗，滴3%盐酸乙醇1 min后水洗，滴高锰酸钾液1 min后水洗，干后置荧光显微镜下观察。荧光显微镜低倍镜下卵囊为一圆形小亮点，高倍镜下呈现绿色荧光，周围深染、中央淡，似厚环状，或深染区结构偏位。

金胺-酚染液配制：金胺0.1 g，石炭酸5.0 g，蒸馏水100 mL。

3%盐酸乙醇配制：盐酸3 mL，95%乙醇100 mL。

高锰酸钾液配制：高锰酸钾0.5 g，蒸馏水100 mL。

操作时应该注意：① 金胺-酚染液存放时间不宜过长。② 盐酸乙醇脱色时间应根据涂片的厚薄而定。

5. 改良抗酸染色法 适用于隐孢子虫卵囊的染色。粪便标本中的隐孢子虫卵囊经石炭酸复红和孔雀绿染色后，呈现出有结构的玫瑰红色，可与粪便中的其他染成玫瑰红色的杂质相鉴别。本法操作简单，但粪便中非特异性物可被染成致密的红色颗粒。

常规制作粪便涂片,自然晾干。染色时,滴加石炭酸复红染液 10 min 后水洗,滴加 10%硫酸溶液 5 min 后水洗,滴加 0.2%孔雀绿工作液 1 min 后水洗,干后置油镜下观察。经改良抗酸染色后,背景为蓝绿色,卵囊壁不着色,囊内子孢子为排列不规则、多形态的玫瑰红色。

石炭酸复红染液配制：碱性复红 4 g,95%乙醇 20 mL,石炭酸 8 mL,蒸馏水 100 mL,加热溶解。

10%硫酸溶液配制：纯硫酸 10 mL,蒸馏水 90 mL,边搅拌边将硫酸徐徐加入水中。

0.2%孔雀绿工作液配制：孔雀绿 0.2 g,蒸馏水 100 mL,加热溶解。

操作时应该注意：① 硫酸脱色时应充分。② 孔雀绿染色时间不宜过长。

6. 金胺-酚改良抗酸复染法　　是隐孢子虫卵囊染色较特异的方法。标本经金胺-酚染色后,再追加改良抗酸染色法,染色后油镜下观察。可见背景呈蓝黑色,卵囊结构同抗酸染色法,但非特异性颗粒染成蓝紫色。

第二节　血液及骨髓寄生虫检验

在血液和骨髓出现的寄生虫可以通过采集血液和骨髓检获相关病原体,从而对患者或感染者做出明确诊断。这些寄生虫包括疟原虫、丝虫、巴贝虫、锥虫、杜氏利什曼原虫和弓形虫等。

一、标本采集

遵循临床血液或骨髓标本采集的原则,结合可疑寄生虫病的特征及寄生虫的生物学特点,常规采集血液、骨髓标本,用合适的方法进行寄生虫检查及形态鉴定,从而明确诊断。准备消毒用的酒精棉球或碘酒、无菌棉签、无菌干棉球等;采血针、穿刺针、注射器应干燥、无菌,防止溶血、污染;使用一次性无菌采血针,一人一针,防止交叉感染;骨髓穿刺应准备常规穿刺包。用于血液或骨髓标本制片的载玻片应无尘、无霉、无油、光滑、无刻痕,以防止血膜或骨髓制片在染色时脱落。载玻片通常需要预处理,经洗涤液浸泡、洗涤,用自来水、蒸馏水冲洗后,再经 95%乙醇浸泡,擦干或烤干后使用。玻璃器皿洗涤液为重铬酸钾洗液,配制方法如下：称取 20 g 重铬酸钾,加入 40 mL 水,加热至 60℃使其溶解,缓慢加入工业浓硫酸并不停搅拌,广口瓶中保存。

血液采集常用无名指、中指或耳垂血,婴幼儿用脚趾或脚后跟血替代;特殊情况或需要采集血液量较多时,做静脉采血,采血管加 EDTA - Na_2或 EDTA - K_2抗凝,或使用含 EDTA 抗凝剂的真空采血管。采集手指血时,应让血液自然流出,勿用手指挤血,避免血样被组织液稀释。怀疑间日疟原虫感染时,应在发作后数小时采血。恶性疟原虫宜在发作时采血,易查见较多环状体;若查配子体,需要发作后 1 周采血。检查丝虫微丝蚴宜在晚上 9 时至次日晨 2 时采血。骨髓采集常用髂骨或棘突穿刺法,由临床医生采集,采集后立即制片,同时采集血液制片。

二、薄血膜法

薄血膜法主要用于检查血液中疟原虫、巴贝虫和锥虫等,其优点是血涂片中寄生虫形态保持良好,易于虫种辨别。但薄血膜法检查血量较少,检出率较低。

1. 薄血膜制作　　取一张载玻片做血涂片,用左手拇指和中指夹持其两端(手指不可接触载玻片表面)或平置桌上。再选一张端缘平整、光滑的载玻片作为推片,以其端缘中点接触刺血点上的血滴,取血 1 滴(1~2 μL 血量,相当于 1/4 火柴头大小),使血滴与作为血涂片的载玻片接触,并与载玻片成 30°~45°夹角,待血滴沿推片边缘向两侧展开后,立即由右向左迅速推成薄血膜。也可用做血涂片的载玻片表面接触刺血点血滴,取血 1 小滴,然后将推片一端置于血滴左方,慢慢向右移动推片,接触血滴,待血沿推片边缘展开后,再向左推去。理想的薄血膜要求红细胞均匀地铺成一层,无裂痕,其末端凸出呈舌尖形(二维码 2 - 4)。

2. 薄血膜染色　　血片常见染色法有瑞氏染色法、吉姆萨染色法和瑞-吉染色法。血片查寄生虫染色常用吉姆萨染色法,经染色后,虫体结构清晰、红蓝分明,很少出现沉淀,对厚血膜尤佳;不易褪色,标本可长期保存。但染色需时较长,不适用于临床常规染色。

取吉姆萨染液原液,用 pH7.0~7.2 磷酸盐缓冲液稀释 10~20 倍。薄血膜先用甲醇固定,干后滴加稀释的吉姆萨染液，布满血膜(如大批染片，可置入染色缸)，染 20~30 min，冲洗，晾干后镜检。染色后的薄血膜，可见较多淡红色的红细胞，疟原虫寄生于红细胞内，但少数成熟裂殖体、配子体寄生的红细胞已破裂者除外；有紫红色的胞核和浅蓝色的胞质染色反应；晚期滋养体以后各期疟原虫出现棕褐色的疟色素颗粒，红细胞中出现红色细小而多的薛氏小点或紫蓝色粗大而少的茂氏点。

吉姆萨染液原液配制：吉姆萨染剂粉 1 g，甘油 50 mL，甲醇 50 mL。将染剂粉置研钵中，加少量甘油，充分研磨，再边加甘油边研磨，直至甘油用完。然后加少量甲醇，研磨后倒入棕色瓶中，剩余的甲醇分几次冲洗研钵中的染液，全部倒入瓶内，塞紧瓶塞充分摇匀，置 65℃温箱内 24 h 或室温下 1 周后过滤，即成原液。

1/15 mol/L 磷酸氢二钠原液配制：Na_2HPO_4 9.464 g 或 $Na_2HPO_4 \cdot 2H_2O$ 11.867 g 或 $Na_2HPO_4 \cdot 7H_2O$ 17.872 g 或 $Na_2HPO_4 \cdot 12H_2O$ 23.877 g，蒸馏水 1 000 mL。

1/15 mol/L 磷酸二氢钾原液配制：KH_2PO_4 9.073 g，蒸馏水 1 000 mL。

pH7.0~7.2 的磷酸盐缓冲液配制：6.3 mL 1/15 mol 磷酸氢二钠原液，3.7 mL 1/15 mol/L 磷酸二氢钾原液，蒸馏水 90 mL，混匀。

操作时应注意：① 薄血膜推片时用力和速度要均匀，不能中途停顿或重复推片，以免造成血膜断裂或厚薄不匀。如取血量多，夹角宜小；取血量小，则夹角可大些。② 吉姆萨染液原液可存放较长时间；稀释的染液，宜用时现配，否则易产生沉淀，影响染色效果。③ 染色时间应随染液稀释情况进行适当调整，染液浓度高，染色时间可短些，反之则长。④ 镜检薄血膜过程中，有时遇见与疟原虫形态类似的物体，应注意鉴别。如单个血小板附于红细胞上，易误认为环状体或大滋养体；成堆的血小板误认为成熟的裂殖体。血小板的形状多样，有时呈圆形、卵圆形，有时呈不规则多角形，其长径为红细胞的 1/4~1/3。血小板中央常呈紫红色颗粒状，周边部分着色浅，但不如疟原虫紫红色胞核与浅蓝色胞质分得清楚。此外，还有染液沉淀颗粒及偶有细菌、霉菌、尘粒、白细胞碎片重叠于红细胞上，很像环状体和大滋养体。但这些物质大多呈一种颜色，如细调显微镜焦距，可以看出它们与红细胞不在同一水平面上。

三、厚血膜法

厚血膜法主要用于检查血液中疟原虫和丝虫微丝蚴等。厚血膜用血量大，疟原虫集中，容易查到，但由于制片时红细胞溶解，疟原虫虫体皱缩，胞质变形或断裂，胞核有时被胞质或疟色素掩盖，使缺乏经验者难以辨认。需要经过严格训练、熟识厚血膜中疟原虫形态的检验人员方可进行检查。

1. *厚血膜制作* 查疟原虫时，用推片的一角接触刺血点上的血滴，取血 3~4 μL（约火柴头大小），置载玻片上，从里向外做旋转涂布，使成直径为 0.8 cm 大小的圆形血膜。查微丝蚴时，取 3 大滴血，操作同查疟原虫，制成 1.5 cm×2.5 cm 长椭圆形或直径 1.5~2.0 cm 的圆形血膜(二维码 2-4)。

2. *厚血膜染色* 同薄血膜染色。经稀释后的吉姆萨染液对厚血膜兼有溶血和染色的双重作用，一般不需要染色前溶血。若厚血膜制片较厚或为了提高厚血膜染色背景的清晰度，亦可先溶血，厚血膜自然晾干后，于血膜上滴加数滴蒸馏水，待血膜呈灰白色时，将水倒去，晾干。

操作时还应注意：① 制片厚薄应均匀，然后平置桌上，待自然干燥。② 不能用甲醇固定厚血膜。其他同薄血膜。

四、厚薄血膜同片制作法

厚薄血膜同片制作法主要用于检查疟原虫。在一张玻片上同时制备厚血膜和薄血膜。经染色后可以先在厚血膜中查到疟原虫，如鉴定虫种有困难时，再查薄血膜，以进一步确定虫种，提高了检查的效率。

用目测法将载玻片从右到左等分成 6 格，厚血膜涂在第 3 格中央，薄血膜涂在第 4 格前缘至第 6 格中部，第 1、2 格可用于贴标签。厚血膜和薄血膜分别按相应方法进行染色。

五、新鲜血滴法

用于丝虫微丝蚴检查。取末梢血 1 大滴于载玻片上的生理盐水中，加盖片后立即镜检，观察微丝蚴的活动情况。因丝虫患者较少，已很少采用。

六、血液浓集法

用于丝虫微丝蚴检查。取受检者静脉抗凝血 1~2 mL，经蒸馏水溶血后离心沉淀，取沉渣镜检。此法可提高检出率，但需要取静脉血，且操作较复杂，目前已极少采用。

七、骨髓涂片法

多用于检查骨髓中寄生虫，如杜氏利什曼原虫、弓形虫等。由于穿刺法获得的材料少，且较血液黏稠，不易推制成标准厚涂片，可以使用穿刺针尽量在玻片上涂抹。涂制后的标本必须自然干燥，或用电扇吹干，并要防止灰尘及蝇类等昆虫舐食涂制后的标本，否则气候潮湿时细胞易起浸渍现象，难染色。切不可采取加温和日晒等方法促干燥，否则会引起细胞形态改变。骨髓片染色方法同血片。

杜氏利什曼原虫的无鞭毛体主要见于骨髓巨噬细胞内，常数十个虫体聚集在一起，也可散见于细胞外。骨髓涂片中的无鞭毛体的胞质有时着色过浅，只见到胞核和动基体，应注意与血小板相鉴别。骨髓涂片中偶见散在的或位于巨噬细胞内的弓形虫滋养体。

第三节　肛门周围及其他消化道寄生虫检验

雌性蛲虫成虫夜间在肛门产卵，或带绦虫孕节主动从肛门排出，均可从肛门周围取材或检获虫体进行检验。夜间小孩熟睡后，侧卧将其肛门暴露，仔细检查肛门周围，若发现白色小虫，用镊子夹入盛有70%乙醇的小瓶内，镜下观察可见蛲虫成虫形态结构。也可以将虫体放入装有生理盐水的小瓶，置于37℃温箱中过夜，即可同时在生理盐水中收集到蛲虫幼虫和蛲虫卵。肛门周围带绦虫孕节检查方法同第一节虫体检查法。肛周虫卵检验用肛门拭子法，其他消化道寄生虫检验包括十二指肠引流法和肠检胶囊法。

一、肛门拭子法

肛门拭子法主要用于蛲虫、带绦虫等寄生虫的检查。该方法是根据雌性蛲虫在人体肛门周围及会阴部皮肤产卵，带绦虫孕节从肛门排出或主动逸出过程中破裂、虫卵黏附于肛门周围皮肤上的特性而设计的。在检查前最好不要吃抗寄生虫的药物，以免影响结果。检查时间一般选择在清晨醒后或午睡后、排便和洗澡前进行检查。如首次检查阴性，可连续检查2~3天。肛门拭子法有棉签拭子法和透明胶纸粘贴法。

1. *棉签拭子法*　先将棉签浸入生理盐水中，取出前挤尽多余水分，用棉签在受检者肛门周围和会阴部皮肤擦拭，然后将棉签放入盛有生理盐水的试管中充分浸泡后，提起棉签在管壁内挤去水分后弃之。试管内生理盐水经离心后弃去，取沉渣镜检。或者将棉签放入盛有饱和盐水的试管中充分搅动，使虫卵洗入饱和盐水中，迅速提起棉签，在试管内壁挤去盐水后弃之。再加饱和盐水至管口，并按饱和盐水浮聚法操作检查。

2. *透明胶纸粘贴法*　将 2 cm 宽透明胶纸剪成长约 6 cm 的小段，一端向胶面折叠约 0.4 cm（易于揭开）后，再贴在洁净的玻片上。玻片的一端贴上标签，注明受检者姓名或编号等。检查时揭下胶纸，用胶面粘贴受检者肛周皮肤，然后将胶纸贴回玻片上、镜检。如胶纸下有较多气泡，可揭开胶纸加一滴生理盐水或二甲苯，覆盖胶纸后镜检。

二、十二指肠引流法

十二指肠引流法是用十二指肠引流管将十二指肠液及胆汁引流出体外再进行寄生虫检查的方法。该方法可以用于肝胆寄生虫的检查，如华支睾吸虫成虫或虫卵、蓝氏贾第鞭毛虫滋养体等。进行十二指肠引流操作对胆道感染也有治疗作用。引流液中的虫体检查同第一节虫体检查法，引流液经离心后，取沉渣镜检虫卵或滋养体。

三、肠检胶囊法

肠检胶囊法主要用于蓝氏贾第鞭毛虫检查。检查时先让受检者吞下装有尼龙线的胶囊，线的游离端留于口外，待胶囊溶解后，尼龙线松开伸展，3～4 h 后到达十二指肠和空肠，滋养体黏附于尼龙线上，然后慢慢拉出尼龙线，刮取附着物镜检。

第四节 组织及其他取材寄生虫检验

组织及其他取材寄生虫检验包括常见的皮肤和肌肉活组织检验、痰液和阴道分泌物检验，淋巴结、结肠黏膜、肝、肺等组织检验，尿液、前列腺液、脑脊液等取材检验。

一、皮肤组织

1. *猪囊尾蚴、裂头蚴和并殖吸虫等蠕虫检验* 通过手术取出结节或包块，剥去虫体外的纤维被膜，根据虫体形态特征鉴定。必要时可经压片、固定、染色后镜检，也可做切片检查。

2. *皮肤型黑热病原虫检验* 选择皮肤结节或丘疹等皮损部位，局部消毒，用干燥灭菌的注射器刺破皮损处，抽取组织液做涂片；或用无菌手术刀将皮肤切一小口，刮取皮肤组织做涂片。用瑞氏或吉姆萨染色镜检。还可手术切除小丘疹或结节，做切片染色镜检。

3. *疥螨检验* 检查方法有针挑法和刮片法。

（1）针挑法：用消毒注射器针头，沿隧道从外向内挑破皮肤，隧道中可发现疥螨卵，隧道的末端可查获疥螨，用针挑出，置载玻片上，加 1 滴甘油或乳酸，盖上盖玻片镜检。或用解剖镜直接检查皮损部位，用手术刀尖挑出疥螨镜检。

（2）刮片法：用消毒刀片刮破血痂或丘疹，将刮出物按上法处理，可查到疥螨和卵。刮检的丘疹须是新发的、未经搔抓的无结痂的炎性丘疹。

4. *蠕形螨检验* 检查方法有挤压涂片法和透明胶纸粘贴法。

（1）挤压涂片法：用痤疮压迫器或用手挤压皮损部位，将挤出物用消毒刀片轻轻刮下，涂于载玻片上加 1 滴甘油，再加盖玻片后轻压，使挤出物均匀摊平，置镜下检查。

（2）透明胶纸粘贴法：取 5 cm×1.2 cm 黏性较好的透明胶纸粘贴在干净载玻片上，晚上睡觉前洗净颜面部，将透明胶纸平贴在检查部位，第二天早晨起床前撕下贴回载玻片，显微镜下检查蠕形螨。此法无痛、简便，易被患者接受，检出率高，并可定量计数。

二、肌肉组织

肌肉组织可查见猪囊尾蚴、裂头蚴、并殖吸虫等，手术摘除肌肉内肿物后，处理方法同皮肤组织检查。肌肉组织中还可检获旋毛虫幼虫囊包，通常采用压片法、人工消化法或切片法检查。

1. *压片法* 通过手术在腓肠肌、肱二头肌或肱三头肌近肌腱处，取米粒大小肌组织 1 块，置于载玻片上，加 50%甘油 1 滴，盖上另一载玻片，用力压紧或边压边用线缠紧载玻片两端，镜检。取下的肌肉必须立即检查，否则，幼虫变得模糊不清，不易观察。刚形成的囊包的幼虫可能看不清，须染色后检查。例如，观察幼龄囊包蚴需要亚甲蓝溶液（0.5 mL 饱和亚甲蓝乙醇溶液，加 10 mL 蒸馏水）染色后，镜检。

2. *人工消化法* 将摘取的肌肉组织剪碎，加入人工消化液（胃蛋白酶 2.5 g、盐酸 0.4 mL、蒸馏水100 mL），置 37℃温箱内不时搅拌，取沉渣镜检。

3. *切片法* 取肌肉组织直接做组织切片检查。

三、痰液

取痰液标本时要注意保持标本新鲜，某些寄生虫还应注意保温，以保持虫体活力便于检查。痰液中可查见卫氏并殖吸虫卵、溶组织内阿米巴滋养体、细粒棘球蚴的原头节或小钩、粪类圆线虫幼虫、蛔蚴、钩蚴，尘螨、粉螨及其虫卵。与细菌培养标本取材不同，痰液标本以受检者清晨起床后第一口痰为最佳。应嘱咐受检者清晨起床后，用力咳出气管深部的痰液，尽量不要混有唾液，置于洁净的容器内送检。如痰不易咳出，让患者吸入水蒸气数分钟，以利咳出痰液。

1. 卫氏并殖吸虫卵检验

（1）直接涂片法：滴 1~2 滴生理盐水于洁净的载玻片上，挑取少许痰液，最好选带脓血的部分，涂匀后加盖玻片镜检。如未发现卫氏并殖吸虫卵，但痰液中查到较多嗜酸性粒细胞和夏科-莱登结晶，提示卫氏并殖吸虫感染的可能性极大。此时应重复多次涂片并仔细查找虫卵，或改用浓集法，以提高检出率。

（2）消化沉淀法：嘱咐患者留取清晨或 24 h 痰液于清洁容器中，加等体积 10%氢氧化钠溶液，充分搅拌后置于 37℃温箱或水浴箱内 2 h，等痰液消化成稀液状时分装于离心管中，以 1500 r/min 离心 5~10 min，吸取沉渣涂片检查，此法检出率较高。如要计数虫卵总数，则需要合并 24 h 痰液，经消化和摇匀后吸取 0.1 mL，做涂片计数虫卵数，再乘以 24 h 痰液总量，即为痰内所含虫卵数。

2. 溶组织内阿米巴滋养体检验　用直接涂片法检查时，盛痰容器应清洁干燥，痰液要新鲜，最好立即进行检查。如室温较低时需要注意保温，使用带有恒温装置的显微镜效果更好。高倍镜下可见溶组织内阿米巴滋养体做伪足运动。检查者需要注意鉴别痰中上皮细胞、白细胞和脓细胞等。

3. 棘球蚴砂、钩蚴、蛔蚴、粪类圆线虫幼虫、尘螨、粉螨及螨卵检验　一般用消化沉淀法检查，方法与卫氏并殖吸虫卵检查法相同。

四、阴道分泌物

阴道分泌物主要用于临床阴道毛滴虫检查，偶可用于检查蛲虫成虫或虫卵。对于阴道毛滴虫，通常可以使用以下 2 种方法进行检查。

1. 直接涂片法　用消毒棉签在受检者阴道穹后部、子宫颈及阴道壁上取分泌物，以生理盐水涂片法镜检，可以在阴道分泌物中查见活动的虫体。如遇气温较低时，可以适当加热后进行检查。

2. 染色法　由于直接涂片法对活动能力欠佳的阴道毛滴虫检出能力较弱，可以将阴道分泌物涂布于载玻片上，自然干燥后以甲醇固定，再以瑞氏或吉姆萨法染色后镜检。

五、其他

1. 淋巴结　可查见丝虫成虫、杜氏利什曼原虫无鞭毛体和弓形虫滋养体等。查丝虫成虫时，用 10 mL 无菌注射器抽取虫体，或手术摘除淋巴结解剖剥离组织查虫体，或制作组织切片染色镜检。查杜氏利什曼原虫和弓形虫，用无菌注射器刺入淋巴结，抽取淋巴组织液做涂片，经瑞氏或吉姆萨染色后镜检；或将手术摘除的淋巴结，用刀切开，以切面在干净的载玻片上涂成薄膜，涂抹时向一个方向，不要重叠，经瑞氏或吉姆萨染色镜检；亦可将手术摘除的淋巴结做组织切片染色检查。

2. 结肠黏膜　可查见日本血吸虫卵和溶组织内阿米巴滋养体。查血吸虫卵，从病变部位钳取米粒大小的肠黏膜 1 块，水洗后置 2 张载玻片间，做压片检查。肠黏膜内虫卵死活及变性程度的鉴别，可作为粪便检查和体检的辅助诊断，提高阳性检出率。如有活卵或近期变性卵，表明受检者体内有寄生虫；若是远期变性卵或死卵（钙化卵），则提示受检者曾有血吸虫感染，但现在可能已无成虫寄生。在新鲜肠黏膜压片中，血吸虫活卵呈淡黄色，卵壳薄，胚膜清楚，卵内含卵黄细胞、胚团或毛蚴；近期变性卵呈黄色，壳薄或不均匀，胚膜清楚，内含浅灰色或黑色小点或折光均匀的颗粒或萎缩的毛蚴；死卵呈灰褐或黄褐色，壳厚而不均匀，胚膜不清楚，卵内含网状结构或块状物，其两极可有密集的黑点。查溶组织内阿米巴，从直肠及其邻近结肠的病变处，在溃疡边缘或深层刮取病变组织制成生理盐水涂片或压片镜检。必要时可将活组织做切片检查。阳性时可查见溶组织内阿米巴滋养体。应注意有些组织细胞与滋养体相似，故最好在保温条件下见到活动滋养体方能确认。

3. 肝组织　可查见血吸虫卵、杜氏利什曼原虫、溶组织内阿米巴滋养体及蠕虫幼虫等。通过肝穿刺取活组织或手术切取一小块肝组织，做涂片、印片、压片或切片检查。

4. 肺组织　可查见卫氏并殖吸虫成虫、溶组织内阿米巴滋养体、棘球蚴等。通过手术切取肺组织，做涂片、印片、压片或切片检查，以明确诊断。

5. 尿液　可查见阴道毛滴虫和丝虫的微丝蚴，偶见螨类、棘球蚴砂、弓形虫等。常用的检查方法为离心沉淀法。取尿液 3~5 mL，以 2 000 r/min 离心 3~5 min，吸沉渣涂片检查。从乳糜尿中检查微丝蚴时，在离心管中加与乳糜尿等量的乙醚，用力振荡使脂肪溶解，吸去上层脂肪，再加 10 倍水，以 2 000 r/min 离心 3~5 min，取沉渣镜检。乳糜尿中蛋白质含量高，不易沉淀，可先加抗凝剂，再加水稀释，经离心沉淀后，取沉渣镜检。检查弓形虫时，以 2 500 r/min 离心 10 min，取沉渣涂片，干后甲醇固定，再用瑞氏或吉姆萨染色镜检。

6. 鞘膜积液　主要检查班氏丝虫微丝蚴。阴囊皮肤经消毒及局部麻醉后，用注射器抽取积液，若抽出乳糜液，参照乳糜尿检查方法处理，若抽出液呈胶状，可加抗凝剂后加水稀释，离心沉淀，取沉渣涂片镜检。

7. 前列腺液　主要用于阴道毛滴虫检查。取前列腺液做检查时，可用指腹先自前列腺的两侧慢慢压向中间沟，两侧各按摩两三次，将前列腺液挤入后尿道，再由膀胱颈压向后尿道并推过外括约肌，前列腺液即可从尿道口排出。

8. 脑脊液　查见的寄生虫有溶组织内阿米巴和致病的自生生活阿米巴滋养体、卫氏并殖吸虫卵、棘球蚴砂，也可能查获血吸虫卵、弓形虫滋养体及广州管圆线虫和粪类圆线虫的幼虫，但一般检出率很低。可做直接涂片或涂片染色镜检。通常取抽出脑脊液 2~3 mL，置离心管内，以 2 000 r/min 离心 5~10 min，吸沉渣镜检。含自生生活阿米巴和弓形虫滋养体的涂片干后可经瑞氏或吉姆萨染色，然后根据其形态特点加以确诊。

第五节　寄生虫虫体接种及培养技术

当虫体感染度较低或标本取材局限时，用上述寄生虫病原学检验无法明确诊断，但患者的症状和流行病学史等高度怀疑寄生虫感染，可以用动物接种法或体外培养法使虫体倍增，从而明确诊断。

一、动物接种法

动物接种是将感染期寄生虫接种于实验动物，使虫体在该动物体内发育增殖，这是寄生虫病实验诊断的方法之一，也是科学研究中获得较多病原体的常用方法。在进行动物接种前，应该充分考虑虫种感染的特性和经济可承受性，选择合适的动物用于接种。一个不容忽视的原则是，必须事先确定实验所使用的动物本身不携带本研究的病原体，方可用于后续接种。动物接种法常用于旋毛虫、弓形虫和利什曼原虫等寄生虫检验。

1. 旋毛虫　将疑有旋毛虫幼虫囊包的肌肉剪成米粒大小的颗粒，经口喂食健康小鼠（事先饥饿 24 h），或将肉粒拌在饲料中使之自行取食。30 天后检查小鼠肌肉中有无旋毛虫幼虫。也可将疑有旋毛虫的肌肉加人工消化液，37℃温箱中消化 10~18 h，弃上层液，将沉淀物用生理盐水洗涤 2~3 次，腹腔注射或喂食健康小鼠，30 天后剖杀小鼠检查。

2. 弓形虫　取患者脑脊液、淋巴结组织液或死亡不久的畸胎儿脑组织液 0.5~1.0 mL，注入体重为 18~25 g 的健康小鼠（共 4~5 只）腹腔内。若事先给小鼠注射地塞米松以降低其免疫功能，则接种成功率较高。3 周后抽取小鼠腹腔液做涂片检查（查滋养体），并取肝、脾、脑组织做涂片检查。若为阴性，再取肝、脾、脑组织研磨为匀浆，按 1∶10 量加入无菌生理盐水稀释，进行第二次接种。若仍为阴性，可盲传数次，再报告结果。阳性者可接种传代，每 2 周 1 次，用于保种。腹腔检查法：将小鼠用乙醚麻醉，以碘酒及 70% 乙醇消毒皮肤后，向腹腔内注入无菌生理盐水 1~2 mL，轻揉其腹壁，再抽取腹腔液涂片，瑞氏或吉姆萨染色后镜检。

3. 利什曼原虫　取患者骨髓或淋巴结穿刺物，或皮肤型黑热病患者的皮肤刮取物，加适量无菌生理盐水稀释后注入地鼠腹腔内，每鼠接种 0.5 mL。1~2 个月后将动物杀死，取脾、肝或骨髓做涂片，瑞氏或吉姆萨染色后检查有无无鞭毛体。

二、体外培养法

体外培养是指对寄生虫生活史发育阶段给予特定的理化条件和必需的营养成分，使之在体外维持生存、发育或增殖的技术手段。开展寄生虫体外培养的目的在于通过培养获得足够数量的虫体，满足检测诊断的需要，另外，还可以满足各种研究和防治工作的实验需求。

1. 溶组织内阿米巴　取脓血便、肝穿刺物或稀便 0.5 mL，含包囊的成形便则取黄豆大小，接种至含营养琼脂双向培养基或洛克（Locke）液鸡蛋血清培养基等的试管内并与培养液混匀；或将粪便以自然沉淀法浓集包囊，吸取沉淀物 0.5 mL 接种。试管置 37℃温箱中培养，24 h、48 h 及 72 h 后观察有无阿米巴滋养体生长。

2. 利什曼原虫　无菌取患者骨髓、淋巴结或其他疑有黑热病病变的活组织穿刺液或皮肤组织，与洛克液少许充分混匀，接种于 3N 培养基（Novy-MacNeal-Nicolle culture medium）或果蝇细胞培养基等，22～25℃温箱中培养。10～12 天后取少许培养物做涂片，吉姆萨染色后镜检前鞭毛体。若为阴性，应继续培养至 1 个月再报告结果。

3. 阴道毛滴虫　以无菌棉拭子从阴道穹后部处取阴道分泌物，接种至肝-胨-糖培养基或半胱氨酸-胨-肝-麦芽糖（CPLM）培养基或胰蛋白酶-酵母提取物-麦芽糖（TYM）培养基中，加入青霉素（1 000 U/mL）、链霉素（1 000 μg/mL）和两性霉素 B（0.25 μg/mL）抑制细菌和真菌生长，37℃厌氧箱或温箱（厌氧环境）中培养。24～48 h 后吸取管内沉淀物检查有无阴道毛滴虫生长。若阴性，需要吸取管底沉淀接种至含新鲜培养基的培养管中盲传 2 代。

第六节　寄生虫类似物鉴别

虽然人身体许多部位采集的标本都可以检查寄生虫的存在，如粪便、血液及其体液和组织，但这些标本中都存在与各种寄生虫生活史阶段非常相似的大量寄生虫的类似物，仔细区分这些类似物与真正的寄生虫是必要的，以防止不适当或不必要的治疗。经培训、严格遵守标准操作规程和质量控制措施及有效的参考材料和专业咨询人员等有助于减少识别错误。

一、粪便寄生虫类似物

区分寄生虫与类似物最困难的标本是粪便，粪便含有多种成分，包括：① 未消化的食物残渣；② 食物消化后产物；③ 消化道的上皮细胞、其他人类细胞、黏液及其他分泌物；④ 多种微生物，如细菌和酵母菌等。粪便中的酵母菌、白细胞或脓细胞、巨噬细胞、上皮细胞、花粉颗粒、植物细胞及纤维、脂肪滴、气泡等易与原虫包囊、滋养体、卵囊及蠕虫和节肢动物卵、幼虫等混淆，应注意鉴别（二维码 2－5）。

粪便中可见大量的酵母菌，呈圆形或椭圆形，在直接涂片（湿涂片）中类似原虫包囊，如微小内蜒阿米巴和哈门内阿米巴包囊等；染色后也需要与隐孢子虫、环孢子虫、微孢子虫、蠕虫虫卵或原虫包囊相鉴别。粪便中细菌和霉菌分别与微孢子虫孢子和蠕虫虫卵类似。粪便中的人体细胞亦易被误认为原虫，如巨噬细胞与溶组织内阿米巴滋养体结构类似，红细胞易被误认为隐孢子虫或环孢子虫，上皮细胞与阿米巴滋养体容易混淆。

粪便中的植物成分也易被误诊为寄生虫感染，如植物细胞类似于原虫包囊或蠕虫虫卵，桃子上的茸毛可能类似线虫幼虫，花粉粒被误认为蠕虫虫卵（如蛔虫卵或带绦虫卵）。有时粪便被污染后，自生生活的阿米巴、鞭毛虫、纤毛虫被误认为寄生的阿米巴、鞭毛虫和纤毛虫，自生生活的蠕虫、蠕虫卵或螨卵被误认为寄生的蠕虫虫卵、幼虫或成虫。

二、血液及其他标本寄生虫类似物

血液涂片检查中最常见的错误之一是误将血小板识别为寄生虫（如疟原虫和巴贝虫等）。当成熟裂殖体破裂时，裂殖子几乎立即侵入另一个红细胞，红细胞外裂殖子罕见。血小板通常在红细胞之上，不在红细胞内部。另外，血液染色后寄生虫通常有 2 种颜色，蓝色的细胞核和红色的细胞质，血小板颜色趋于均匀，有红色和蓝色的成分，但这些颜色几乎混合成紫色。如果血液在 EDTA 抗凝剂中保存时间过长或血液与抗凝剂的比例不正确，疟原虫结构就会扭曲变形，可能误认为其他疟原虫阶段或不同物种。另外，血液染色时沉积的染色颗粒也会被误诊为疟原虫或巴贝虫。血液制片污染了植物纤维或粉尘纤维，会被误认为微丝蚴。

另外，体液和呼吸道标本中脱落的纤毛上皮细胞与鞭毛虫或纤毛虫结构类似，呼吸道标本中的酵母菌有时会被误诊为隐孢子虫。尿液中细菌可能被误认为微孢子虫孢子，粪便中的人毛滴虫污染尿液后会被误诊为阴道毛滴虫。

三、其他

夏科-莱登结晶由嗜酸性粒细胞和嗜碱性粒细胞的分解产物形成，可与嗜酸性粒细胞一起或单独存在于粪便、痰液或其他标本中。夏科-莱登结晶为细长结晶，有尖的末端，同一标本中有时可见大小不等的夏科-莱登结晶。标本中查见夏科-莱登结晶一般表明发生了免疫反应，但病因可能是也可能不是寄生虫感染。据报道，在新鲜的、罐装的菠萝和菠萝汁中可以找到类似夏科-莱登结晶的晶体，它们不被人消化道消化。

粪便中发现昆虫幼虫并不常见，但可能是由于将整个昆虫幼虫或成虫与食物一起摄入所致。查见活幼虫可能是蝇蛆病，或更常见的是粪便标本受到污染。在报告结果之前应确认标本采集方法及是不是新鲜标本。

人体摄入动物肝脏有时会发生假性感染，如肝片形吸虫、矛形双腔吸虫和肝毛细线虫等，动物肝脏中的这些虫卵未被人体消化，随粪便排出，有时会持续几天时间。偶尔会发现较罕见的虫卵，这可能因食用鱼、鸟或其他动物的肉而获得的假性感染。建议在数天内重复检查，以排除真正感染。

有时，患者在标本中放入各种物体或生物，如丝线、植物或蚯蚓等，假装被寄生感染而要求临床检查，或者反复描述体内或体外有某种寄生虫感染的症状，而实际上并没有寄生虫寄生，这种情况称为困惑的寄生虫病，又称寄生虫妄想症。这些患者通常精神异常，经常见医生，并向许多实验室提交了标本或他们发现的“寄生虫”照片。这些“感染”不仅限于粪便等标本，还可能包括皮肤、尿液和其他标本。寄生虫妄想症患者是医学系统中一个棘手的跨学科问题。

第七节 检验结果报告、实验室安全与质量控制

一、检验结果报告

寄生虫病原学检验结果报告应结合流行病学史及相关疾病史（如患者免疫缺陷等）、患者临床表现、标本类型、查获虫种和虫期等综合判定。常以阳性（+）或阴性（-）报告，并写明检查方法和检查标本的类型，越清楚越详细越好，如“某法检查某标本中某寄生虫某时期阳性（直接涂片法检查粪便标本中蛔虫虫卵阳性）”。检获多个形态特征明显的虫体时，可以报告阳性；当虫体特征结构不明显时，应反复检查，直至查见典型形态。如果反复检查不能确定虫种，又高度怀疑寄生虫感染时，应联系临床医生，再次收集患者标本送检，或增加另外方法进一步检查以支撑报告结果。查获的虫体，无论是致病性的还是非致病性的，都应报告结果。

显微镜镜检玻片标本中的蠕虫卵时，应至少检查100个视野；当检查的是原虫（1 000×），特别是疟原虫，建议检查至少300个视野。如果病原检查是为了排除寄生虫感染，一次标本检查阴性不能排除这种寄生虫感染，应建议临床医生多次送检标本。血液样本检查结果无论是阳性还是阴性，应及时通知医生。如果检验结果是阳性，有些寄生虫（如疟原虫），应依据法规在规定的时间内报告上级机构或疾病预防控制中心。

二、实验室安全

寄生虫检验实验室工作内容包括病原学检验、免疫学检验、分子生物学检验及常规临床检验，其实验室安全要求与相关实验室一致。依据标本来源不同，寄生虫病原学检验一般在检验科下设的不同实验室中进行，如粪便、尿液等分泌物和排泄物等标本在临床检验室或体液室检查，而血液标本一般在血液实验室或细胞实验室检查。因这些标本中可能有引起感染或传播的感染性物质存在，除了遵守相关实验室的一般安全规定外，还要特别遵守实验室生物安全。

1. 一般安全　包括防火安全、化学药品安全、生物安全、辐射安全、大型仪器设备安全、实验技术安全和网络安全等。任何人进入实验室前，必须进行实验室安全教育与培训，考核合格后才能进入实验室。在实验室

的所作所为应遵守各级各类规定，避免实验室安全事故发生。实验室一旦发生安全事故，要保持镇定，确定发生事故类型，及时拨打相应的报警电话，并立即向所在单位保卫处和实验室设备管理部门报告。电话报警求助时应说明事故地点、事故性质和严重程度，你的姓名、位置及联系电话等。发生紧急事故时，应按以下优先次序处置：首先，保护人身安全，即本人安全及他人安全；其次，保护公共财产；再次，保存学术资料等。

2. 生物安全　实验室生物安全应遵守国际和国内的相关法律法规。世界卫生组织于2004年发布了《实验室生物安全手册》（第三版）。我国颁布了《中华人民共和国传染病防治法》（2004年）、《医疗废物管理条例》（2003年）和《病原微生物实验室生物安全管理条例》（2004年）生物安全的相关法律法规。国家发布了《实验室生物安全通用要求》（GB 19489—2008）和《生物安全实验室建设技术规范》（GB 50346—2004）国家标准，以及《微生物和生物医学实验室生物安全通用准则》卫生行业标准。按病原微生物危害程度从高到低分4类，即第一类病原微生物、第二类病原微生物、第三类病原微生物和第四类病原微生物；生物安全防护水平（biological safety level，BSL）从低到高分4级，分别为BSL－1、BSL－2、BSL－3和BSL－4；大部分寄生虫为第3类病原微生物，临床寄生虫检验实验室至少应严格遵守BSL－2防护标准。

实验室生物安全涉及人类生存环境的安全，各有关实验室应有效监控和预防实验室生物污染，定期检查和自查，发现安全隐患要及时报告并处理解决。定期对工作人员进行培训，保证其掌握实验室技术规范、操作规程、生物安全防护知识和实际操作技能，并进行考核；工作人员经考核合格的，方可上岗；未经学习培训者，不得从事相关工作。

用于寄生虫检查的新鲜标本或未固定保存的标本具有潜在传染性，每个标本都可能是病原生物（细菌、病毒、真菌和寄生虫等）的潜在来源，处理时应严格遵守生物安全相关规定，包括标本采集、运送、接收、打开和检验等每个环节，标本检验后实验室的器材消毒、废弃物和污水的处理、环境的消毒与监测等。标本不同，具有感染性的寄生虫亦不同，如血液标本中有疟原虫、利什曼原虫、锥虫、弓形虫、巴贝虫等，新鲜粪便中有原虫的包囊（溶组织内阿米巴、蓝氏贾第鞭毛虫、人芽囊原虫、结肠小袋纤毛虫等）、蠕虫卵（猪带绦虫、蛲虫和微小膜壳绦虫等）和粪类圆线虫幼虫等，陈旧粪便标本中有鞭虫卵、蛔虫卵和钩虫卵，蛔虫卵在5%甲醛条件下能存活并发育成含蚴卵。因此，在处理这些标本时，要严格按照实验室生物安全规范操作。

三、质量控制

寄生虫检验实验室的质量控制与其他检验实验室的质量控制类似，涵盖操作的所有方面，包括室内质量控制和室间质量评价。

1. 室内质量控制　全称是实验室内部质量控制（internal quality control，IQC），是实验室质量控制的基础和重要环节。主要包括每年审查1次的每个实验操作的标准操作规程（standard operating procedure，SOP）、保证所有标本和检测结果记录的指南、有完整技术监督和审查的质量控制程序、参加国家认可的能力评价项目，以及有至少每月1次质量控制数据记录和分析的管理团队。标准操作规程应对标本采集、标本接收、处理方法、试剂制备、仪器设备和耗材要求、实验方法、操作步骤、质量控制、可能的结果及解读、结果报告方法、操作的注意事项、操作的局限性、附加图表和参考资料等详细阐述。

寄生虫病原检验实验室，特别是对于那些不经常遇到阳性标本的实验室，还需要定期对检验人员进行寄生虫形态培训并及时进行能力评估。同时，实验室工作台应备有各种参考材料，如血液、粪便及其他体液涂片寄生虫阳性玻片标本，以及保存液保存的蠕虫成虫和虫卵、幼虫、原虫包囊和卵囊等，以备检查时参考鉴定。还应备有寄生虫形态幻灯片和图谱的电子资料和（或）纸质资料、相关参考书等。

2. 室间质量评价　又称外部质量评价（external quality assessment，EQA），是实验室质量控制的不可缺少的环节，常称作能力验证（proficiency test）。美国病理学家协会（College of American Pathologists，CAP）寄生虫方面室间质量评价包括形态学、免疫学和染色等内容。① 形态学：提供液体标本，制作湿涂片，回报标本中寄生虫的虫种及数量。② 免疫学：主要是蓝氏贾第鞭毛虫和隐孢子虫的抗原检测。③ 染色：主要为隐孢子虫、等孢球虫和环孢子虫的改良快速抗酸染色。现今，我国寄生虫形态学检查室间质量评价由国家卫生健康委临床检验中心组织，每年1次，在规定的时间从网站首页查看质评图片、下载活动说明及编码、填写上报结果编码后网络提交，并在一定的时间后把正确结果回报给参评单位。

本章数字资源

二维码 2-1 自然沉淀法和毛蚴孵化法示意图(引自陈艳、叶彬,2015)

二维码 2-2 饱和盐水浮聚法示意图(引自陈艳、叶彬,2015)

二维码 2-3 钩蚴培养法示意图(引自陈艳、叶彬,2015)

二维码 2-4 薄、厚血膜制作示意图(引自陈艳、叶彬,2015)

二维码 2-5 粪便中常见寄生虫类似物示意图

(吴 亮 陈盛霞)

第三章 线虫检验

第一节 消化道线虫

消化道线虫主要有似蚓蛔线虫、毛首鞭形线虫、蠕形住肠线虫、钩虫、粪类圆线虫，以及东方毛圆线虫、美丽筒线虫和异尖线虫等，虫体主要寄生于人体消化道，引起消化道损害等症状。有些消化道线虫也可移行至其他部位，导致相应器官组织的损伤。

一、似蚓蛔线虫(蛔虫)

似蚓蛔线虫(*Ascaris lumbricoides*)又称蛔虫，寄生于人体小肠，是人体最常见的寄生虫之一。

(一) 形态与生活史

1. 形态　蛔虫成虫(图3-1，二维码3-1)是常见寄生于人体肠道的线虫中体形最大的。虫体呈长圆柱形，形似蚯蚓，头尾两端略细，体表有纤细的横纹和两条明显的侧线。口孔位于虫体顶端，周围有3个呈“品”字形排列的唇瓣，唇瓣内缘具细齿，外缘有感觉乳突。雌虫长20~35 cm，有的可长达49 cm，尾端钝圆，肛门位于末端，生殖器官为双管型，阴门位于虫体腹面中部之前。雄虫较雌虫小，长15~31 cm，尾端向腹面弯曲，生殖器官为单管型，有交合刺1对，泄殖腔前后有许多乳突。虫卵(图3-1，二维码3-2)有受精卵和未受精卵之分。受精卵为宽椭圆形，大小为(45~75) μm×(35~50) μm，卵壳的外面有一层凹凸不平的蛋白质膜，被胆汁染成棕黄色。卵壳较厚，由外至内分别为卵黄膜、壳质层和脂层，光学显微镜下仅见壳质层。从人体排出时，卵内含有1个大而圆的未分裂的卵细胞，卵细胞与卵壳之间有新月形的空隙。未受精卵呈长椭圆形，大小为(88~94) μm×(39~44) μm，蛋白质膜和卵壳均较受精卵薄，卵内充满大小不等的屈光颗粒。无论受精卵，还是未受精卵，其蛋白质膜均易脱落，称脱蛋白质膜蛔虫卵，此时虫卵无色透明，外表光滑，应与其他虫卵(如钩虫卵)相鉴别。

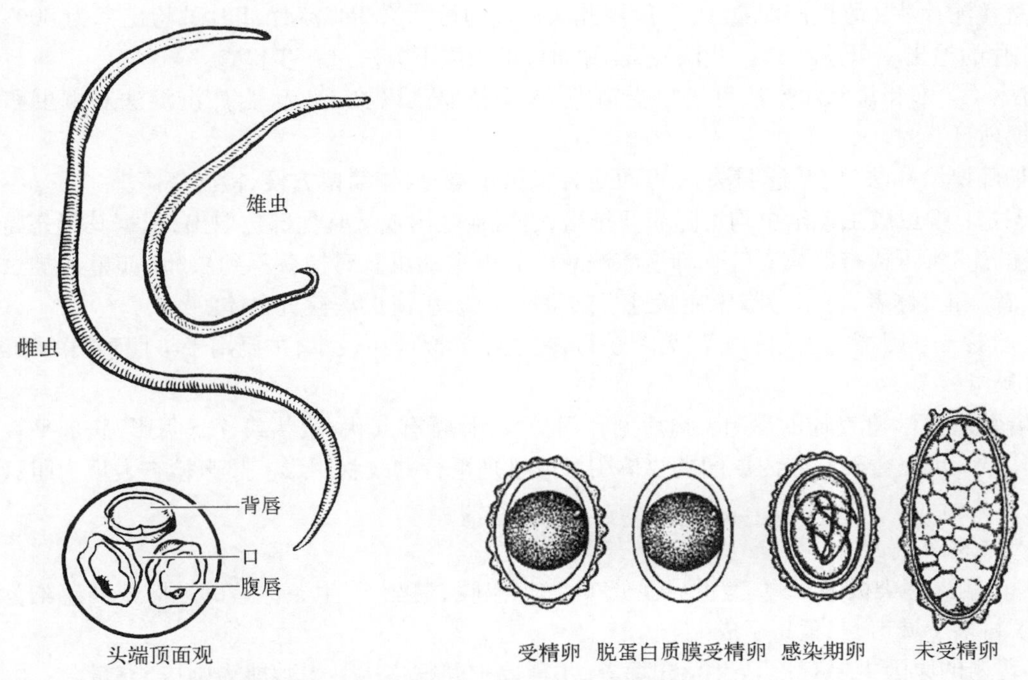

图3-1　蛔虫成虫和虫卵模式图(引自罗恩杰，2020)

2. 生活史　成虫寄生于小肠,以肠内消化和半消化的食物为营养。雌、雄虫交配后雌虫产卵,卵随粪便排出体外,受精卵在温暖、潮湿、氧气充足的外界环境(如土壤)中,约经2周,卵内的细胞即可发育为第一期幼虫;再经1周,卵内幼虫蜕皮一次成为感染期卵。感染期卵随被污染的食物或瓜果蔬菜等,经口被人吞食后进入小肠;卵内幼虫分泌的孵化液(含蛋白酶、壳质酶及酯酶等)作用于卵壳,借助于幼虫的机械活动,幼虫孵出并钻入肠壁,进入静脉并循门静脉系统到肝脏,经右心到肺;有时幼虫亦可侵入肠壁淋巴管经胸导管和右心入肺。幼虫穿过肺泡毛细血管进入肺泡,经2次蜕皮后,沿支气管、气管移行至咽,被宿主吞咽入食管,经胃到小肠,第4次蜕皮后继续发育为成虫(二维码3-3)。从感染期卵进入人体到雌虫成熟产卵需要60~75天。成虫寿命约1年。每条雌虫日产卵量约24万。在人体内寄生的成虫一般为数条至数十条,个别可多达1 978条。

(二) 致病与实验诊断

1. 致病　蛔虫的幼虫在体内移行和成虫在小肠寄生均可导致不同的损伤与临床表现。人体感染蛔虫后临床症状的有无及轻重,取决于感染虫数的多少和机体的功能状态。

(1) 幼虫致病:幼虫在肺部移行过程中,虫体的粗细已超过肺毛细血管,而且虫体还穿过肺泡,这些均造成组织损伤,局部有点状出血,引起嗜酸性粒细胞及其他炎症细胞的浸润。幼虫发育过程中的蜕皮液及代谢产物会引起宿主局部和全身的超敏反应。感染重时可导致蛔蚴性肺炎。临床表现有咳嗽、咳黏液痰或血痰、哮喘甚至呼吸困难,可伴有体温升高、荨麻疹和神经性水肿。血常规检查可见嗜酸性粒细胞增多,血中IgE、IgM水平升高。

(2) 成虫致病:成虫在小肠内不但掠夺营养,而且由于损伤肠黏膜,可导致消化和吸收障碍。感染重的儿童可有营养不良甚至发育障碍。同时,蛔虫在肠中损伤肠黏膜可导致肠黏膜的炎性病变,而引起一系列消化道症状,患者可有腹部不适、阵发性脐周腹痛、消化不良、食欲缺乏、恶心、呕吐、腹泻或便秘等。蛔虫病的某些症状,如荨麻疹、血管神经性水肿及结膜炎等,可能是由蛔虫变应原诱导IgE介导的超敏反应所致。

蛔虫具钻孔习性,在某些因素的刺激下,如体温升高、胃肠病变、食用辛辣食物及不适当的驱虫治疗,常使虫体活动性增强,钻入开口于肠壁的各种管道,最常见的是钻入胆道引起胆道蛔虫病,还可钻入胰腺、肝脏及阑尾等处导致相应部位的并发症,也可因肠道病变引起肠穿孔。虫体多时可扭结成团致肠梗阻。

2. 实验诊断

(1) 病原学诊断:查见虫卵或虫体是确诊的主要依据。

1) 粪便直接涂片法:雌虫产卵量大,一般用此法检查即可。涂3张涂片,1片的检出率为80%,2片的检出率为92.6%,3片的检出率可达95%。此法检查阴性时,可用以下方法进一步检查。

2) 浓集法:① 饱和盐水浮聚法可检出受精卵,未受精卵难以检出;② 自然沉淀法对蛔虫卵的检出率较高,但操作较烦琐且费时。

3) 改良加藤厚涂片法(定量透明法):既可定性又可定量,操作简单方便,检出率高。

4) 虫体鉴定:蛔虫成虫或童虫均可随粪便排出,也可被吐出或从其他部位取出,根据其形态特征鉴定。疑有蛔蚴性肺炎的患者,可检查痰或支气管肺泡灌洗液中的蛔虫幼虫。对检获不到虫卵(如单纯雄虫感染或虫体尚未发育成熟者)和虫体者,可参考临床症状进行试验性驱虫,用淘虫法检查虫体。

(2) 免疫学诊断:因检查虫卵的方法简单易行,免疫学诊断应用较少,主要用于早期感染的诊断、流行病学调查或防治效果考核等。

另外,可借助影像学检查辅助诊断:胸片见肺门扩大、肺野有点状、絮状或片状阴影;腹部平片上除小肠充气或有液平面以外,可以看到肠腔内成团的虫体阴影或呈现平行的线状阴影。超声检查表现为胆囊或胆总管内具有2条平行的光带。

(三) 流行与防治

1. 流行　蛔虫感染极为普遍,呈世界性分布,尤以温暖、潮湿、卫生条件差的地区人群感染为重。国内属全国性分布,农村多于城市,儿童高于成人。

蛔虫感染普遍的原因主要有:① 生活史简单,不需要中间宿主;② 生殖能力强,产卵量大;③ 虫卵对外界环境抵抗力强;④ 人们不良的生产和生活行为。

2. 防治　应采用综合性的防治措施来防治蛔虫病。治疗患者和带虫者，控制传染源，常用的驱虫药物有阿苯达唑、甲苯咪唑、伊维菌素等；改善环境卫生，粪便进行无害化处理，减少传播机会；加强卫生宣传教育，注意个人和饮食卫生，防止感染。

二、毛首鞭形线虫（鞭虫）

毛首鞭形线虫（*Trichuris trichiura*）主要寄生于人体盲肠，可引起鞭虫病。

（一）形态与生活史

1. 形态　鞭虫成虫（图3-2，二维码3-4）乳白色，虫体前3/5细长，后2/5较粗，形似马鞭。口腔极小，具有一尖刀状口矛，可从口腔伸出。咽管细长，占据虫体整个细长部分，其外由串珠状排列的杆细胞组成的杆细胞体包绕。雌虫长35~50 mm，尾端钝圆而直。雄虫长30~45 mm，尾端向腹面卷曲，交合刺1根，具交合刺鞘。雌、雄虫生殖器官均为单管型。虫卵（图3-2，二维码3-5）呈纺锤形，黄褐色，大小为（50~54）μm×（22~23）μm。卵壳较厚，由外至内分别为卵黄膜、壳质层、脂层，卵壳两端各具一透明塞状突起，称为透明栓或盖塞。虫卵自人体排出时，内含1个尚未分裂的卵细胞。

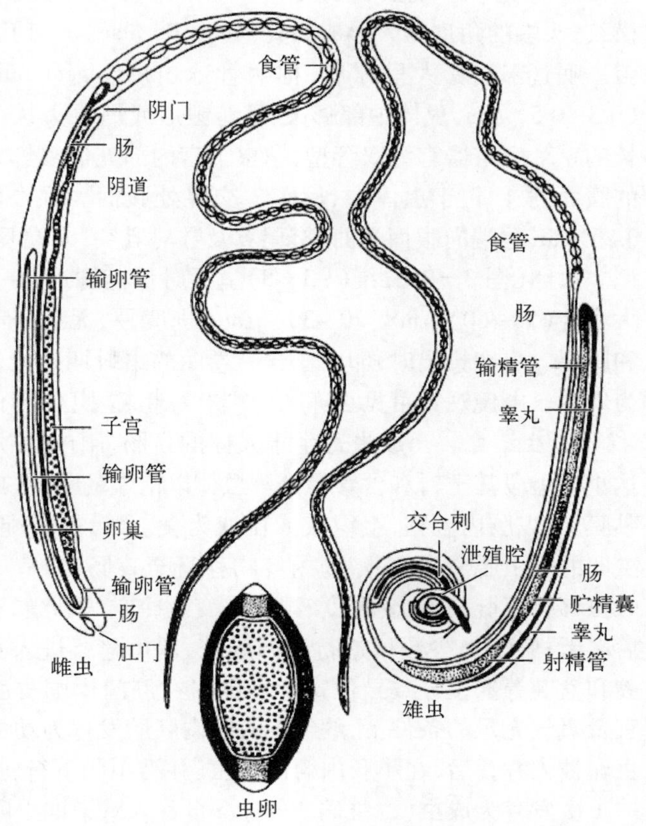

图3-2　鞭虫成虫和虫卵模式图（引自陈艳、叶彬，2015）

2. 生活史　鞭虫生活史简单，人是唯一的宿主。成虫寄生在盲肠，严重感染时亦可在结肠、直肠甚至回肠下段寄生。虫体前端钻入肠壁，以血液和组织液为食，后端游离在肠腔。雌、雄交配后，产出的虫卵随粪便排出体外，雌虫每日产卵5 000~20 000个。卵随粪便排出体外，在适宜的温度（26~30℃）和湿度下，约经3周发育为含幼虫的感染期卵。人食入被感染期卵污染的食物或水而感染，在小肠内幼虫孵出，从肠腺隐窝处钻入肠黏膜，摄取营养，经10天左右，幼虫回到肠腔，移行至盲肠发育为成虫（二维码3-6）。自感染期卵摄入至雌虫产卵约需要60天，成虫寿命一般3~5年。

（二）致病与实验诊断

1. 致病　成虫寄生在肠道，以细长的前端钻入肠黏膜、黏膜下层甚至肌层，可致肠壁组织慢性炎症反应；也可刺激引起细胞增生、肠壁组织增厚，形成肉芽肿病变。轻度感染多无明显症状。重度感染可致慢性失血。感染者有头晕、消瘦、贫血、腹痛、慢性腹泻，少数有下腹部阵发性疼痛，粪便隐血试验阳性。儿童重度感染可导致直肠脱垂。少数患者可出现荨麻疹、嗜酸性粒细胞增多、四肢水肿等。

2. 实验诊断

（1）粪便检查：检获虫卵为确诊依据。采用直接涂片法、改良加藤厚涂片法、离心沉淀法、自然沉淀法、饱和盐水浮聚法查找虫卵。因成虫产卵量少、虫卵小，容易漏检，宜反复检查。

（2）乙状结肠镜检查：重度感染者可见大量虫体附着在肠黏膜上，并可见肠黏膜轻度充血和出血点。取出虫体，根据形态特征鉴定。

（三）流行与防治

1. 流行　鞭虫的分布及流行与蛔虫相似，常与蛔虫感染并存，但感染率低于蛔虫。全球分布多见于热带和亚热带地区的发展中国家。我国南方高于北方，农村高于城市，儿童高于成人。虫卵在适宜的环境中感染力可保持数月至数年，但对低温、干燥的抵抗力不及蛔虫卵强。

2. 防治　防治原则与蛔虫基本相同，但一般的驱虫药物对鞭虫的疗效逊于蛔虫，需要加大药量，噻嘧啶与甲苯咪唑合用效果更好。

三、蠕形住肠线虫（蛲虫）

蠕形住肠线虫（*Enterobius vermicularis*）主要寄生于人体肠道的回盲部，可引起蛲虫病（enterobiasis）。

（一）形态与生活史

1. 形态　蛲虫成虫（图 3－3，二维码 3－7）虫体细小，乳白色。虫体角皮上具细横纹，头端的角皮膨大形成头翼（cephalic alae）。口孔位于头部顶端，周围有 3 个小唇瓣。咽管末端膨大呈球形，称咽管球（pharyngeal bulb）。雌虫大小为（8～13）mm×（0.3～0.5）mm，虫体中部膨大，呈纺锤形或短线头状，尾端长而尖细，尖细部分约占体长的1/3，生殖器官为双管型，孕虫子宫内部充满虫卵，阴门位于虫体前、中 1/3 交界处的腹面，肛门位于虫体中、后 1/3 交界处腹面。雄虫较小，大小为（2～5）mm×（0.1～0.2）mm，尾端向腹面卷曲，有尾翼及数对乳突，末端具有 1 根交合刺，生殖器官为单管型。虫卵（图 3－3，二维码 3－8）呈不对称椭圆形，一侧较平，一侧稍凸，两端不等宽，大小为（50～60）μm×（20～30）μm。卵壳厚，无色透明，由外到内为蛋白质膜、壳质层和脂层。虫卵排出时，卵内已含一卷曲的蝌蚪期胚胎，在外界与空气接触后，很快发育为幼虫。电镜观察可见虫卵的一端有一粗糙小区，孵化时幼虫由此逸出。

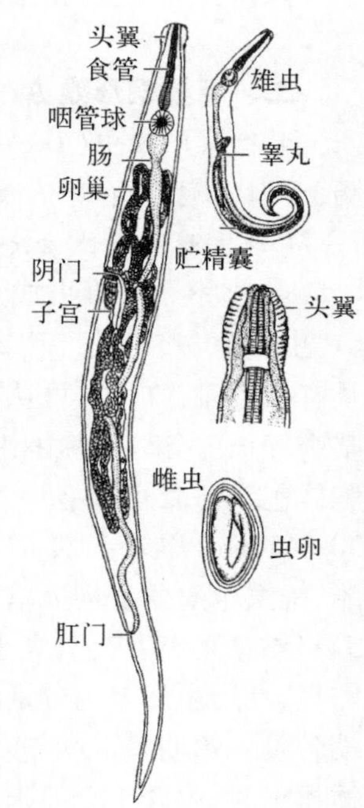

图 3－3　蛲虫成虫和虫卵模式图（引自陈艳、叶彬，2015）

2. 生活史　成虫寄生于人体的盲肠、阑尾、结肠、直肠和回肠下段，有时也可到达小肠上段甚至胃和食管等处。虫体以前端的头翼、唇瓣和咽管球的收缩吸附在肠壁黏膜上，以肠内容物、组织液或血液为食。雌、雄交配后，雄虫很快死亡。子宫内充满虫卵的雌虫脱离肠壁，随肠内容物移行至直肠，当宿主入睡后，肛门括约肌松弛，部分雌虫移行至肛门外，受温度、湿度改变及冷空气刺激，在肛门外皱褶处产卵。雌虫产卵后多干枯死亡，少数可逆行返回肠腔，偶可移行进入女性阴道、子宫、输卵管、尿道、腹腔和盆腔等部位导致异位寄生。黏附在肛门周围皮肤上的虫卵，在温度、相对湿度适宜及氧气充足的条件下，约经 6 h，卵内胚胎发育为幼虫，并蜕皮 1 次，成为感染期虫卵。虫卵被人吞食后，在小肠内孵出幼虫，并沿小肠下行，途中蜕皮 2 次，行至回盲部，再蜕皮 1 次发育为成虫（二维码 3－9）。自吞入感染期虫卵至发育为成虫产卵需要 2～6 周。雌虫寿命为 2～4 周，一般不超过 2 个月，最长可达 101 天。但是，反复感染可使感染持续多年。

（二）致病与实验诊断

1. 致病　蛲虫雌虫在肛周爬行、产卵，刺激肛门及会阴部皮肤，引起皮肤瘙痒，皮肤搔破常可引起继发感染。患者常有烦躁不安、失眠、食欲减退、消瘦、夜惊、夜间磨牙等症状。长期反复感染，会影响儿童的身心健康。虫体附着的肠黏膜处可出现轻度损伤，引起慢性炎症及消化功能紊乱。蛲虫可钻入阑尾，引起阑尾炎。雌虫侵入阴道，引起阴道炎、子宫内膜炎、输卵管炎；侵入尿道，可出现尿道炎、膀胱炎，并可致遗尿症；也有腹腔、腹膜、盆腔、肠壁组织、肝、肺、前列腺等处异位寄生的报道。

2. 实验诊断

（1）检查虫卵：因蛲虫一般不在人体肠道内产卵，所以粪便检查虫卵的阳性率极低。检查虫卵应在肛门周围皮肤上取材，时间最好在清晨排便或洗澡前进行。常用的方法有透明胶纸粘贴法（又称胶纸肛拭法）和棉签拭子法（又称棉签肛拭法），若为阴性应连续观察 2～3 天。

（2）检查成虫：在患儿入睡 1～3 h 后，查看肛周附近有无爬出的成虫，若为阴性应连续观察 3～5 天。感染严重时也可见从患儿粪便排出成虫，根据虫体形态特点，其可作为确诊依据。

（三）流行与防治

1. 流行　蛲虫感染呈世界性分布，其感染率与国家或地区的社会经济发展无密切关系，一般城市高于农村，儿童高于成人，具有儿童集体机构聚集性和家庭聚集性。我国人群感染也比较普遍。人是唯一的传染源，造成感染的主要方式是肛门—手—口的自体外重复感染；蛲虫卵的抵抗力较强，也可通过虫卵污染玩具、用具等间接经口感染；此外，还可通过吸入附在尘土上的虫卵而传播。

2. 防治　注意个人卫生和环境卫生。教育儿童不吸吮手指，勤剪指甲，饭前、便后洗手，夜间睡眠不穿开裆裤；定期烫洗被褥，或用 0.05%碘液浸泡清洗玩具及其他用具 1 h，即可杀死虫卵。在驱虫治疗时应防止再感染。常用的治疗药物有阿苯达唑、甲苯咪唑、噻嘧啶等。用3%噻嘧啶软膏或2%白降汞软膏涂于肛周,有止痒与杀虫作用。

四、钩虫(十二指肠钩口线虫和美洲板口线虫)

寄生人体的钩虫主要有2种:十二指肠钩口线虫(*Ancylostoma duodenale*),简称十二指肠钩虫;美洲板口线虫(*Necator americanus*),简称美洲钩虫。偶尔可寄生人体的钩虫有锡兰钩虫(*Ancylostoma ceylanicum*)、犬钩虫(*Ancylostoma caninum*)和马来钩虫(*Ancylostoma malayanum*)等。巴西钩虫(*Ancylostoma braziliense*)的幼虫也可感染人体,但一般不能发育为成虫,仅引起皮肤幼虫移行症。钩虫的成虫寄生在小肠,引起钩虫病(hookworm disease)。

(一) 形态与生活史

1. 形态

(1) 成虫:虫体较细,长约1 cm,体壁半透明,活时为肉红色,死后呈灰白色,虫体前端较细,向背面仰曲。雌虫较雄虫略粗长,尾端较细;雄虫尾端膨大呈伞状(图3-4,二维码3-10)。虫体顶端有一发达的口囊(图3-5,二维码3-11)。十二指肠钩虫的口囊呈扁卵圆形,其腹面前缘有2对钩齿,外齿一般较内齿略大;美洲钩虫口囊近圆形,其腹面前缘有1对板齿。咽管长度约为体长的1/6,咽管壁肌肉发达,肌细胞交替收缩与松弛,有利于吸取血液并挤入肠道。雄虫末端角皮延伸形成膜质交合伞,其内有若干肌性指状辐肋,依其部位分别称为背辐肋、侧辐肋和腹辐肋。背辐肋的分支特点是鉴定虫种的重要依据。交合伞内还有两根从泄殖腔伸出的细长可收缩的交合刺(图3-5,二维码3-12)。雄性生殖系统为单管型。雌虫末端呈圆锥形,十二指肠钩虫末端具有1尾刺。雌性生殖系统为双管型,阴门开口于虫体腹面,其位置亦可作为鉴别虫种的依据。十二指肠钩虫与美洲钩虫成虫的形态鉴别要点见表3-1。

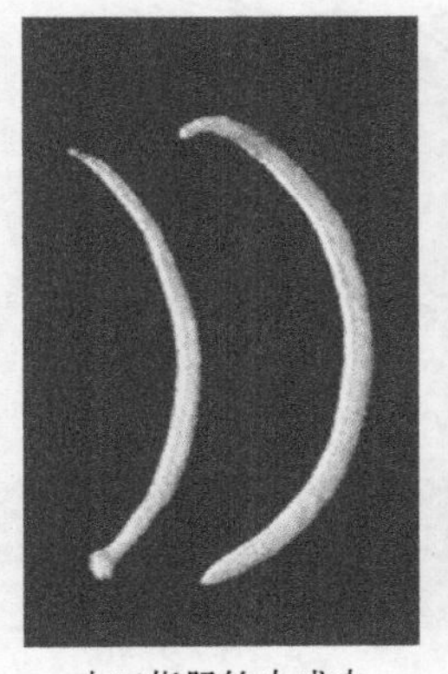
十二指肠钩虫成虫

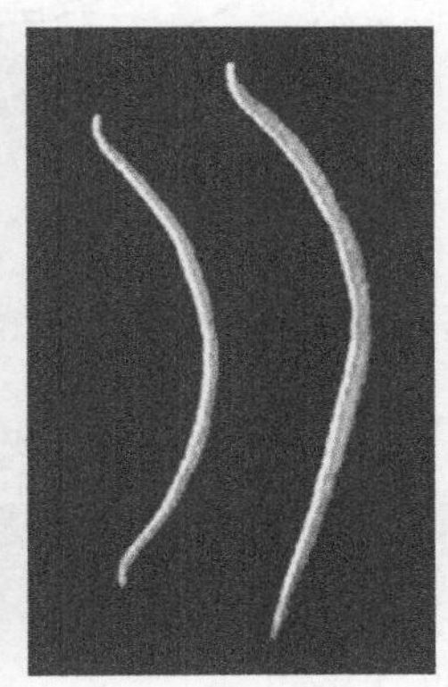
美洲钩虫成虫

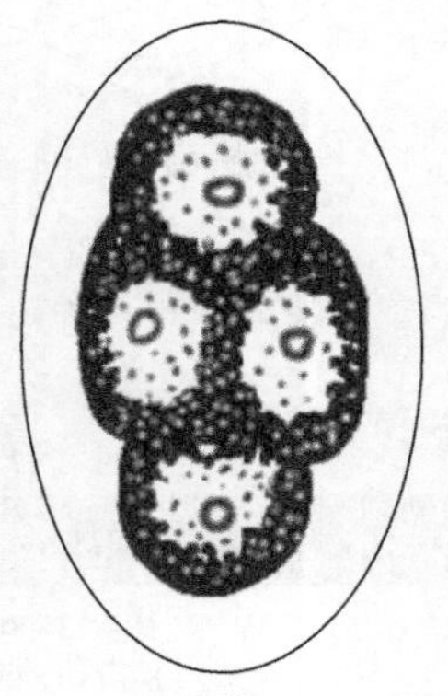
虫卵

图3-4 钩虫成虫和虫卵模式图(引自罗恩杰,2020)

成虫有3组单细胞腺体开口在虫体前端:① 头腺1对,位于虫体两侧,能合成并分泌抗凝素及乙酰胆碱酯酶,以阻止宿主肠壁伤口的血液凝固,有利于钩虫的吸血;② 咽腺3个,位于咽管壁内,主要分泌乙酰胆碱酯酶、蛋白酶及胶原酶,乙酰胆碱酯酶可破坏乙酰胆碱,降低宿主肠壁的蠕动,有利于虫体的附着;③ 排泄腺1对,呈囊状,游离于原体腔的亚腹侧,长可达虫体中、后1/3交界处,主要分泌蛋白酶,能抑制宿主血液凝固。

(2) 幼虫:简称钩蚴,分为杆状蚴(rhabtidiform larva)和丝状蚴(filariform larva)。杆状蚴体壁透明,前端钝圆,后端尖细,口腔细长,有口孔,咽管前段较粗,中段细,后段则膨大呈球状。杆状蚴分两期,第一期杆状蚴大小为(0.23~0.4) mm×0.017 mm,第二期杆状蚴大小约为0.4 mm×0.029 mm。丝状蚴大小为(0.5~0.7) mm×0.025 mm,体表覆有鞘膜,为第二期杆状蚴蜕皮时残留的旧角皮,口腔封闭,在与咽管连接处的腔壁背面和腹面各有1个角质矛状结构,称为口矛或咽管矛。口矛有助于虫体的穿刺作用,其形态可用于丝状蚴虫种的鉴定。丝状蚴的咽管细长,约为虫体长度的1/5。两种钩虫丝状蚴的鉴别要点见表3-2。

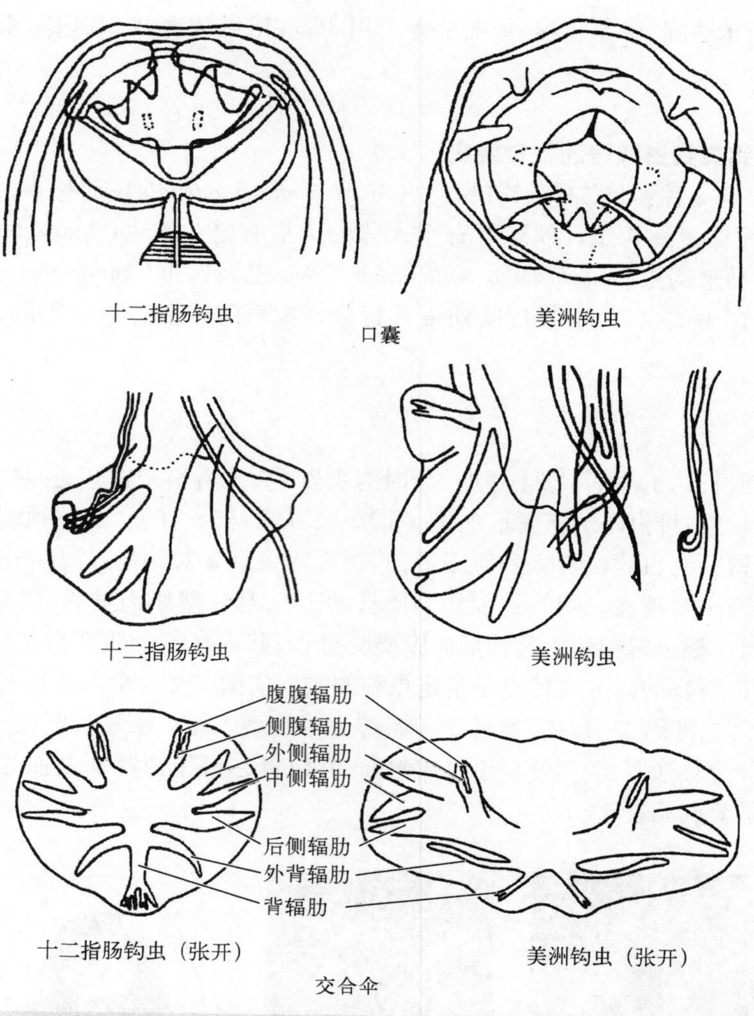

图 3-5 两种钩虫口囊和交合伞模式图(引自陈艳、叶彬,2015)

表 3-1 两种钩虫成虫形态鉴别

鉴别要点	十二指肠钩虫	美洲钩虫
大小(mm)	♀ (10~13)×0.6 ♂ (8~11)×(0.4~0.5)	♀ (9~11)×0.4 ♂ (7~9)×0. 3
体形	头端与尾端均向背面弯曲,呈"C"字形	头端向背面弯曲,尾端向腹面弯曲,呈"S"形
口囊	腹面前缘有 2 对钩齿	腹面前缘 1 对板齿
交合伞形状	撑开时略呈圆形	撑开时扁圆形
背辐肋分支	远端分 2 支,每支再分 3 小支	基部分 2 支,每支再分 2 小支
交合刺	刺呈长鬃状,末端分开	一刺末端呈钩状,包于另一刺的凹槽中
阴门	体中部略后	体中部略前
尾刺	有	无

表 3-2 两种钩虫丝状蚴形态鉴别

	十二指肠钩虫	美洲钩虫
外形	细长,圆柱状,头端略扁平,尾端较钝	较粗短,纺锤形,头端略圆,尾端较尖
鞘膜横纹	不明显	明显
口矛	透明如丝状,背矛粗,两矛间距宽	黑色杆状,前端分叉,两矛粗细相等,间距窄
肠管	肠宽为体宽 1/2,肠细胞颗粒丰富	肠宽为体宽的 3/5,肠细胞颗粒少

（3）虫卵：椭圆形，大小为（56~76）μm×（36~40）μm。卵壳薄，无色透明，新鲜粪便中的虫卵内一般含2~4个细胞，卵壳与细胞间有明显的空隙（图3-4，二维码3-13）。患者便秘或粪便放置过久时，卵内细胞可分裂为桑椹期或发育为幼虫。十二指肠钩虫卵与美洲钩虫卵极为相似，不易区分。

2. 生活史　成虫寄生于人体小肠上段，用口囊内的钩齿或板齿咬附肠黏膜，并以宿主血液、淋巴液及脱落的肠上皮细胞等为食。雌、雄交配后，雌虫产卵，卵随粪便排出体外。虫卵在潮湿（相对湿度60%~80%）、温暖（25~30℃）、荫蔽、氧气充分、肥沃的土壤中，卵内细胞很快分裂，24 h内孵出第Ⅰ期杆状蚴，此幼虫48 h内第1次蜕皮，发育为第Ⅱ期杆状蚴，杆状蚴以土壤中的细菌、有机物为食；再经5~6天，虫体停止摄食，咽管变长，进行第2次蜕皮成为丝状蚴，即感染期蚴。丝状蚴主要生存于表层土壤内，运动活跃，常呈聚集性活动，可借助覆盖体表水膜的表面张力，沿地面植物向上移行最高可达22 cm。丝状蚴具有向温性、向湿性、向上性，当接触到人的皮肤时，活动力增强，依靠机械性穿刺和咽管腺分泌的胶原酶的作用，从皮肤薄嫩处经毛囊、汗腺口或破损皮肤侵入人体，时间需要0.5~1 h。丝状蚴侵入皮肤后，在局部停留约24 h，然后进入小静脉或淋巴管，经右心随血流到达肺，穿过肺微血管进入肺泡，借助于呼吸道上皮细胞的纤毛摆动，循支气管、气管向上移行至咽，随吞咽动作被咽下，经食管、胃到达小肠。幼虫在小肠内迅速发育，经2次蜕皮发育为成虫（二维码3-14）。自丝状蚴经皮肤感染至成虫产卵，一般需要5~7周。十二指肠钩虫日平均产卵10 000~30 000个，美洲钩虫产卵5 000~10 000个。成虫寿命一般为1~2年，也有十二指肠钩虫存活7年、美洲钩虫存活15年的报道。

钩虫丝状蚴主要经皮肤感染，也可经口感染，丝状蚴如被人吞食，由口腔和食管黏膜侵入血管的幼虫，仍循上述途径到肠腔再发育为成虫，少数未被胃酸杀死的幼虫可直接在肠腔内发育成熟。此外，钩虫丝状蚴偶可通过胎盘和母乳分别感染胎儿和婴儿。有报道十二指肠钩虫还可感染某些动物（小牛、小羊、猪、兔）并移行到肌肉中保持滞育状态，人若生食这些转续宿主的肉类，也可能导致钩虫感染。十二指肠钩虫感染后，部分幼虫在进入小肠前，可滞留于某些组织中长达253天，暂停发育，当受到某些刺激后，虫体才陆续进入小肠发育为成虫，这种现象称幼虫的迁延移行。

（二）致病与实验诊断

1. 致病　人体感染钩虫后，是否出现临床症状，除与钩蚴侵入数量及成虫在小肠寄生数量有关外，也与人体的营养状况和免疫力有密切关系。两种钩虫的致病作用相似，均以成虫为主要致病阶段，但十二指肠钩虫对人的危害比美洲钩虫更大。

（1）幼虫致病作用

1）钩蚴性皮炎：丝状蚴钻入皮肤，局部皮肤出现针刺、烧灼和奇痒感，继而见充血性斑点或丘疹，1~2天呈现出红肿、水疱，抓破后可流出黄色液体，继发细菌感染形成脓疱，最后结痂、脱皮自愈。病程一般2~3周，继发感染时病程可达1~2个月。钩蚴性皮炎俗称“粪毒”或“着土痒”等。

2）肺部病变：钩蚴移行至肺脏时，穿破微血管进入肺泡，引起局部出血及炎症病变。患者出现咳嗽、痰中带血，常伴畏寒、发热等全身症状。有时也表现为咽喉部痒痛、声音嘶哑等。重者或过敏体质者可因超敏反应出现持续性干咳、哮喘及一过性肺炎。一般持续数天至10余天，长者可达1~2个月。

（2）成虫致病作用

1）肠道病变及症状：成虫以钩齿或板齿咬附于肠黏膜，致肠黏膜点状出血及小溃疡，有时可形成出血性瘀斑。患者早期主要表现为上腹部不适及隐痛、恶心、呕吐、腹泻等症状，食欲增加，但感觉乏力。后期常因贫血、胃酸缺乏而致食欲减退、体重减轻等。腹泻呈黏液样或水样便，重度感染者大便隐血试验可呈阳性，甚至可见柏油样便、血便和血水便。少数患者出现喜食生米、生豆、茶叶甚至泥土、煤渣、破布等异常症状，称为“异嗜症”，补充铁剂后，大多数患者此现象消失。

2）贫血：成虫以血液为食，吸血时，头腺分泌抗凝素，使伤口不易凝血而利于其吸血，并使黏膜伤口渗血；成虫吸入血液很快从消化道排出，造成血液丢失；钩虫经常更换咬附部位，使伤口增加，原伤口仍可渗出一定量血液。以上原因导致人体长期慢性失血，铁和蛋白质不断丧失，而出现低色素小细胞性贫血。患者皮肤蜡黄、黏膜苍白、头晕、乏力、劳动力减弱或丧失，严重者可有心慌、气促、面部及下肢水肿等贫血性心脏病的症状。妇女则可引起停经、流产等。

3）婴幼儿钩虫病：临床表现为严重贫血、消化功能紊乱、发育迟缓、发热、精神萎靡、心尖区有明显收缩期杂音、肝脾肿大等。感染严重的儿童，预后差，严重影响生长发育，以致出现侏儒症。

此外，钩虫感染早期或急性期的患者，周围血中嗜酸性粒细胞常达15%以上，最高可达86%，同时患者白细胞总数也增高。随着病程的延长和病情的加重，嗜酸性粒细胞百分率有下降的趋势。

2. 实验诊断

（1）病原学诊断：粪便中检出虫卵、孵化出钩蚴或检出虫体是确诊钩虫病的主要依据。

1）直接涂片法：简便易行，适用于感染率较高的地区，但对于轻度感染易漏诊，反复检查可提高检出率。

2）饱和盐水浮聚法：操作简单，检出率较直接涂片法提高5~6倍，是诊断钩虫感染最常用的方法。在大规模普查时，可用15%或20%的盐水，其检查效果与饱和盐水法相同。若需要虫卵计数，可采用改良洪氏虫卵计数法。

3）改良加藤厚涂片法：简单易行，能定量检测感染度，也可用于药物疗效考核及流行病学调查。值得注意的是，因为钩虫卵的卵壳极薄，容易因透明过度而漏检，故需要在制片后0.5~1 h即行检查。

4）钩蚴培养法：检出率与饱和盐水浮聚法相似，此法在光镜下可观察幼虫形态并鉴别虫种，但需时较长，培养5~7天才有结果，可用于流行病学调查。

5）虫体鉴定：临床上用胃镜、肠镜或胶囊内镜等检查时，可见患者肠黏膜上附着1 cm线虫，且有散在或成簇的圆形出血点，多位于小肠上段，根据检获虫体的形态即可确诊。依据临床症状进行试验性驱虫，用淘虫法检查虫体。在钩虫流行区，患者如有咳嗽、哮喘等症状，可做痰液或支气管肺泡灌洗检查，如查出钩蚴也可作为确诊依据。

（2）免疫学诊断：多用于钩虫产卵前，结合病史进行早期诊断。常用的方法有皮内试验、IFA、ELISA等，均因特异性较低，故一般较少应用于临床。

（3）分子生物学诊断：采用PCR技术鉴别不同虫种的虫卵。

（4）其他：血常规外周血嗜酸性粒细胞百分比和（或）绝对值增高。

（三）流行与防治

1. 流行　钩虫感染呈世界性分布，多见于热带和亚热带地区。在我国以黄河以南广大农村地区为主要流行区，北方及西部地区较少。一般南方感染高于北方，南方以美洲钩虫为主，北方以十二指肠钩虫为主，大部分地区为两种钩虫混合感染。21世纪初以来，钩虫感染率显著下降，感染度明显降低。患者和带虫者是钩虫病的传染源，虫卵随粪便排出体外，通过施肥、随地大便等方式污染土壤，在适宜的温度、湿度、荫蔽的环境下孵出幼虫。人们因与疫土（含有感染期幼虫的土壤）接触而感染，如赤手、赤足在施过新鲜粪便的蔬菜、红薯、玉米、棉花地及桑田间作套种，特别在雨后初晴或久晴初雨之后，更易感染。矿井温暖、潮湿，环境卫生不良，也有利于钩虫病的传播与流行。婴儿可通过使用被钩蚴污染的尿布或将婴儿放在有钩蚴的土壤上而感染，少数经胎盘或母乳感染。

2. 防治

（1）钩蚴性皮炎的治疗：钩蚴钻入皮肤后24 h内，大部分停留在局部皮下，此时可采用皮肤透热疗法杀灭皮下幼虫；在皮炎处涂抹左旋咪唑涂剂或15%噻苯唑软膏，连用2天，能快速止痒消肿。

（2）驱虫治疗，控制传染源：常用驱虫药物有甲苯咪唑、阿苯达唑、三苯双脒、噻嘧啶及伊维菌素等，合并用药可提高疗效。严重贫血者应服用铁剂，并给予补充蛋白质和维生素C等支持治疗，适当纠正贫血后再行驱虫治疗。

（3）加强粪便管理，切断传播途径：不随地大便，不用新鲜粪便施肥，结合农村改水改厕、新能源建设等对粪便进行无害化处理，杀灭虫卵后使用。

（4）加强宣传教育，保护易感人群：改良耕作方法，尽量减少手、足直接与泥土接触，必要时可涂用防护剂1.5%左旋咪唑硼酸乙醇、15%噻苯唑软膏等预防感染。

（李士根）

五、粪类圆线虫

粪类圆线虫（*Strongyloides stercoralis*）是一种兼性寄生虫，也是一种机会性致病寄生虫。其生活史复杂，包括自生世代和寄生世代。寄生世代的幼虫可侵入人肺、脑、肾、肝等组织器官,引起粪类圆线虫病(strongyloidiasis)。

(一) *形态与生活史*

1. 形态　寄生世代的雌虫大小为2.2 mm×(0.04~0.06) mm,虫体半透明,体表有细横纹,尾部尖细,末端略呈锥形。口腔短,咽管细长,为体长的1/3~2/5。生殖器官为双管型,子宫前后排列,内各含8~12个单行排列的虫卵,阴门位于虫体后1/3处的腹面。人体内是否有雄虫寄生目前尚无定论,但在动物体内发现有比雌虫短小的雄虫寄生。自生世代雌虫大小为1 mm×(0.05~0.075) mm,生殖器官为双管型,成熟雌虫子宫内具有各发育时期的虫卵,虫体腹面中部稍后有一阴门;自生世代雄虫大小为0.7 mm×(0.04~0.05) mm,尾部向腹面卷曲,具交合刺2根。虫卵形似钩虫卵,但较小,椭圆形,卵壳较薄,无色透明,大小为70 μm×40 μm,部分卵内含幼胚。杆状蚴长0.2~0.25 mm,咽管呈双球型。丝状蚴为其感染期幼虫,长0.6~0.7 mm,咽管呈柱状,约占体长的1/2,尾端尖细具分叉,虫体后部有一生殖原基(图3-6,二维码3-15)。粪类圆线虫的丝状蚴与钩虫和东方毛圆线虫的幼虫极为相似,需要注意鉴别。

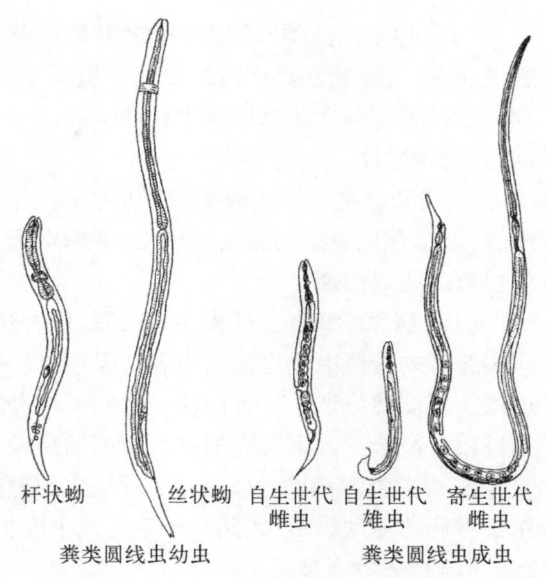

图3-6　粪类圆线虫幼虫和成虫模式图
(引自陈艳、叶彬,2015)

2. 生活史　粪类圆线虫的生活史(二维码3-16)有2种形式,包括土壤中的自生世代和宿主体内的寄生世代。自生世代成虫在温暖潮湿土壤中产卵,数小时后虫卵可孵化出杆状蚴,1~2天蜕皮4次发育为成虫,此过程称为间接发育。自生世代可多次循环。当外界环境不利于发育时,杆状蚴蜕皮2次发育为丝状蚴,此幼虫对宿主有感染性,可经皮肤或黏膜侵入宿主体内开始其寄生世代发育,此过程称为直接发育。丝状蚴进入宿主体内后,经血循环入肺脏,穿过肺毛细血管入肺泡,多数虫体沿支气管、气管移行至咽部,随吞咽动作进入消化道并钻入小肠黏膜内蜕皮2次发育为成虫。

雌虫多埋藏在肠黏膜内并在此产卵,虫卵经数小时可孵化出杆状蚴,幼虫自肠黏膜逸出入肠腔,随粪便排出。自丝状蚴感染人体至排出杆状蚴至少需要17天。被排出的杆状蚴于外界环境中,可经2次蜕皮发育为丝状蚴再感染宿主,也可行间接发育为自生世代成虫。当宿主免疫力低下或有便秘时,肠道内杆状蚴可经肠黏膜入血继续发育或迅速发育为丝状蚴后经肠黏膜入血发育,引起体内自身感染。当排出的丝状蚴附着在肛周时,也可经皮肤致体外自身感染。

(二) *致病与实验诊断*

1. 致病　粪类圆线虫成虫和幼虫均可治病,其致病作用与感染程度、入侵部位、机体免疫力密切相关。轻度感染者,虫体可被清除,多无明显临床症状。慢性自身感染者,可出现间歇性胃肠道症状,持续数年。免疫功能低下者可引起播散性重度感染,虫体可侵犯脑、肺、肝、心、肾等器官,患者可出现全身多器官的损伤,甚至多器官衰竭而死亡,故粪类圆线虫是一种机会性致病寄生虫。

(1) 皮肤症状:丝状蚴经皮肤进入人体,侵入部位出现出血、丘疹、水肿,伴瘙痒、刺痛等症状,甚至可出现移行性线状荨麻疹,荨麻疹常快速蔓延。荨麻疹出现的部位、快速蔓延的特点可用于粪类圆线虫皮肤损害的诊断依据。若有自体外感染,病变可在肛周、腹股沟、臀部等处反复出现。

(2) 肺部症状:幼虫在肺部移行,可致局部点状出血和炎症。轻者可出现过敏性肺炎或哮喘,重度感染者可出现咳嗽、咳痰、持续性哮喘、呼吸困难等症状。胸部X线提示粟粒状或网状结节性阴影。肺内有成虫寄生时,呼吸系统症状重,持续时间长。

(3) 消化道症状:虫体对肠黏膜的机械性刺激和毒性作用引起肠壁炎症。轻者表现为以黏膜充血为主的卡他性肠炎;中度者表现为水肿性肠炎、溃疡性肠炎、肠壁增厚、黏膜萎缩、黏膜下水肿等;重度者可表现为黏膜糜烂、溃疡、出血甚至肠穿孔。患者可出现恶心、呕吐、腹痛、腹泻、发热、贫血、水电解质紊乱等症状,甚至伴全身多器官衰竭而死亡。

（4）弥漫性粪类圆线虫病：丝状蚴可移行至心、肝、肺、脑、肾、胰腺等全身器官引起多器官损伤，形成肉芽肿性病变，致弥漫性粪类圆线虫病。机体免疫功能低下是重症感染的主要因素，故常出现在长期应用免疫抑制剂、激素、细胞毒性药物以及消耗性疾病、先天性免疫缺陷和艾滋病患者中。因寄生部位不同，患者临床表现不同，且无特异性。

2. 实验诊断　因粪类圆线虫病缺乏特异性临床症状，故常误诊。凡同时出现呼吸系统和消化道症状的患者，应结合患者有与泥土接触史，考虑本病的可能；尤其是免疫受损人群，应通过进一步粪便病原学检查、免疫学检查以明确诊断。

（1）病原学诊断：从粪便、痰、尿、脑脊液等排泄物和分泌物中检出幼虫、成虫或培养出丝状蚴为确诊依据。腹泻患者的粪便中也可检出虫卵。常用方法有① 直接涂片法：此方法简单易行，但检出率较低，仅为60%，不适用于轻度感染者；② 沉淀法：检出率约为75%；③ 贝氏分离法：检出率高达98%；④ 粪便培养法：检出率高于贝氏分离法。因患者有间歇性排虫的现象，病原学检查应反复多次进行。

（2）免疫学诊断：采用粪类圆线虫的重组抗原做皮内试验、IFA、ELISA 等方法，检测患者血清中的抗体，可用于本病的辅助诊断，尤其利于轻度或中度患者的诊断。

（三）流行与防治

1. 流行　与钩虫相似。本虫主要分布在热带和亚热带地区，在温带、寒带地区呈散发感染。据 2014～2016 年全国人体重点寄生虫病调查显示，农村地区人群感染率约为 0.002 7%，26 个省（区、市）有本虫感染，主要流行于南方地区，其中海南省感染率最高，其次是广西壮族自治区。人的感染主要由与土壤中的丝状蚴接触所致。因幼虫对环境抵抗力较弱，故本病流行不严重，但因近年来激素类药物和免疫抑制剂等的使用增多，病例有增多的趋势。犬、猫可作为本虫的保虫宿主，在疾病流行过程中亦发挥一定作用。

2. 防治　与钩虫相似。应加强粪便和水源管理；做好个人防护，避免发生自身感染；使用激素类药物或免疫抑制剂前，应做好本虫的常规检测。治疗粪类圆线虫病可选用阿苯达唑、噻苯唑、伊维菌素等药物。

六、其他

（一）毛圆线虫

毛圆线虫（*Trichostrongylus*）是一类动物消化道内寄生虫，可寄生于人体的毛圆线虫有东方毛圆线虫（*Trichostrongylus orientalis*）、艾氏毛圆线虫（*Trichostrongylus axei*）、蛇形毛圆线虫（*Trichostrongylus colubriformis*）等10余种。我国以东方毛圆线虫流行为主，其可寄生于骆驼、绵羊、牛、马等食草动物的胃和小肠内，也可寄生于人小肠内，引起毛圆线虫病（trichostrongylosis）。

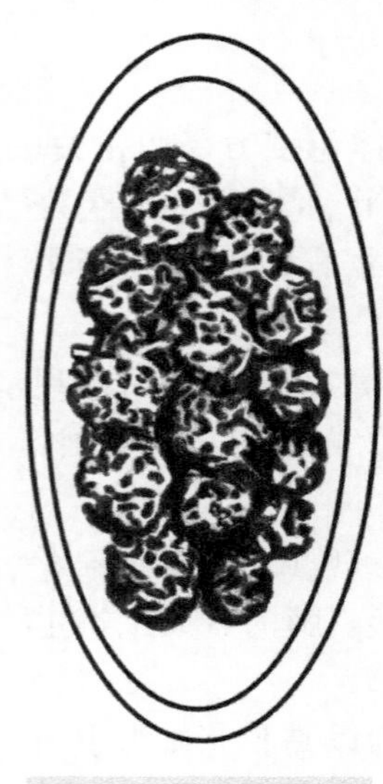

图 3－7　东方毛圆线虫卵模式图（引自陈艳、叶彬，2015）

1. 形态　成虫，虫体纤细，乳白色，无色透明，体表具不明显横纹，头端钝圆，咽管呈圆柱形，占体长的 1/7～1/6。雌虫大小为（5.5～6.5）mm×0.07 mm，尾端呈圆锥形，阴门位于虫体后 1/6 处，子宫内含 5～16 个虫卵。雄虫大小为（4.3～5.5）mm×0.075 mm，尾端有交合伞，并具交合刺一对，末端呈斜扣钩状。在交合刺之间有一小舟状导刺带。虫卵，形似钩虫卵，呈长椭圆形，无色透明，大小为（80～100）μm×（40～47）μm，壳薄，两侧不对称，一侧稍隆起。虫卵一端较尖，另一端较钝圆，卵壳与卵模间空隙在两端较明显，新鲜粪便中的虫卵内含 10～20 个细胞（图 3－7）。

2. 生活史　东方毛圆线虫为土源性线虫，生活史简单。成虫寄生于宿主的胃和小肠内，虫卵随粪便排出，于温暖潮湿的土壤内孵化出杆状蚴，经 2 次蜕皮发育为感染期幼虫（丝状蚴）。人常因生食蔬菜或含吮丝状蚴污染的草叶、蔬菜等而经口感染，也有因饮用含感染期幼虫的生水而感染。幼虫入消化道后，经 2 次蜕皮发育为成虫。从丝状蚴入人体至雌虫产卵，经口感染需要 16～36 天，经皮肤感染则需要 26～36 天。

3. 致病　成虫是主要致病阶段，病理改变多不明显。轻度感染者多无明显症状，重度感染者可出现食欲减退、腹痛、腹泻等症状，严重时也可出现贫血及由虫体代谢物引起的毒性反应。本虫引起的症状与钩虫相似，且常与钩虫混合感染，临床上常难以区分。

4. 实验诊断　以病原学诊断为主。常用饱和盐水浮聚法查粪便中虫卵，也可用培养法查丝状蚴，应注意与钩虫卵、粪类圆线虫丝状蚴相鉴别。

5. 流行　该虫呈世界性分布，主要流行于农村和牧区，呈散在性发病。据2014~2016年全国人体重点寄生虫病调查显示，农村地区人群感染率约为0.003 1%，我国14个省（区、市）有病例报道，以海南省最高。人体感染主要由误食污染的食物和饮水所致。

6. 防治　本虫防治与钩虫相同。

（二）美丽筒线虫

美丽筒线虫（*Gongylonema pulchrum*）是一种寄生于多种哺乳动物（尤其是反刍类动物）口腔、食管黏膜及黏膜下层的寄生虫，偶可寄生于人体，引起筒线虫病（gongylonemiasis）。

1. 形态　成虫乳白色，细长如丝线，略透明。体表具纤细横纹，前端表皮具有许多形状各异、大小不等、纵行排列的角质突，在前端排成4行，延伸至侧翼处增为8行。虫体口小，位于前端正中，左右两侧各有1个分为3叶的侧唇，两侧唇间的背侧、腹侧各有1个间唇。雌虫大小为（32~150）mm×（0.2~0.53）mm，尾部不对称呈钝锥状，略向腹面弯曲，阴门位于肛门稍前方。雄虫大小为（21.5~62）mm×（0.1~0.36）mm，尾部有膜状尾翼，左右不对称，上有13对有柄乳突；具交合刺2根，大小形状不同，左侧细长，右侧甚短。虫卵大小为（50~70）μm×（25~42）μm，椭圆形，卵壳厚、透明，表面光滑，两端较钝，内含幼虫（图3-8）。

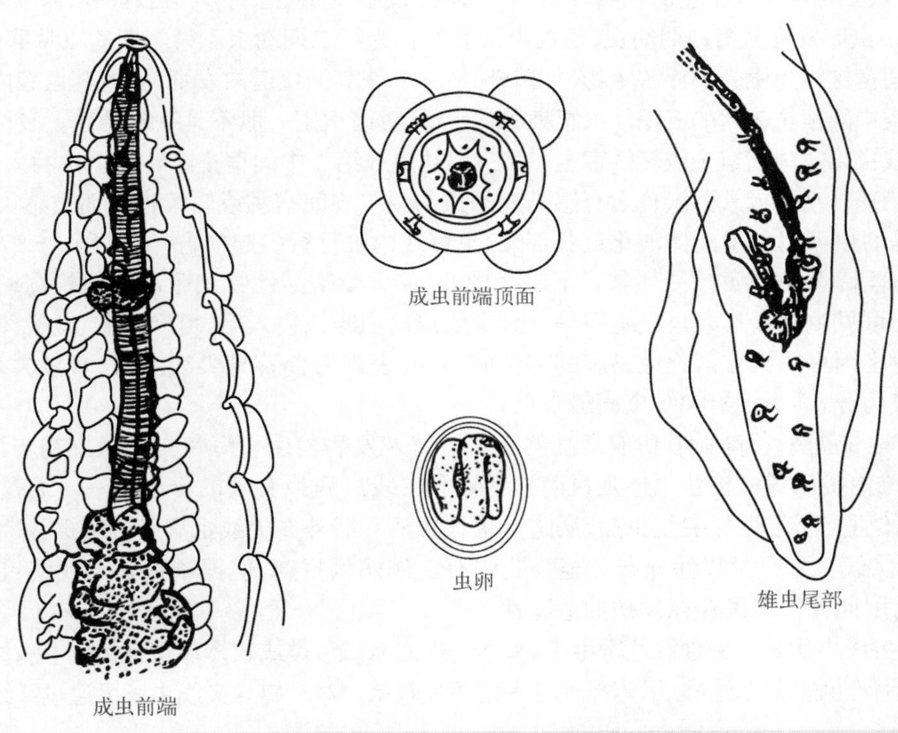

图3-8　美丽筒线虫成虫前端、尾部和虫卵模式图

2. 生活史　成虫寄生于终宿主（牛、羊、马、驴、猪、猴等动物）的口腔、咽、食管黏膜及黏膜下层，雌虫产的虫卵由黏膜破损处入消化道，随粪便排出。虫卵被中间宿主（甲虫、蜚蠊、蝗虫、螳螂等）吞食后，幼虫在其消化道内孵出，穿肠壁入体腔，发育为囊状感染期幼虫。含感染期幼虫的中间宿主被终宿主吞食后，在终宿主胃内幼虫破囊而出，侵入胃或十二指肠黏膜，并向上移行至食管、咽、口腔等黏膜内发育为成虫。自食入感染期幼虫至发育为成虫约需要2个月，成虫在人体寄生时间多为1年，长者可达5年。

3. 致病　成虫主要寄生于口腔（如上下唇、颊、舌、腭、齿龈等）、咽、食管处黏膜及黏膜下层。虫体在黏膜及黏膜下层自由移动，造成机械性刺激和分泌物、代谢产物的化学性刺激。患者可有口腔内虫样蠕动感、痒感、异物感、麻木感、刺痛感等。虫体寄生局部黏膜可出现肿胀、水疱、血疱。寄生咽喉时，可出现声音嘶哑、吞咽困难甚至影响说话。有些患者可出现精神不安、神经过敏、失眠、恐惧等症状，虫体取出后，症状可自行消失。

4. 实验诊断　依据病史及局部虫样蠕动感或刺激症状等，可做出初步诊断。用消毒针挑破病变部位或可疑处黏膜，取出虫体并鉴定。以检获成虫为确诊依据。

5. 流行 本虫呈世界性分布。终宿主范围广，如牛、羊、马、骡、驴、骆驼、猪、猴、熊等。中间宿主主要是甲虫、蜚蠊等昆虫。我国报道的病例多见于长江以北地区，散在发病。常因误食或误饮被感染昆虫污染的食物和水而感染，不良饮食习惯和卫生条件差是引起人体感染的主要原因。

6. 防治 预防本病应加强卫生宣传教育，消除和禁食甲虫、蜚蠊、蝗虫等昆虫，注意饮食卫生、个人卫生及环境卫生。治疗本病应手术取出虫体。

（三）异尖线虫

异尖线虫(*Anisakis*)是一类成虫寄生于海栖哺乳动物消化道内，幼虫寄生于海栖鱼类的线虫。偶在人体寄生引起异尖线虫病(anisakiasis)。可在人体寄生的有异尖线虫属、鲔蛔线虫属、钻线虫属、对盲囊线虫属、海豹线虫属，我国已报道的主要为异尖线虫属和鲔蛔线虫属的虫种。

1. 形态 异尖线虫成虫形似蛔虫，圆柱状，雌雄异体。虫体长 65~100 mm，宽 1.5~4.5 mm。各种属间形态差异大，一般头部细，越靠近尾部越粗大。寄生于人体的为第三期幼虫，呈长圆柱状，乳白色，半透明，长12.5~30 mm。头部唇瓣未分化，为融合唇块。腹侧有明显钻孔。尾部略圆，尾端有尾突。在水中可做蚯蚓状蠕动。

2. 生活史 成虫寄生于终宿主海栖哺乳动物的胃内，如鲸、海豚、海豹等，雌虫产卵，卵随粪便排入海水。适宜温度(10℃)海水中虫卵发育为第一期幼虫，蜕皮 1 次后发育为第二期幼虫。第二期幼虫从卵内孵出，在海水中可存活数周。被中间宿主海生甲壳类浮游生物(如磷虾)吞入并在其消化道内发育，后入其血腔内蜕皮 1 次发育为第三期幼虫。磷虾类中间宿主体内的三期幼虫感染率常较低，对终宿主一般不具有感染性。多种海洋鱼类和软体动物可以作为异尖线虫第二中间宿主或转续宿主。第三期幼虫被第二中间宿主或转续宿主吞入后，在其体内发育为感染期幼虫。海栖哺乳动物或人因误食含有感染期幼虫的第二中间宿主或转续宿主而被感染。人是异尖线虫的非适宜宿主，但是幼虫可寄生于人体消化道各部位，也可在内脏移行引起损害(二维码 3 - 17，二维码 3 - 18)。

3. 致病 病理特点是以病灶局部黏膜下层为中心、伴大量嗜酸性粒细胞浸润的蜂窝织炎和嗜酸性粒细胞肉芽肿，病灶中心可见虫体断片或角皮组织等。异尖线虫幼虫被人食入后，可经口腔、扁桃体、食管、胃和小肠等处进入体内，其危害因虫体钻穿消化道黏膜的部位而不同，表现为食管异尖线虫病、胃异尖线虫病、肠异尖线虫病、异位异尖线虫病等，其中胃异尖线虫病最常见。

4. 实验诊断 依据患者胃肠道功能紊乱的临床症状及发病前生食海鱼史可做出初步诊断，确诊则需要检获虫体。通过纤维内镜从胃内检获虫体是目前诊断胃异尖线虫病最有效的方法之一。通过血清学方法检测患者血清中虫体抗体可用于慢性异尖线虫病、肠道异尖线虫病和肠外异尖线虫病等的辅助诊断。

5. 流行 异尖线虫病呈世界性分布。至今我国有 1 例病例报道，但据调查显示我国市售多种海洋鱼类存在异尖线虫感染，因此我国居民存在发病的危险性。

6. 防治 异尖线虫病是一种食源性寄生虫病，禁食生的海洋鱼类或软体动物是预防本病的最有效措施。目前尚无特效的病原治疗药物，阿苯达唑、甲苯咪唑有一定驱虫效果。对于胃异尖线虫病可通过纤维内镜取出虫体。

第二节 组织线虫

寄生于人体的组织线虫主要有旋毛形线虫和广州管圆线虫，以及棘颚口线虫、艾氏小杆线虫、结膜吸吮线虫、麦地那龙线虫和肾膨结线虫、犬弓首线虫、猫弓首线虫等。主要在人体组织和器官中引起损害，如肌肉、脑、皮下、眼及心脏、肾脏等重要组织器官，有些虫种也可寄生于消化道，引起相应病变。

一、旋毛形线虫(旋毛虫)

旋毛形线虫(*Trichinella spiralis*)简称旋毛虫，人和多种哺乳动物可作为其宿主，其成虫和幼虫分别寄生于同一宿主的小肠和肌细胞内，引起旋毛虫病。该病是一种重要的食源性人兽共患寄生虫病。1828 年，Peacock 在尸检过程中首次在人体肌肉组织内发现本虫，并于 1835 年(Owen)命名为旋毛虫。自被发现以来，人们一直认为旋毛虫属只有一种,但近年来根据生物学、遗传学、生物化学、基因分类学的研究发现,旋毛虫属可分为 8 个种[旋毛虫、乡土(或北方)旋毛虫、布氏旋毛虫、伪旋毛虫、穆氏旋毛虫、纳氏(或南方)旋毛虫、巴布亚旋毛虫、津巴布韦旋毛虫]及 4 个尚未确定分类的基因型,其中旋毛虫是引起人体旋毛虫病的主要病原体。

(一) 形态与生活史

1. 形态　成虫微小,乳白色,细线状,前端较后端稍细。雌虫大小为(3~4) mm×(0.05~0.06) mm,雄虫大小为(1.4~1.6) mm×(0.04~0.05) mm。消化道包括口、咽、肠管、肛门,咽管为体长的 1/3~1/2,咽管后端的背侧有一杆状体,由数十个成串排列的单层圆盘状杆细胞组成,杆细胞分泌物具有消化功能和抗原性,经小管排入咽管腔。两性成虫的生殖器官均为单管型。雄虫末端有两片交配附器,无交合刺。雌虫卵巢位于虫体后部,子宫较长,其中段内含虫卵,后段和近阴道处充满幼虫,新生幼虫从阴门排出,阴门位于虫体前 1/5。新生幼虫大小约为 124 μm×6 μm,在宿主横纹肌内发育成熟的幼虫,称为感染期幼虫或幼虫囊包。成熟幼虫卷曲于横纹肌梭形囊包内,囊包大小为(0.25~0.5) mm×(0.21~0.42) mm,囊包长轴与横纹肌纤维平行,一个囊包内常含 1~2 条幼虫,个别可多达 6~7 条。囊包壁由成肌细胞退变及纤维结缔组织增生而成,由内、外两层构成,内层厚、外层较薄。囊内幼虫的咽管结构与成虫相似(图 3-9,二维码 3-19)。

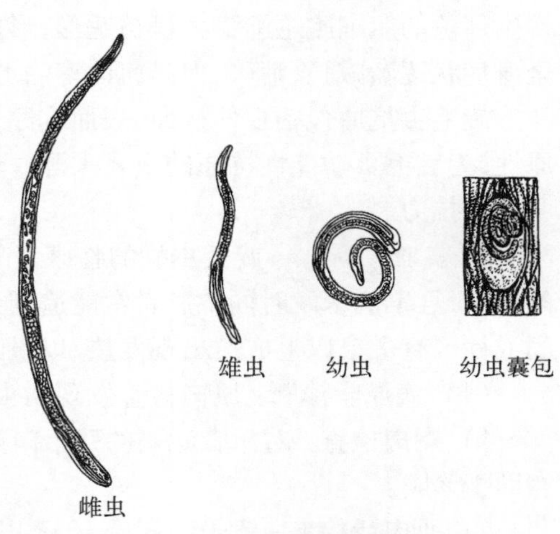

图 3-9 旋毛虫成虫和幼虫模式图

2. 生活史　成虫主要寄生于宿主的小肠内(主要在十二指肠和空肠上段),幼虫寄生于同一宿主的横纹肌细胞内,被旋毛虫寄生的宿主既是其终宿主也是其中间宿主。旋毛虫为生物源性线虫,完成生活史过程不需要在外界发育,但是必须经历转换宿主才能继续下一代生活史。人、猪、鼠、猫、犬、熊等多种哺乳动物可以作为本虫宿主。

宿主因食入含有活幼虫囊包的肉类或肉类制品而感染,在消化酶的作用下囊包内幼虫逸出,并钻入十二指肠或空肠上段肠黏膜内发育,24 h 后返回肠腔。感染 48 h 内,幼虫经 4 次蜕皮发育为成虫。感染 3~5 天后,成虫生殖器官发育成熟,雌、雄虫交配后,多数雄虫即死亡。雌虫钻入肠黏膜内继续发育,于感染后 5~7 天开始产幼虫。一条雌虫一生产幼虫 1 500~2 000 条,产幼虫期可持续 4~16 周或更长时间。雌虫寿命为 1~2 个月,长者达 3~4 个月。

产于肠黏膜内的新生幼虫很快侵入局部淋巴管或小静脉内,随淋巴和血液循环到达全身各组织、器官中,但只有到达横纹肌内的幼虫才能继续发育,虫体多侵入运动频繁、血液供应丰富的横纹肌内,如膈肌、舌肌、咀嚼肌、咽喉肌、肋间肌、肱二头肌、腓肠肌等部位。横纹肌内,虫体的刺激使肌细胞受损及结构功能发生改变,周围出现炎症细胞浸润、纤维结缔组织增生,约在感染后 1 个月内形成幼虫囊包(二维码 3-20)。成熟囊包具有感染性,可感染新宿主,若无机会转换新的宿主,多在感染半年后从囊包两端开始钙化,囊内幼虫仍可存活数年,甚至最长可达 31 年。

(二) 致病与实验诊断

1. 致病　旋毛虫主要致病阶段是幼虫,其致病程度与侵入的幼虫数量、活力、侵入部位及机体对旋毛虫的免疫力等多种因素有关。旋毛虫致病大致分为 3 个阶段。

(1) 侵入期:又称为肠道期,为幼虫在小肠内脱囊至发育为成虫的过程,病程约 1 周,主要病变部位在十二指肠和空肠。患者可出现恶心、呕吐、腹痛、腹泻等症状,也可伴厌食、低热、乏力等全身反应。除严重感染外,此期症状一般较轻微,常被忽视或被误诊为胃肠道疾病而延误病情。

(2) 幼虫移行期:又称为肠外期,为新生幼虫随淋巴、血液循环移行至全身各器官及侵入横纹肌发育为幼虫囊包的过程,病程 2~3 周。幼虫在移行过程中穿破脏器毛细血管,虫体代谢产物所致全身中毒症状及过敏反应,导致全身性血管炎和肌炎。患者典型临床表现有发热、眼睑或面部水肿、过敏性皮疹、肌肉疼痛和外周血嗜酸性粒细胞增多等。肌肉疼痛是本病最突出的症状,肌肉肿胀、有压痛和触痛,尤其以腓肠肌、肱二头肌和肱三头肌最为明显。咽喉部肌肉受累时,患者可出现吞咽困难、语言障碍等。重症患者可呈现强迫屈曲状。

幼虫移行至肺脏,也可导致肺出血、肺水肿、支气管炎、胸膜炎等。幼虫移行至心脏,可出现心内膜充血、水肿、炎症甚至心肌坏死;幼虫侵入中枢神经系统可引起非化脓性脑膜脑炎、颅内高压。重症患者可因并发肺炎、心肌炎、脑炎等而死亡。

(3) 囊包形成期:又称为恢复期,为宿主肌细胞修复损伤的过程,病程为4~16周。伴随虫体长大、卷曲,寄生部位的肌细胞逐渐膨大呈纺锤形,形成梭形肌腔包绕虫体。伴随囊包的形成,急性炎症反应逐渐消退,患者全身症状逐渐减轻、消失,但是肌肉疼痛可持续数月。

旋毛虫抗原包括虫体抗原、表面抗原、排泄抗原、杆细胞颗粒相关抗原等。杆细胞的α和β颗粒具高度抗原性,为旋毛虫功能性抗原的重要来源。动物实验表明,宿主感染旋毛虫后可产生一定免疫力,对再感染可产生明显抵抗力。

2. *实验诊断* 旋毛虫病的临床表现较复杂,且无特征性症状和体征。患者常有生食或半生食动物肉类的病史,且本病暴发时同批患者常能追溯到聚餐史。故临床诊治时应注重流行病学资料、病史的询问,同一个家庭或社区有2个以上成员出现发热、以眼睑或面部最为多见的水肿、肌肉疼痛时应考虑本病。

(1) 病原学诊断:肌肉检查发现幼虫或幼虫囊包是确诊旋毛虫病的依据。

1) 剩肉检查:对患者吃剩的残余肉类或食用的同批动物肉类镜检幼虫囊包或消化法查找幼虫,阳性结果有助于诊断。

2) 肌肉活检:一般于发病后10天以上,从患者腓肠肌、肱二头肌或三角肌处摘取米粒大小的肌肉组织,经组织压片后镜检查找幼虫囊包。但10天以内的早期患者或轻度感染者常难以检获虫体,且受取样的范围和数量所限,肌肉活检阳性率约为50%,故阴性结果仍不能排除本病。

3) 体液检查:脑脊液等体液内检测旋毛虫幼虫。

(2) 免疫学诊断:旋毛虫抗原具较强的免疫原性,故免疫学诊断有重要意义,通过免疫学方法检测患者血清中特异性抗体已成为当前诊断旋毛虫病的首选方法。常用的方法有IFA、ELISA、Western印迹等,阳性率均高达90%以上。

(3) 其他:外周血中嗜酸性粒细胞增多亦是诊断旋毛虫病的一个重要线索,占白细胞总数的10%~40%,甚至更高。感染后7天开始增高,16天左右达到高峰。血清中肌酸磷酸激酶、乳酸脱氢酶活性亦明显增高。

(三) 流行与防治

1. *流行* 旋毛虫病呈世界性分布,曾在欧洲和北美国家严重流行,通过严格的猪肉检疫,其发病率已明显下降。大洋洲,非洲,亚洲的印度、印度尼西亚、老挝、朝鲜也有病例报道。我国除海南、台湾外,其他省(区、市)都有动物感染旋毛虫病报道。

旋毛虫病为动物源性寄生虫病,现已发现自然界中150多种动物可作为其宿主,感染率较高的有猪、野猪、犬、鼠、猫等,猪是人体旋毛虫病的主要传染源。伴随居民饮食习惯的变化,近年来发生多起食羊肉、马肉及野猪肉等引发本病暴发流行,野生动物和马也已成为北美、欧洲地区旋毛虫病的主要传染源。人旋毛虫病的流行具地方性、群体性、食源性的特点。根据1964~2009年我国12个省(区、市)发病统计,西南地区(云南、西藏、广西、四川)、中部地区(湖北、河南)、东北三省(辽宁、吉林、黑龙江)为主要流行区。

2. *防治* 应采取综合性防治措施。目前,治疗旋毛虫病的首选药物为阿苯达唑,其疗效好,毒副作用小;甲苯咪唑、噻苯唑也有较好疗效。

(1) 改变不良饮食习惯:加强健康教育,改变不良的饮食习惯,不食生的或未熟透的肉类及肉类制品是预防本病的关键。囊包内幼虫抵抗力较强,-15℃可存活20天,腐肉中可存活2~3个月。烤、熏、暴晒、腌制均不能将幼虫杀死。但幼虫不耐热,加热至70℃很快死亡。

(2) 加强肉类检疫:未经检疫的肉类严禁上市。

(3) 改善猪的饲养方法:提倡圈养,加强猪饲料的管理。

(4) 消灭鼠类。

二、广州管圆线虫

广州管圆线虫(*Angiostrongylus cantonensis*)是由我国学者陈心陶于1935年首先于广州家鼠肺动脉和心脏内

发现、描述并命名的虫体。其成虫寄生于鼠类肺部血管，幼虫可侵犯人体中枢神经系统引起嗜酸性粒细胞增多性脑膜炎或脑膜脑炎。

（一）形态与生活史

1. 形态　成虫细线状，角皮透明光滑，体表有细微环形横纹。头顶中央有一小圆口，无口囊，食管棍棒状。雌虫大小为（17~45）mm×（0.3~0.66）mm，头端略圆，咽管短，尾端呈斜锥形，子宫和肠管相互缠绕形成明显的螺旋纹，阴门开口于肛门前。雄虫大小为（11~26）mm×（0.21~0.53）mm，乳白色，尾端向腹面卷曲，形成较小的交合伞，交合伞对称、呈肾形。第三期幼虫大小为（0.462~0.525）mm×（0.022~0.027）mm，头端稍圆，尾部顶端骤然变尖细，体表有两层外鞘，食管长，体内可见肛门、生殖原基。第四期幼虫体长约为第三期幼虫的 2 倍，肠内充满折光颗粒，可区分出雌、雄虫。第五期幼虫的体长和宽较第四期幼虫均增加，雌虫阴门已形成，生殖器位于虫体后半部，雄虫尾部交合刺和交合伞清晰可见，交合伞似成虫（图 3－10，二维码 3－21）。

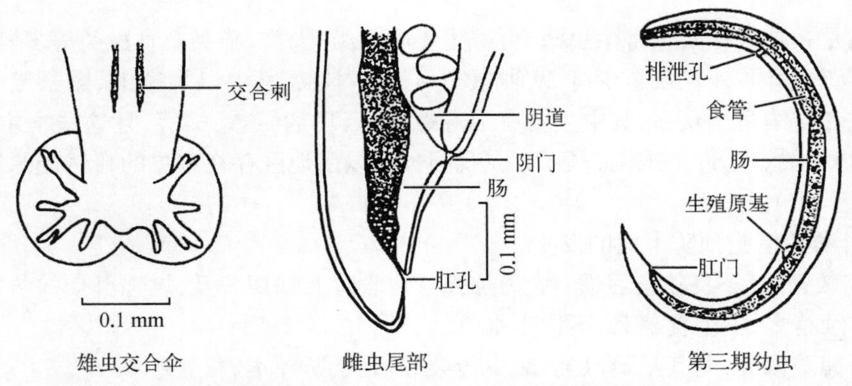

图 3－10　广州管圆线虫模式图（引自陈艳、叶彬，2015）

2. 生活史　成虫寄生于终宿主鼠类的肺动脉，偶见于右心。雌虫在肺动脉产卵，虫卵随血流到达肺毛细血管，在动脉末梢处形成栓塞并发育孵出第一期幼虫。第一期幼虫穿毛细血管壁入肺泡，沿呼吸道上行至咽，经吞咽入肠道，后随宿主粪便排出体外。第一期幼虫在外界潮湿或有水的环境中可存活 2~3 周。当第一期幼虫主动钻入或被吞入中间宿主螺类或蛞蝓体内后，在其肺、肾等内脏及肌肉等处蜕皮 1 次，发育为第二期幼虫，2 周后再蜕皮 1 次发育为第三期幼虫（感染期幼虫）。鼠类吞食含有感染期幼虫的中间宿主、转续宿主或被感染期幼虫污染的食物或水，第三期幼虫进入鼠消化道，在其胃内脱去鞘膜后穿肠壁入小血管，随血流到全身各处，但多数虫体经颈总动脉到达脑部，在蛛网膜下腔经 2 次蜕皮发育为第五期幼虫，后经脑静脉系统通过右心到达肺动脉定居并发育为成虫（二维码 3－22）。从第三期幼虫感染终宿主至粪便检出幼虫需要 6~7 周。

广州管圆线虫对人体的感染方式、在人体内移行、发育过程与鼠类相同，但一般认为人是其非适宜宿主，人体内虫体常不能进入肺脏发育为成虫，而滞留在中枢神经系统，也可出现在眼前房、眼后房、视网膜等处。虫体常停留在第四期幼虫或性未成熟的成虫早期阶段。有于 2 岁以下婴幼儿尸检的肺内发现本虫成虫的临床报道，提示若人体内幼虫有机会进入肺脏亦可发育为成虫。

（二）致病与实验诊断

1. 致病　广州管圆线虫病是由于幼虫在人体多个组织器官移行中，虫体机械性刺激及分泌物、代谢物的毒性作用所致，是一种幼虫移行症。主要病理改变为充血、出血、组织损伤，以及由嗜酸性粒细胞、巨噬细胞、淋巴细胞、浆细胞浸润形成的肉芽肿性炎症反应。虫体主要侵犯中枢神经系统，导致嗜酸性粒细胞增多性脑膜炎或脑膜脑炎。患者以脑脊液中嗜酸性粒细胞显著升高为特征。虫体还可侵犯小脑、脑干、脊髓、脑神经、脊神经。患者常表现为中枢神经系统受损，最明显的症状为急性剧烈头痛、颈项强直、发热、恶心、呕吐、精神异常等，严重者可出现嗜睡、昏迷、意识障碍、瘫痪等甚至死亡。

2. 实验诊断　该病应依据流行病学史、临床表现、实验室检查等予以综合性诊断。近期（常为 1 个月内）有过食生的或半生的含有本虫的中间宿主（淡水螺、蛞蝓等）、转续宿主（淡水鱼、虾、蟹、蛇、蛙等），或与中间宿主、转续宿主有密切接触史等流行病学史有助诊断。

（1）病原学诊断：自脑脊液内或眼内等部位查见幼虫或成虫可确诊，但是检出率很低。通过尸体解剖可在患者脑组织内发现幼虫或成虫。在患者所食用中间宿主、转续宿主体内检获幼虫有助于本虫诊断。

（2）免疫学诊断：采用ELISA、IFA等方法检测患者血液或脑脊液中广州管圆线虫抗体或循环抗原。

（3）其他：血常规检查可见嗜酸性粒细胞显著增高。脑脊液检查可有脑脊液压力增高，嗜酸性粒细胞增多。

（三）流行与防治

1. 流行　广州管圆线虫病主要分布于热带和亚热带地区，包括东亚、东南亚、南亚、美洲、大洋洲的30余个国家和地区。我国已有十余个省（区、市）有病例报道，主要在台湾、香港、广东、福建、浙江、云南和北京，多数为散在发病，但也有群体性暴发流行，如2002年发生在福建省福州市和2006年发生在北京市的因食用福寿螺而感染本虫的报道。

广州管圆线虫病是一种人兽共患寄生虫病，可寄生于啮齿类、犬类、猫类及食虫类等多种哺乳动物体内。鼠类是本虫的主要传染源，国内、外发现至少有29种鼠类可感染本虫，其中以褐家鼠、黑家鼠、黄胸鼠多见。广州管圆线虫的中间宿主和转续宿主众多，其中主要有福寿螺、褐云玛瑙螺、蛞蝓等，且这些宿主与人群饮食关系密切，与本病的传播密切相关。据近年来调查显示，在我国长江以南地区存在本虫的自然疫源地，如浙江、江西、福建、广东、广西等省（区、市）。

2. 防治　综合防治措施预防本病的发生。

（1）加强卫生宣教，改变不良饮食习惯：大力加强宣传教育及知识普及，增强群众的防病意识，不食生的或半生的中间宿主及转续宿主，不生食蔬菜，不饮生水。

（2）防鼠灭鼠：捕杀鼠类，尤其是野鼠类，减少传染源，利于防控本病。

（3）积极治疗患者：病原治疗上阿苯达唑疗效确切，病原治疗时应配合对症支持治疗，以减少虫体死亡引起的脑、脊髓不良反应；眼部广州管圆线虫病应手术治疗取出虫体。

（周秀芝）

三、其他

（一）棘颚口线虫

棘颚口线虫（*Gnathostoma spinigerum*）主要寄生于犬、猫、虎、狮、豹等动物胃壁内，偶可寄生于人体，引起颚口线虫病（gnathostomiasis）。

1. 形态　成虫，较粗壮，圆柱形，头尾两端略向腹面弯曲，活体鲜红色、略透明。头端呈球形膨大，上有8圈小钩，口周有1对肥厚口唇。虫体前部和近尾端处被有许多体棘，其形状和数目是虫种分类的依据之一。雄虫长11~25 mm，末端膨大成假交合伞，有4对柄乳突，交合刺1对，不等长。雌虫长25~54 mm，阴门位于虫体中后部。虫卵，椭圆形，大小（65~70）μm×（38~40）μm，棕黄色，表面粗糙不平，一端有一帽状透明塞，卵内含1~2个细胞（图3-11，二维码3-23）。第三期幼虫常盘曲呈"6"字形，长约4 mm，头顶部有唇，头球上有4圈小钩，其形状和数目有重要的虫种鉴别意义。周身被有单齿体棘，列数200以上，体棘由前向后逐渐变得短而稀，前部的棘长10 μm，后部仅为2 μm。食管分肌性和腺性2部分。体前1/4处有4个肌质管状颈囊，分别开口于头球内的气室中，内含浆液，此结构对头球的膨胀和收缩有重要作用。

2. 生活史　棘颚口线虫的终宿主主要是犬、猫、虎、狮等动物，成虫寄生于宿主胃壁的瘤块中，瘤块破溃后，虫卵进入胃肠道并随粪便排出体外，在27~31℃水中经7天孵出第一期幼虫，幼虫被第一中间宿主剑水蚤吞食，在其体腔内经7~10天发育为第二期幼虫。当感染的剑水蚤被第二中间宿主淡水鱼（泥鳅、黄鳝、墨鱼等）吞食后，多数幼虫穿肠壁移行至肌肉，约1个月后形成第三期幼虫，此为感染期幼虫，外有囊壁包裹。当终宿主吞食感染的鱼后，第三期幼虫在胃中脱囊并穿过肠壁，经肝脏移行至肌肉和结缔组织中，后又返达胃壁，在黏膜下形成瘤块，逐渐发育为成虫。一般情况下，宿主胃壁上只形成1个瘤块，每个瘤块内有1至数条虫体寄生。自终宿主感染虫体至粪便中出现虫卵约需要100天。

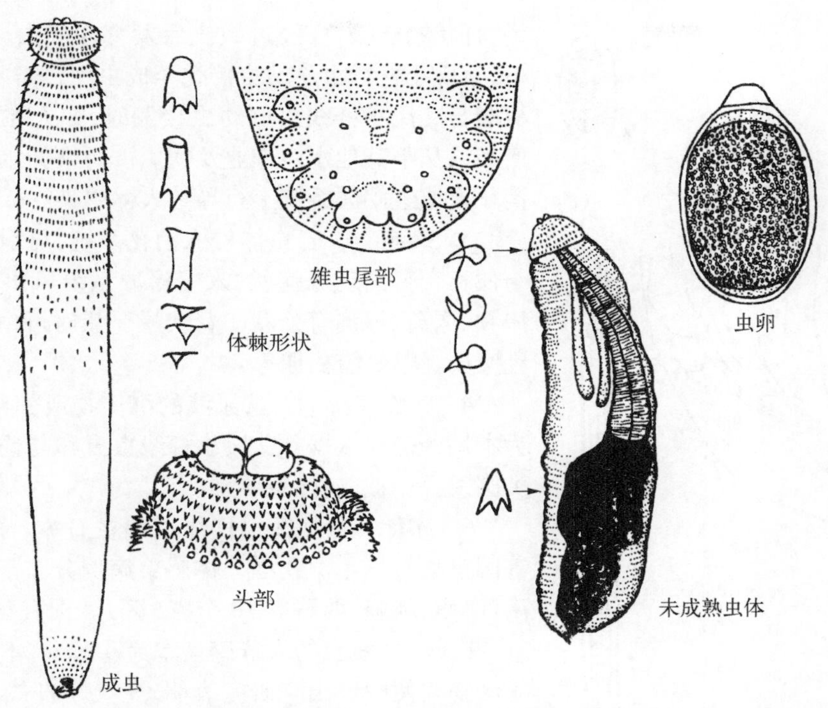

图3-11　棘颚口线虫模式图(引自陈艳、叶彬,2015)

有些动物如蟹、蛙、蛇、龟、鸡、鼠、猪及灵长类动物等食入了感染的鱼后,幼虫不能继续发育,仍停滞为第三期幼虫状态,这些动物成为转续宿主。人是本虫的非适宜宿主,可因生食或半生食含第三期幼虫的鱼类或转续宿主而感染。人体感染后,虫体多停滞为第三期幼虫或未完全性成熟的成虫阶段。

3. 致病　本虫的主要致病机制是幼虫移行造成的机械性损害,以及虫体分泌的毒素引起的化学性刺激。根据病变部位分为皮肤型和内脏型颚口线虫病。皮肤型表现为皮肤表面出现匐行疹或皮下游走性包块,包块可发生于面颊、颈部、手臂、胸腹、背部等全身各处,如蚕豆或鸡蛋大小,伴有局部皮肤红肿。内脏型因虫体在呼吸、消化、泌尿、神经等系统内移行,可引起组织器官出现炎症反应,伴有大量嗜酸性粒细胞、中性粒细胞、淋巴细胞、浆细胞浸润。临床表现因受累的器官不同而异,如累及肺部可出现胸痛、咳嗽等;侵入胃肠道可引起腹痛、腹泻、便秘等症状;移行至脊髓和脑部可引起嗜酸性粒细胞性脑脊髓炎等。

4. 实验诊断　颚口线虫病的确诊依据是自病变组织中取出虫体。无明显体表损害者,可以免疫学方法(如皮内试验、ELISA、沉淀反应等)作为辅助诊断。

5. 流行　棘颚口线虫是重要的人兽共患寄生虫之一,主要分布于亚洲,包括日本、泰国、柬埔寨、越南、印度等国,以日本和泰国流行较为严重。本虫在我国分布广泛,犬、猫的感染率很高,人体病例较少。人体感染主要因为生食或半生食含有感染期幼虫的鱼类或转续宿主的肉类所致。

6. 防治　棘颚口线虫病是一种食源性寄生虫病,预防要加强卫生宣传教育,注意饮食卫生,不食生的或半生的鱼、禽类等肉制品;加强犬、猫等动物的普查与管制。皮肤型颚口线虫病的治疗以手术取出虫体为主,药物可选用噻苯唑、阿苯达唑等。

(二) 艾氏小杆线虫

艾氏小杆线虫(*Rhabditis axei*)又称艾氏同杆线虫(*Rhabditella axei*),主要在污水和腐败植物等外界环境中营自生生活,偶可寄生于人体,引起艾氏小杆线虫病(rhabditelliasis axei)。

1. 形态　成虫乳白色,细线状,体表光滑。口孔近似圆筒形,食管呈杆棒状,前后各有1个咽管球。尾部细长,末端尖细如针。雄虫长约1.2 mm;雌虫长约1.5 mm,生殖器官为双管型,子宫内含虫卵4~6个。虫卵椭圆形,无色透明,大小(48~52) μm×(28~32) μm,卵壳薄而光滑,与卵细胞间有明显的间隙,与钩虫卵相似,但较小(图3-12)。

2. 生活史　艾氏小杆线虫营自生生活,常生活在污水和腐败的植物中,雌、雄虫交配产卵,卵孵出杆状

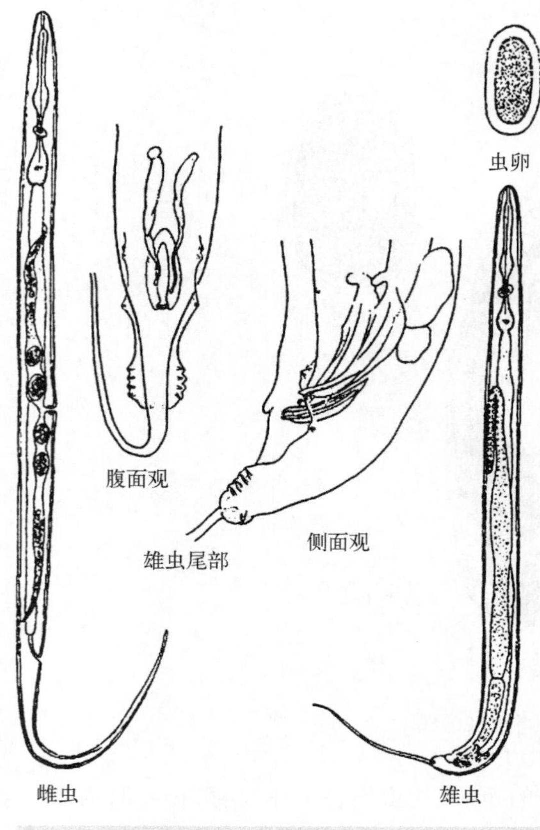

图 3-12 艾氏小杆线虫模式图
（引自陈艳、叶彬，2015）

蚴，杆状蚴能摄食，经过蜕皮后发育为成虫。在适宜的外界条件下，艾氏小杆线虫从幼虫孵化至成虫死亡需要 10～22 天。当人有机会与艾氏小杆线虫的幼虫接触时，如人在污水中游泳、捕捞水产品或从事其他水中作业及饮用被污染的水时，幼虫可经口进入消化道或经泌尿系统上行导致人体感染。

3. 致病　若虫体侵入消化系统，可引起腹痛、腹泻或腹泻与便秘交替出现等症状；入侵泌尿系统可出现发热、腰痛、血尿、尿频、尿急、尿痛等症状。肾实质受累时可出现下肢和阴囊水肿、乳糜尿、脓尿、蛋白尿等。

4. 实验诊断　从尿液的沉淀物或粪便中检出虫体或虫卵为本病的确诊依据。艾氏小杆线虫虫卵与钩虫卵相似，成虫与粪类圆线虫相似，应注意鉴别。

5. 流行　艾氏小杆线虫病在日本、墨西哥、以色列、伊朗等国家均有发生。我国人体感染病例分布于湖北、湖南、贵州、云南、海南、新疆、西藏等 16 个省（区）。据我国 2014～2016 年的调查，艾氏小杆线虫的人群感染率为 0.2‰。本虫曾在犬、兔、猴、鼠等动物粪便中检出。研究表明，艾氏小杆线虫虫卵抵抗力强，在人工胃液（pH 1.4）中可存活 24 h；生活史各虫期对人工肠液（pH 8.4）均有较高的耐受性；虫体能在肾炎、乳糜尿患者的尿液中生长发育，但在正常尿液中很快死亡。

6. 防治　预防本病要注意个人卫生和饮水卫生，避免饮用和接触污水及腐败的植物。治疗药物有阿苯达唑、甲苯咪唑等。

（三）结膜吸吮线虫

结膜吸吮线虫（*Thelazia callipaeda*）是一种主要寄生于犬、猫等动物眼结膜囊内的线虫，也可寄生于人体眼部，引起结膜吸吮线虫病（thelaziasis）。因首例人体感染病例在我国发现，且多流行于亚洲，故又称华裔吸吮线虫病或东方眼虫病。

1. 形态　成虫（图 3-13，二维码 3-24）细长线状，在人结膜囊内寄生时呈淡红色，离开人体后为乳白色。除头尾两端外，体表密布边缘锐利的环形皱褶，侧面观呈锯齿状。雄虫大小为（4.5～17.0）mm×（0.2～0.8）mm，尾端向腹面弯曲，由泄殖腔伸出 2 根交合刺，长短不一、形状各异。雌虫大小为（7.9～20.0）mm×（0.3～0.7）mm，生殖系统为双管型，子宫内充满大小不等的虫卵，近阴门端的虫卵逐渐发育为盘曲状的幼虫，雌虫直接产出幼虫。初产出的幼虫大小为（350～414）μm×（13～19）μm，外被鞘膜，尾部连接一膨大的鞘膜囊。

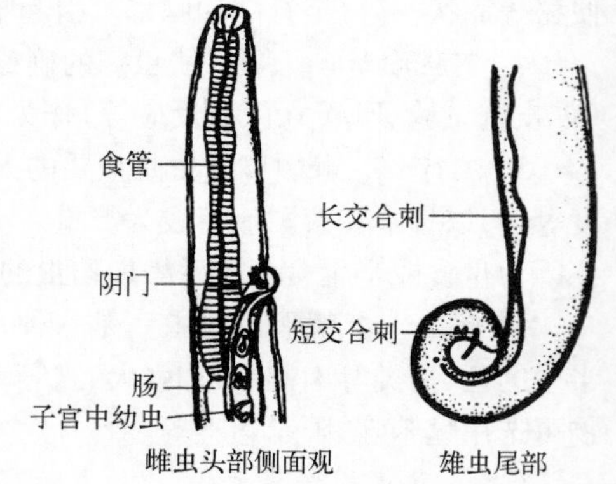

图 3-13 结膜吸吮线虫模式图
（引自罗恩杰，2020）

2. 生活史　结膜吸吮线虫的终宿主主要是犬、猫等哺乳动物，人偶尔可作为其终宿主；中间宿主为蝇类，如冈田绕眼果蝇（*Amiota okadai*）。成虫主要寄生于眼结膜囊和泪管内，雌虫产幼虫于结膜囊内。当中间宿主蝇类舐食宿主眼部分泌物时，幼虫进入蝇的消化道，穿过中肠侵入血腔，经 2 次蜕皮发育为感染期幼虫并移至蝇的口器。当蝇再次舐吸其他宿主眼部时，感染期幼虫自口器逸出进入终宿主眼部，经 15～20 天 2 次蜕皮发育为成虫。从感染期幼虫进入终宿主至发育为成虫需要 1～2 个月，成虫寿命可达 2 年以上。

3. 致病　结膜吸吮线虫主要寄生于人眼结膜囊内，以上结膜囊外眦部多见。此外，也可寄生于前房、泪腺、泪小管、眼睑及结膜下等处。寄生数目一般 1～20 条。虫体寄生时，其体表锐利的环纹对眼部的摩擦及虫体分泌物、排泄物的刺激等可导致眼部发生炎症反应及肉芽肿形成。多侵犯单眼，少数病例可累及双眼。感染后患者可有眼部异物感、畏光、流泪、疼痛、分泌物增多、结膜充血等表现，视力一般不受影响。严重感染者可出现角膜混浊、眼睑外翻等。若虫体寄生于前房，可有眼前丝状物飘动感、房水混浊、眼压升高、瞳孔扩大、视力下降等。若泪小管受损可引起泪点外翻等。婴幼儿感染后有不敢睁眼和用手抓眼的表现，家长可发现患儿眼球有白色细小的虫体爬行。

4. 实验诊断　对疑似本病的患者，可取其眼部分泌物，压片镜检，如发现初产幼虫即可确诊；或检查患者结膜囊，如发现疑似虫体，可用镊子或棉签取出，置于生理盐水中，镜检。

5. 流行　结膜吸吮线虫是一种人兽共患寄生虫，主要分布于亚洲，包括日本、印度、菲律宾、缅甸、泰国、朝鲜等国家。首例人体感染病例于1917年发现于我国北京和福建，迄今国内已报道病例近400例，分布于26个省(区、市)，以江苏、安徽、湖北、河南、山东等地多见。传染源主要为家犬，其次是猫、兔等动物。冈田绕眼果蝇是我国结膜吸吮线虫的中间宿主和传播媒介。感染者以婴幼儿居多，感染季节以夏秋季为主。

6. 防治　预防本病要注意个人眼部卫生，保持眼部清洁；搞好环境卫生，防蝇、灭蝇，清除果蝇滋生地；加强犬、猫等动物的管理。治疗可用1%丁卡因、1%~2%可卡因溶液滴眼，使虫体自行爬出，或用镊子取出。

(四) 麦地那龙线虫(几内亚龙线虫)

麦地那龙线虫(*Drancunculus medinensis*)成虫寄生在人和多种哺乳动物组织内，引起麦地那龙线虫病(dracunculiasis)。

1. 形态　成虫粗线状，乳白色，体表光滑，密布环纹。雄虫大小(12~40) mm×0.4 mm，尾端向腹面卷曲，具交合刺2根。雌虫大小(60~120) cm×(0.9~2.0) mm，成熟雌虫生殖系统发达，为双管型，子宫内含大量第一期幼虫(杆状蚴)。杆状蚴大小(550~760) μm×(15~30) μm，体表具有显著的纤细环纹，前端钝圆，尾端尖细，尾部约占体长的1/3。

2. 生活史　成虫寄生于终宿主腹股沟、腋窝等处。雌、雄虫交配后，雄虫在数月内死亡，雌虫进一步发育成熟，并移行至四肢、臀部、背部等处的皮下组织，产出大量的杆状蚴。幼虫产出期间可引起宿主发生严重的超敏反应，使皮肤形成水疱、破溃等。当病变部位与冷水接触时，雌虫头端从破溃的皮肤伸出，体壁和子宫破裂，将幼虫释放入水。幼虫产出后，伸出的部分崩解，其余回缩至皮下组织内。这一过程可重复出现，直至幼虫产尽、雌虫死亡，伤口愈合。杆状蚴在水中运动活泼，若遇到中间宿主剑水蚤可被其吞食，在适宜条件下经12~14天，发育为感染期幼虫。当人或动物喝生水时，含有感染期幼虫的剑水蚤可随饮水进入体内，幼虫在十二指肠逸出，钻入肠壁，经肠系膜、体腔移行至皮下结缔组织，约经3个月发育至性成熟，雌、雄虫穿过皮下结缔组织到达腹股沟、腋窝等处寄生。

3. 致病　麦地那龙线虫的致病作用包括以下几项。

(1) 雌虫移行至皮肤时可导致皮肤出现条索状硬结或肿块。

(2) 释放的大量幼虫分泌物、排泄物等可刺激宿主产生强烈的超敏反应，引起荨麻疹、血管性水肿，伴有发热、头晕、恶心、腹泻等全身症状及血中嗜酸性粒细胞增多等。

(3) 自皮肤破溃处逸出的幼虫可引起皮肤丘疹、水疱、脓疱、蜂窝织炎、溃疡等。水疱内为黄色无菌性液体，镜下可见大量巨噬细胞、淋巴细胞和嗜酸性粒细胞浸润。如继发感染可致脓肿。

(4) 其他：虫体可侵犯神经系统引起瘫痪；可累及眼、心脏及泌尿生殖系统，引起相应部位的病变；寄生在深部组织内的虫体死亡钙化可致邻近关节和滑膜的炎症；变性的虫体也可释放大量抗原，诱发无菌性囊液性脓肿。

4. 实验诊断　本病的诊断方法有：① 检查患者皮肤上的典型水疱。当水疱破溃后，用少量冷水置于伤口上，取伤口表面液体，涂片镜检，查见活跃的幼虫即可确诊。② 若发现成虫自伤口伸出，亦可确诊。③ 有皮下肿块者可自肿块内取出成虫鉴定。④ 有深部脓肿者可抽取脓液，涂片镜检幼虫。

5. 流行　麦地那龙线虫病是一种人兽共患寄生虫病，分布广泛，以亚洲、非洲等热带和亚热带地区流行较为严重。本病在20世纪曾严重危害着人类的健康，1986年世界卫生组织制定了全球消灭麦地那龙线虫病的战略规划，经过多年的努力，全世界每年发病数从1 000万下降至1998年的不足8万。在我国，家畜感染的报道较多，而人体病例至今仅1995年王增贤等报告的1例。人的感染多因饮用含剑水蚤的生水。动物保虫宿主有犬、猫、马、牛、狼、猴等。好发人群多为青壮年，夏秋季发病最多。

6. *防治* 预防本病的关键措施是注意饮水卫生,不饮生水。当发现有虫体露出皮肤时,先用冷水置于伤口上,使雌虫伸出产幼虫,用一根小棒慢慢卷住虫体向外拉出数厘米,每天 1 次,直至将虫体全部取出;也可手术取虫。治疗药物有甲硝唑、甲苯咪唑等。

(五) 肾膨结线虫

肾膨结线虫(*Dioctophyma renale*)是一种大型寄生线虫,俗称巨肾虫(the giant kidney worm),成虫寄生于多种哺乳动物,如犬、狼、貂、褐家鼠等的肾脏及腹腔内,偶可感染人体,引起肾膨结线虫病(dioctophymiasis renale)。

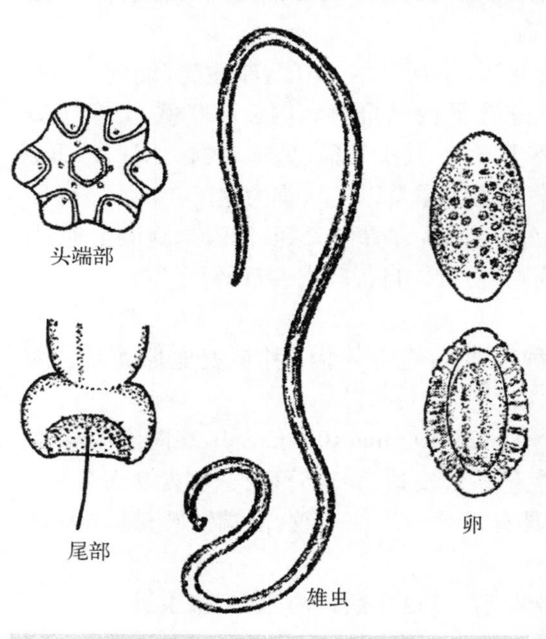

图 3-14 肾膨结线虫模式图
(引自陈艳、叶彬,2015)

1. *形态* 成虫圆柱形,活时呈血红色,体表有横纹。口孔位于顶端,周围有 2 圈乳突。虫体两侧各有一行乳突。雄虫尾端有钟形无肋的交合伞及 1 根交合刺。雌虫肛门位于尾端,呈卵圆形。阴门开口于体前端的腹面中线上。虫体大小因宿主不同差别较大,寄生于犬、狼体内的成虫较大,而人体的则发育较差,雄虫大小为(9.8~10.3) cm×(0.12~0.18) cm,雌虫大小为(16~22) cm×(0.21~0.28) cm。虫卵椭圆形,大小为(60~80) μm × (39~46) μm,棕黄色,卵壳较厚,除两端外,表面有许多明显的小凹陷(图 3-14,二维码 3-25)。

2. *生活史* 肾膨结线虫成虫主要寄生于终宿主的肾脏,虫卵随尿液排出体外进入水中,发育为含有第一期幼虫的卵(含蚴卵)。含蚴卵被中间宿主寡毛类环节动物吞食后,在其体内孵出第一期幼虫,并发育为感染期幼虫。食草动物可因食入水中或水生植物上的寡毛类环节动物而感染。淡水鱼、蛙等可作为本虫的转续宿主,食肉动物主要因吞食转续宿主的肉而感染。人的感染兼具上述两种方式,感染期幼虫进入人体消化道后,穿过肠壁随血流至肾盂发育为成虫。此外,虫体亦可在腹腔、肝脏、膀胱、卵巢、子宫等处寄生。

3. *致病* 肾膨结线虫主要寄生于肾脏,导致肾脏体积显著增大。病理检查可见多数患者在肾盂背部有骨质板形成,边缘有透明软骨样物。肾小球和肾盂黏膜乳头变性,肾盂内可见大量的红细胞、白细胞或脓液等。虫卵表面凝结的黏稠物和虫体死亡后残存的表皮,可形成结石的核心。病变晚期肾发生萎缩,对侧肾出现代偿性肥大。临床表现为腰痛、尿频、反复血尿,尿中有时可见排出的虫体,可并发肾盂肾炎、肾结石、肾功能障碍等。当尿路阻塞时可有急性尿中毒症状。此外,若虫体寄生于腹腔,可引起腹膜炎。若寄生于其他泌尿生殖道则可引起相应部位的病变。

4. *实验诊断* 从尿液中检出虫体或虫卵是确诊本病的依据。若虫体寄生于泌尿系统以外的部位,或体内仅有雄虫寄生时则无法查出虫卵。

另外,尿道造影、B 超或 CT 检查有助于疾病的诊断。

5. *流行* 肾膨结线虫分布广泛,主要感染犬、貂等动物,人体感染报道较少,国内最早由张森康于 1981 年报道,迄今共报道人体病例 14 例,散在分布于湖北、广东、江苏、河南、四川、山东等省。

6. *防治* 预防本病的主要措施是加强卫生宣传教育,不食生的或未煮熟的鱼肉、蛙肉、蔬菜等,不喝生水。治疗药物有阿苯达唑和噻嘧啶等,需要反复用药多个疗程。亦可手术取虫治疗。

(六) 犬弓首线虫

犬弓首线虫(*Toxocara canis*)又称犬弓蛔虫,是犬科动物常见的肠道寄生线虫,以幼犬的感染率为高。幼虫可寄生于人体,引起幼虫移行症。犬弓首线虫是导致人体幼虫移行症最常见的病原体之一,目前全世界报道其引起的内脏幼虫移行症(visceral larva migrans, VLM)已近千例,本虫日益受到重视。

1. *形态* 成虫浅黄色,虫体头端向腹面弯曲,头端具 3 个唇瓣,两侧有小刃状颈翼,横切面可见里层具有深裂状翼心结构。咽管后端无肌质球,食管与肠管接连处有 1 个小胃。雌虫长 6.5~10 cm,尾部平直,阴门位于体中部之前,子宫总管甚短。雄虫长 4~6 cm,尾部弯曲,末端有 1 个指状突起,肛门周围有乳突数对。2 根交合刺，长短不等。虫卵近球形，黄褐色，大小（65～68）μm×（64～72）μm，卵壳较厚，虫卵表面有许多凹凸不平的蜂窝状凹陷（二维码 3－26）。

2. 生活史　犬弓首线虫的终宿主是犬、狼、獾、猫等动物，成虫寄生于小肠。虫卵随粪便排出体外，在适宜条件下，约经 5 天发育为感染性卵。当幼犬吞食了感染性虫卵后，幼虫在肠道内孵出，穿过肠壁随血流至肺，在肺泡经蜕皮后，沿细支气管、支气管、气管逆行至咽，随吞咽进入小肠，经 2 次蜕皮发育为成虫。若感染性虫卵被成犬，尤其是感染过本虫已获得免疫力的犬吞食后，幼虫经肠壁入血流后，不能由肺移行至小肠，而是到达其他组织器官，停止发育呈休眠状态。

3. 致病　人是犬弓首线虫的非适宜宿主，若误食感染性虫卵，幼虫不能发育成熟，而在组织器官中移行，引起幼虫移行症。本虫是引起人体内脏幼虫移行症的主要病因之一。病变好发于肝、肺、脑、眼、心、肾等组织器官，以肝脏最为常见，病理特点为组织炎症反应和形成嗜酸性肉芽肿。病情的严重程度与虫体的数量、机体的免疫反应及受累部位等有关。感染后早期可无明显临床症状，或仅有发热、乏力、食欲减退等。若虫体侵入肝脏时，可引起右上腹疼痛、恶心、呕吐、肝大及压痛等；侵犯肺可表现为发热、咳嗽、哮喘、呼吸困难等；累及脑部可出现发热、头痛、癫痫、行为障碍、抽搐、惊厥、昏迷等；寄生眼部时，可引起眼幼虫移行症（ocular larva migrans，OLM），表现为角膜炎、虹膜睫状体炎、视网膜脉络膜炎、视神经炎等。此外，犬弓首线虫可引起异食癖，Gonzalez 等报道 16 例儿童弓首线虫病中，13 例有异食癖，伴嗜酸性粒细胞增多。

4. 实验诊断　诊断犬弓首线虫病可取组织穿刺物或手术切取病灶做组织切片检查，如在嗜酸性肉芽肿中查到幼虫即可确诊。免疫学方法对本病的诊断具有重要意义，犬弓首线虫幼虫的排泄/分泌抗原（TES－Ag）可刺激机体产生高效价抗体，检测受检者血清中的抗体有助于本病的诊断。

5. 流行　犬弓首线虫呈世界性分布，犬的感染率较高，人体感染病例在中国、美国、英国、加拿大、澳大利亚、菲律宾、马来西亚等国家均有报道。传染源主要是病犬，尤其是幼犬。据调查，每克幼犬粪便中含有 1 万～1.5 万个虫卵。人可通过与家犬密切接触或食入被虫卵污染的食物及水而感染，好发人群多为儿童。

6. 防治　预防犬弓首线虫病要避免与犬接触；注意个人卫生和环境卫生，犬粪要及时清扫并堆积发酵，避免污染周围环境；对病犬要定期驱虫治疗。驱虫药物有乙胺嗪、噻苯唑、阿苯达唑等。

（七）猫弓首线虫

猫弓首线虫（*Toxocara cati*）又称猫弓蛔虫，成虫主要寄生于猫和猫科动物体内，幼虫偶可寄生于人体，引起内脏幼虫移行症。

1. 形态　似犬弓首线虫。成虫体前端向腹面弯曲，颈翼呈梨形，短而宽，上有横纹，横切面可见翼心甚短，仅占翼的外半，与犬弓首线虫的深裂状翼心有明显区别。咽管后端有肌质球。雌虫长 4～10 cm，阴门位于体前 1/4 处，子宫总管甚长。雄虫长 3～6 cm，尾端有数对乳突，其排列方式与犬弓首线虫不同，交合刺 2 根，不等长。虫卵近圆形，直径 67～75 μm，卵壳较薄，表面有许多蜂窝状凹陷。

2. 生活史　猫弓首线虫的生活史过程与犬弓首线虫相似。终宿主是猫科动物，成虫寄生于小肠。虫卵随粪便排出，在外界发育为感染性卵，被猫食入，在肠道内孵出幼虫并侵入血流至肺，逆气道上行至咽，随吞咽进入肠腔发育成熟。若感染性卵被犬、鸡、羊、蟑螂及蚯蚓等动物吞食后，幼虫可在其体内存活。当猫科动物食入这些动物体内的幼虫后，幼虫直接在其肠道内发育为成虫，不需要经肺部等组织器官的移行过程。

3. 致病　人不是猫弓首线虫的适宜宿主，幼虫在人体内寄生、移行可引起内脏幼虫移行症、眼幼虫移行症等。

4. 实验诊断　诊断方法同犬弓首线虫。

5. 流行　猫弓首线虫呈世界性分布，主要宿主是猫，亦可寄生于野猫、狮、豹，偶尔寄生于人体。Akao 等曾报道猫弓首线虫幼虫可引起蒙古沙鼠眼部损伤。

6. 防治　本病的防治原则同犬弓首线虫。

第三节　丝虫

丝虫（filaria）是由节肢动物传播的一类线虫，因虫体细长如丝线而得名。已知可寄生于人体的丝虫有 8 种，即班氏吴策线虫（*Wuchereria bancrofti*）（班氏丝虫）、马来布鲁线虫（*Brugia malayi*）（马来丝虫）、帝汶布鲁线虫（*Brugia timori*）（帝汶丝虫）、罗阿罗阿丝虫（*Loa loa*）（罗阿丝虫）、链尾唇棘线虫（*Dipetalonema streptocerca*）（链尾丝虫）、常现唇棘线虫（*Dipetalonema perstans*）（常现丝虫）、旋盘尾线虫（*Onchocerca volvulus*）（盘尾丝虫）及奥氏曼森线虫（*Mansonella ozzardi*）（奥氏丝虫）。其中，班氏丝虫和马来丝虫引起的淋巴丝虫病和旋尾丝虫引起的盘尾丝虫病严重危害着人类的健康，被列入世界十大热带病之中。

一、班氏丝虫和马来丝虫

在寄生于人体的丝虫中，我国仅流行班氏丝虫和马来丝虫，两者成虫均寄生于人体淋巴系统，引起淋巴丝虫病，传播媒介为蚊。

（一）形态与生活史

1. 形态　两种丝虫成虫形态相似。虫体乳白色，体表光滑，细长如丝线。班氏丝虫雄虫大小（28.2～42）mm×（0.1～0.15）mm；雌虫大小（72～105）mm×（0.2～0.28）mm。马来丝虫雄虫大小（20～28）mm×（0.07～0.11）mm；雌虫大小（50～62）mm×（0.16～0.22）mm。虫体头端略膨大，口周有2圈乳突，雄虫尾端向腹面卷曲2～3圈，生殖系统为单管型。雌虫尾部钝圆，略向腹面弯曲。生殖系统为双管型，阴门位于虫体前端，卵巢靠近体后部，子宫粗大，虫卵由卵巢端向前逐渐发育成熟并形成幼虫，雌虫直接产幼虫，此幼虫称为微丝蚴（microfilaria）。微丝蚴细长，头端钝圆，尾端尖细，外被鞘膜。体内充满圆形或椭圆形的体核，头端无核区为头间隙，体前端1/5处的无核区为神经环。虫体尾端逐渐变细，有无尾核因虫种而异（图3－15，二维码3－27）。两种微丝蚴的主要形态区别见表3－3。

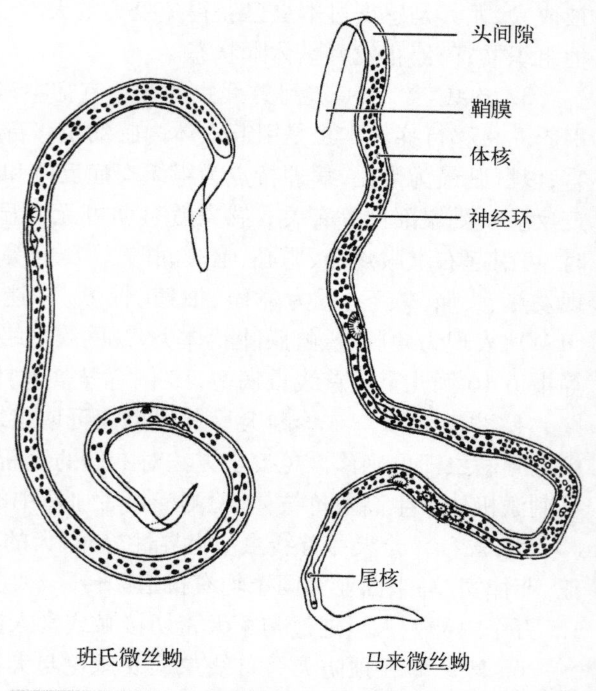

图3－15　班氏微丝蚴和马来微丝蚴模式图（引自陈艳、叶彬，2015）

表3-3　班氏微丝蚴和马来微丝蚴主要形态鉴别

	班氏微丝蚴	马来微丝蚴
大小（μm）	（244～296）×（5.3～7）	（177～230）×（5～6）
体态	弯曲自然、柔和	弯曲僵硬、大弯中有小弯
头间隙（长：宽）	较短（1：1或1：2）	较长（2：1）
体核	圆形，大小均匀，各核分开，排列整齐，清晰可数	椭圆形，大小不等，排列紧密，不易分清
尾核	无	有2个，前后排列

2. 生活史　两种丝虫的生活史相似，均需要经历幼虫在蚊体内和成虫在人体内的发育阶段（二维码3－28）。

（1）在蚊体内的发育：当雌蚊叮吸带有微丝蚴的患者时，微丝蚴被吸入蚊胃内，经1～7 h，脱去鞘膜，穿过胃壁经血腔侵入胸肌，经2～4天，虫体缩短变粗，形如腊肠，称腊肠期幼虫。此后，虫体逐渐变长，内部组织分化，其间需要蜕皮2次，发育为感染期幼虫（丝状蚴）。丝状蚴离开胸肌，进入血腔，多数到达蚊下唇。当蚊再次刺叮吸血时，丝状蚴自蚊下唇逸出并钻入人体皮肤。微丝蚴在蚊体内的发育与温度、湿度有关。最适宜的温度为20～30℃，相对湿度75%～90%。在此条件下，班氏微丝蚴在蚊体内发育至丝状蚴需要10～14天，马来微丝蚴发育需要6～6.5天。

（2）在人体内的发育：感染期幼虫进入人体后的具体移行途径尚未完全清楚。一般认为幼虫先侵入附近的淋巴管，然后移行至大淋巴管和淋巴结，再蜕皮2次，发育为成虫。两种丝虫寄生部位不完全相同，马来丝虫多寄生于上、下肢浅部淋巴系统；班氏丝虫除寄生浅表淋巴系统外，多侵犯深部的淋巴系统，如阴囊、腹股沟、腹腔、精索、肾盂等部位。雌、雄虫交配后，雌虫产出微丝蚴。自感染期幼虫侵入人体至发育成熟并产出微丝蚴需要6~12个月。成虫的寿命一般为4~10年，个别可长达40年。

雌虫产出的微丝蚴多随淋巴液经胸导管入血循环。微丝蚴仅夜晚出现于外周血液，白天则滞留于肺血管中，微丝蚴在外周血液中的夜多昼少现象称为夜现周期性（nocturnal periodicity），其机制目前尚不清楚。两种微丝蚴在外周血液中出现高峰的时间略有不同，班氏丝虫为晚间10时至次晨2时，马来丝虫为晚间8时至次晨4时。微丝蚴的寿命为2~3个月，个别可存活2年以上。

（二）致病与实验诊断

1. 致病　丝虫成虫、感染期幼虫和微丝蚴对人体均有致病性，以成虫为主。致病机制与虫种、虫体数量、寄生部位、机体免疫功能状况及是否有重复感染和继发感染等多种因素有关。潜伏期多为4~5个月，有长达1年甚至更长者，病程可持续数年至数十年。临床表现可分为以下4种类型。

（1）微丝蚴血症：感染者血中可检出微丝蚴，但一般无明显症状，如不治疗可持续10年以上。

（2）急性期：丝虫幼虫和成虫的代谢物、幼虫的蜕皮液、成虫的子宫分泌物、死亡虫体的分解产物等均可刺激机体产生超敏反应，导致淋巴管炎和淋巴结炎。病变早期淋巴管扩张，内皮细胞肿胀增生，管壁及周围组织发生嗜酸性粒细胞、单核细胞等炎症细胞浸润，大量浸润的嗜酸性粒细胞和死亡虫体引起的组织坏死等形成嗜酸性脓肿，导致管壁增厚，管腔阻塞，淋巴管瓣膜功能受损。临床表现有以下几种。

1）淋巴管炎、淋巴结炎及丹毒样皮炎：淋巴管炎多发生于较大的淋巴管，以下肢多见，发作时可见皮下一条红线自上而下离心性蔓延，俗称“流火”或“红线”。淋巴结炎常与淋巴管炎同时发生。当病变波及皮肤浅表微细淋巴管时，局部皮肤可出现弥漫性红肿，状似丹毒，即为丹毒样皮炎，好发部位多见于小腿内侧及内踝上方。

2）精索炎、附睾炎及睾丸炎：主要见于班氏丝虫病，因阴囊内的淋巴管受累所致。

3）丝虫热：除局部症状外，患者常伴有畏寒、发热等全身症状。有的仅有全身症状而无局部表现，可能是深部淋巴管炎和淋巴结炎所致。

（3）慢性期：淋巴系统反复发作的炎症反应可致淋巴管部分或完全阻塞，使淋巴回流障碍，阻塞部位远端的淋巴管内压力增高，造成淋巴管曲张或破裂，淋巴液流入周围组织导致淋巴水肿或淋巴积液。由于阻塞部位不同，临床表现也各异，常见的表现有以下几种（二维码3-29）。

1）象皮肿（elephantiasis）：是慢性丝虫病常见的病变，多见于下肢、阴囊、阴唇、上肢、乳房等处。四肢象皮肿可见于两种丝虫病，阴囊等生殖系统的象皮肿仅见于班氏丝虫病。由于长期淋巴回流受阻，受阻远端出现淋巴水肿，滞留于皮下组织间隙的淋巴液富含蛋白质，刺激皮下纤维组织增生，使局部皮肤和皮下组织明显增厚，粗糙、变硬形成象皮肿，当继发细菌或真菌感染时可加重病情的发展。

2）睾丸鞘膜积液（testicular hydrocele）：多由班氏丝虫所致，当阻塞发生在精索、睾丸淋巴管时，淋巴液可渗入鞘膜腔内，引起睾丸鞘膜积液。

3）乳糜尿（chyluria）：由班氏丝虫引起，由于主动脉前淋巴结或肠干淋巴结受阻，腰干淋巴管压力增加，从小肠吸收的乳糜液反流至肾淋巴管，肾乳头淋巴管曲张、破裂，乳糜液随尿排出，使尿液呈乳白色，如淘米水样，有些地方称为“米汤尿”。

（4）隐性丝虫病：又称热带性肺嗜酸性粒细胞浸润症（tropical pulmonary eosinophilia，TPE），约占丝虫病的1%。临床特点为夜间阵发性咳嗽、哮喘、持续性嗜酸性粒细胞增多和IgE升高，X线检查可见中下肺弥漫性粟粒样阴影。其机制主要是宿主对微丝蚴抗原产生的Ⅰ型超敏反应。

2. 实验诊断

（1）病原学诊断：从患者外周血、体液、尿液或活检物中查到微丝蚴或成虫即可确诊。

1）血检微丝蚴：是诊断丝虫病的主要方法，包括厚血膜法、新鲜血滴法及血液浓集法等。由于微丝蚴具有夜现周期性，取血时间以晚上10时至次晨2时为宜。对于夜间取血不方便者，可采用乙胺嗪白天诱出法。

2）其他体液和尿液的检查：微丝蚴可见于鞘膜积液、淋巴液、乳糜尿、乳糜胸腔积液、乳糜腹水等液体中，可取上述液体直接涂片或离心沉淀，取沉渣染色镜检。

3）活组织检查：对有淋巴结节的患者，可从结节中抽取成虫或切除可疑结节，剥离组织检查成虫，亦可将取下的病灶做病理切片检查。

(2) 免疫学诊断：检测血清中丝虫的抗体或抗原，对丝虫病的诊断有辅助作用。常用的方法有 IHA、IFA、ELISA、Dot－ELISA 等。

(三) 流行与防治

1. 流行　丝虫分布广泛，班氏丝虫呈世界性分布，马来丝虫仅流行于亚洲。全球目前有 73 个国家，近 14 亿人口受到淋巴丝虫病的威胁，感染人数超过 1.2 亿人。丝虫病曾在我国流行非常严重，20 世纪 50 年代，我国受丝虫病威胁人口达 3.3 亿，丝虫病患者 3 099.4 万人，流行区域遍及山东、河南、湖北、安徽、江苏等 16 个省。经过几十年的努力，我国丝虫病的防治工作取得了举世瞩目的成就。2007 年，经世界卫生组织审核认可，我国在全球 83 个丝虫病流行国家和地区中率先消除丝虫病，是全球消除丝虫病进程中的里程碑。

(1) 传染源：血中有微丝蚴的患者和带虫者。

(2) 传播媒介：我国班氏丝虫的主要传播媒介是淡色库蚊(*Culex pipiens pallens*)和致倦库蚊(*C. quinquefasciatus*)，次要媒介是中华按蚊(*Anopheles sinensis*)。传播马来丝虫的主要是中华按蚊和嗜人按蚊(*A. anthropophagus*)。在东南沿海地区，两种丝虫的传播媒介是东乡伊蚊(*Aedes togoi*)。

(3) 易感人群：在丝虫病流行区，人群对丝虫均具有易感性。

(4) 流行因素：温度、湿度、雨量、地理环境等自然因素影响蚊虫的数量、吸血活动及微丝蚴在蚊体内的发育。经济发展水平、环境卫生状况、人的社会活动、医疗条件等社会因素在丝虫病的流行上也起着至关重要的作用。

2. 防治　虽然经过半个多世纪的艰苦努力，我国在丝虫病的防治上取得了巨大成就，但随着我国社会经济的发展、国际交流的加强，尤其是“一带一路”倡议的深入开展，丝虫病的输入将会加大。此外，我国尚存有一定数量的微丝蚴血症者，这类人群是丝虫病重要的传染源，使本病面临着重新流行与传播的风险，因此，目前我国丝虫病的防治工作不容忽视。

(1) 普查普治，控制传染源：及早发现患者和带虫者，及早治疗。治疗首选药物乙胺嗪。乙胺嗪对微丝蚴和成虫均有杀灭作用。此外，呋喃嘧酮和伊维菌素亦有较好疗效。

(2) 防蚊灭蚊，切断传播途径：加强环境治理，清除蚊虫滋生地；在蚊虫活动较多的场所使用杀虫剂杀灭。

(3) 做好消除丝虫病后的监测工作：包括加强人群监测，尤其是对原微丝蚴血症人群和流动人群的监测，及时发现存留的和输入性传染源；加强蚊媒监测等，防止丝虫病重新传播。

(全　芯)

二、其他

(一) 盘尾丝虫

盘尾丝虫成虫寄生在皮下组织的结节中，引起盘尾丝虫病(onchocerciasis)。盘尾丝虫病最主要的特征是致盲，伴有皮肤干燥粗糙、发痒、皮肤结节现象，由于其感染严重可致失明，故又称河盲症。在西非亦称为克鲁克鲁(craw craw 或 kru kru)病，在拉丁美洲称为 Robles 症。

1. 形态　成虫乳白色，半透明，丝线状，常蜷曲在皮下组织里，尾部向腹面卷曲，正如其名。雌虫大小(33.5～50) mm×(0.27～0.40) mm，生殖系统双管型，子宫内胚虫卵至子宫末段时已发育为微丝蚴，阴门开口于食管末端。雄虫大小(19～42) mm×(0.13～0.21) mm。成虫可在宿主体内存活 10 年以上。微丝蚴在子宫内有鞘膜，产出时已脱鞘，大的(28.5～36.8) mm×(0.06～0.09) mm，小的(15～28.7) mm×(0.05～0.07) mm，可能为雌雄之别。微丝蚴头端与尾端无体核。寿命为 1～2 年。

2. 生活史　盘尾丝虫完成生活史需要两个不同的宿主：中间宿主为蚋类，又称黑蝇；终宿主为人，蛛猴和大猩猩有自然感染的报道。雌蚋在叮咬人时，其下唇的感染期幼虫即通过伤口进入皮肤，在皮下组织内蜕皮发育为成虫。成虫常成对或数条缠绕在一起寄居于人体皮下组织，虫体抗原引起宿主免疫反应形成皮肤纤维结节。雌虫受精后至产出微丝蚴需要 7～34 个月。成虫可产微丝蚴 9～11 年。微丝蚴主要在成虫结节附近的结缔组织和皮肤淋巴管内，也可在眼组织，或在尿内发现，无明显周期性。雌蚋叮咬患者皮肤时，微丝蚴进入蚋体内，通过中肠到达胸肌，蜕皮发育为感染期幼虫，并移行至蚋的下唇。当蚋再次叮人时，感染期幼虫即自蚋下唇逸出,进入新的终宿主。从微丝蚴进入蚋体发育为感染期幼虫需要6~7天。

3. 致病　盘尾丝虫的成虫和微丝蚴均有致病性,但以微丝蚴致病为主且较严重。

(1) 成虫致病：成虫寄生于皮下组织导致炎症,随后虫体周围纤维组织增生,形成包围虫体的盘尾丝虫型纤维结节,结节常在感染后一年左右出现,直径从几毫米到数厘米,不痛,质地较硬,结节内含成虫,蜷缩为线球状。结节数可为1个至100多个,多见于枕部和髋部骨凸部位。

(2) 微丝蚴致病：微丝蚴导致的眼部损伤是盘尾丝虫引起的最严重的损伤。微丝蚴可从皮肤经结膜进入角膜,或经血流/神经鞘进入眼后部。微丝蚴侵袭角膜,先引起巩膜炎或结膜充血水肿,接着纤维组织增生,导致角膜混浊,严重者可致失明。微丝蚴死亡后内部抗原释放,亦会引起较强的炎症反应,形成斑痕而损伤视力。死亡微丝蚴抗原也可引起皮肤炎症反应,感染者脸、颈、肩等部位出现急性痒疹,抓破后继发细菌感染。皮肤上常有大小不一的色素沉着区和色素异常消失区,外观形似豹皮,故又称豹皮症。病程较长者,由于皮肤内纤维组织增生,皮肤变厚、变硬,出现裂纹,所以又称为厚皮症。

4. 实验诊断

(1) 病原学诊断：从患者皮肤、眼部、痰液、尿液、淋巴结等处检出微丝蚴即可确诊,也可通过检出盘尾丝虫病结节和纤维化组织中的成虫而证实。

(2) 免疫学诊断：盘尾丝虫抗原及抗体检测可作为辅助诊断。

(3) 分子生物学诊断：DNA探针和PCR技术,敏感性和特异性高,可以区分虫株,适用于低度感染者。

5. 流行　盘尾丝虫病主要流行于非洲、拉丁美洲及西亚的也门和苏丹等33个国家,疫源地常邻近丘陵或山区的河流或溪水。盘尾丝虫患者是本病的唯一传染源,目前没有发现动物保虫宿主,尽管在非洲大猩猩体内发现了自然感染的盘尾丝虫,但似乎并非重要的动物保虫宿主。传播媒介为蚋,人群普遍易感,30岁为发病高峰。我国已有输入性病例报道。

6. 防治　主要的防治措施为治疗患者和预防感染性蚋的叮咬。对皮下组织结节患者可进行手术切除,治疗盘尾丝虫病的首选药物伊维菌素是安全性较好的广谱抗寄生虫药,对盘尾丝虫微丝蚴有显著的杀灭效果,预防盘尾丝虫感染导致的失明,并能阻断幼虫胚胎的发育和微丝蚴的释出,减少患者皮肤内微丝蚴的数量。但研究发现盘尾丝虫对伊维菌素的耐受不断增加。在伊维菌素出现之前,乙胺嗪曾是盘尾丝虫病主要的化疗药物,但其在安全性、药效等方面均低于伊维菌素。苏拉明为杀成虫药物,但药物不良反应较大,属于限制性使用的药物,只在紧急情况下,短期代替其他药物使用。蚋的防治主要依靠杀灭幼虫,短期进入疫区工作的人员应涂驱避剂。

(二) 罗阿丝虫

罗阿丝虫成虫寄生于人体背、胸、腋、腹股沟、阴茎、头皮、眼等皮下组织,引起罗阿丝虫病(loiasis),有时会爬行到眼结膜下,因此也称非洲"眼虫"。目前,罗阿丝虫病的流行主要在非洲热带雨林地区。我国援非回国人员中有罗阿丝虫感染报道。

1. 形态　成虫细小,白线状,虫体头端略细,虫体中部角皮层有小圆顶状突起。雄虫大小为(25~35) mm×(0.30~0.40) mm,雄虫尾端有两个不等长的尾翼。雌虫为(45~55) mm×(0.45~0.55) mm。成虫寿命4~12年。微丝蚴具鞘膜,长250~300 μm,宽6~8.5 μm,头间隙长宽相等,有体核。微丝蚴白天出现在外周血液内,呈昼现周期性,也可在尿、痰、阴道分泌物及脑脊液中出现。

2. 生活史　罗阿丝虫完成生活史需要两个不同的宿主：中间宿主为虻类,终宿主为人。感染性雌虻叮咬人时,感染期幼虫经皮肤创口侵入人体。幼虫在人体皮下组织蜕皮发育为成虫。虫体可在皮下及深部结缔组织内自由移动,常周期性地在眼结膜下爬动,偶可侵入内脏。雌虫在移动过程中间歇性地产出微丝蚴。微丝蚴在外周血中呈昼现周期性,其机制尚不明确,有时也可在皮下组织中找到微丝蚴。微丝蚴到达血液后,中间宿主雌虻叮咬吸血,微丝蚴被吸入虻体内蜕皮2次,发育成感染期幼虫,移行至头部。感染期幼虫进入人体后约需要1年才发育成熟,成虫可存活17年以上。

3. 致病　人体感染罗阿丝虫后,可以多年无临床症状。罗阿丝虫的主要致病阶段是成虫,成虫在终宿主体内移行可引起皮下结缔组织的强烈炎症反应,导致有剧痛的游走性肿块(卡拉巴丝虫肿块),肿块以腕部和踝部最常见。成虫也常侵犯眼球,引起严重的眼结膜炎,局部表现为充血、水肿、畏光、流泪、疼痛等症状,造成球结膜肉芽肿、眼睑水肿及眼球突出。罗阿丝虫感染会引起一些严重的并发症,如焦虑性精神病、关节疼痛、心肌膜纤维化、脑膜脑炎综合征、蛋白尿等。

4. 实验诊断 白天采血查微丝蚴、眼部/鼻梁处检出成虫或用外科手术方法从游走性皮下肿块中检获成虫都可确诊。免疫学方法检测循环抗原、血清抗体常与其他丝虫有交叉反应,特异性低。

5. 流行 罗阿丝虫病主要流行于非洲西部和中部热带雨林地区。我国无罗阿丝虫病流行,但援外回国人员中有罗阿丝虫感染病例报道。罗阿丝虫感染者为本病唯一传染源,人体罗阿丝虫的传播媒介主要是白天吸血的斑虻。

6. 防治 乙胺嗪是治疗罗阿丝虫病的首选药物,既能杀死罗阿丝虫的微丝蚴,又能杀灭成虫。当虫体出现在眼睛、鼻部或皮肤时,可外科手术方法取虫。皮肤涂驱避剂(如邻苯二甲酸二甲酯)可防止斑虻叮咬,预防罗阿丝虫感染。

本章数字资源

二维码 3-1 蛔虫成虫

二维码 3-2 蛔虫卵

二维码 3-3 蛔虫生活史(引自罗恩杰,2020)

二维码 3-4 鞭虫成虫

二维码 3-5 鞭虫卵(引自罗恩杰,2020)

二维码 3-6 鞭虫生活史(引自罗恩杰,2020)

二维码 3-7 蛲虫成虫(雄)

二维码 3-8 蛲虫卵

二维码 3-9 蛲虫生活史(引自罗恩杰,2020)

二维码 3-10 两种钩虫成虫

二维码 3-11 两种钩虫口囊

二维码 3-12 两种钩虫交合伞、交合刺、背辐肋

二维码 3-13 钩虫卵

二维码 3-14 钩虫生活史(引自罗恩杰,2020)

二维码 3-15 粪类圆线虫成虫和幼虫

二维码 3-16 粪类圆线虫生活史(引自罗恩杰,2020)

二维码 3-17 异尖线虫生活史

二维码 3-18 鱼肉中异尖线虫幼虫

二维码 3－19　旋毛虫幼虫囊包

二维码 3－20　旋毛虫生活史

二维码 3－21　广州管圆线虫幼虫

二维码 3－22　广州管圆线虫生活史

二维码 3－23　棘颚口线虫卵

二维码 3－24　结膜吸吮线虫成虫

二维码 3－25　肾膨结线虫卵

二维码 3－26　犬弓首线虫卵

二维码 3－27　班氏微丝蚴和马来微丝蚴

二维码 3－28　丝虫生活史(引自罗恩杰,2020)

二维码 3－29　淋巴丝虫病慢性期病变

（陈　琳）

第四章 吸虫检验

第一节 消化道吸虫

寄生于人体消化道的吸虫主要有姜片虫，以及异形科和棘口科的种类较多的虫种等。

一、布氏姜片吸虫（姜片虫）

布氏姜片吸虫（*Fasciolopsis buski*）是一种寄生于人、猪小肠内的大型吸虫，简称姜片虫，可引起姜片虫病。本虫是人类最早认识的寄生虫之一。隋代名医巢元方在《诸病源候论》中对该虫描述，赤虫状如生肉，片如鸡肝。

（一）形态与生活史

1. 形态　成虫（图4-1，二维码4-1），呈椭圆形，虫体肥厚不透明，前窄后宽，形似姜片。新鲜虫体呈肉红色。虫体长20~75 mm，宽8~20 mm，厚0.5~3 mm，是常见寄生于人体中最大的吸虫。口吸盘小，位于体前端，腹吸盘比口吸盘大4~6倍，紧靠口吸盘后方，漏斗状，肌肉发达，肉眼可见。口孔在口吸盘中，咽与食管较短。肠管在腹吸盘前分为左右两支，呈波浪状弯曲，沿虫体两侧向后直达虫体后部。雄性生殖系统有高度分支的睾丸两个，前后排列于虫体后部。雌性生殖系统有一个分叶状的卵巢，位于体中部，子宫和前睾之间。子宫盘曲在卵巢和腹吸盘之间，内充满大量虫卵。子宫末端亦开口于生殖腔内，以生殖孔与外界相通。虫卵（图4-1，二维码4-2），大小为（130~140）μm×（80~85）μm，长椭圆形，淡黄色，卵壳薄，卵盖不明显，虫卵内含1个卵细胞和数十个卵黄细胞。为常见寄生于人体最大的吸虫卵。

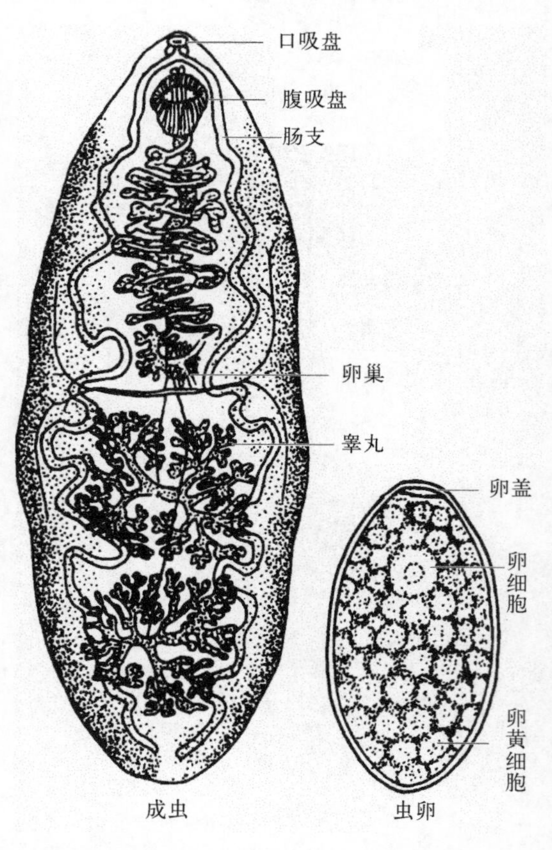

图4-1　姜片虫成虫和虫卵模式图
（引自陈艳、叶彬，2015）

2. 生活史　姜片虫生活史（二维码4-3）包括虫卵、毛蚴、胞蚴、母雷蚴、子雷蚴、尾蚴、囊蚴和成虫等发育阶段。姜片虫的终宿主为人和猪，中间宿主为扁卷螺，菱角、荸荠、茭白、浮萍等为水生植物传播媒介。姜片虫成虫在终宿主肠腔内自体或异体受精，每条雌虫每天可产卵15 000~25 000个。虫卵产出后，随宿主粪便排出，入水后在适宜的温度（26~32℃）下，3周左右发育为毛蚴，毛蚴推开卵盖孵出。毛蚴在水中侵入中间宿主扁卷螺体内进一步发育，经胞蚴、母雷蚴和子雷蚴阶段，最后形成尾蚴。一般自毛蚴侵入至尾蚴成熟逸出扁卷螺约需要45天。尾蚴逸出后，在附近的水生植物上形成囊蚴。囊蚴在潮湿的情况下，生存能力较强，对干燥及高温的抵抗力较弱。人或猪食入含姜片虫囊蚴的水生植物而感染。在终宿主消化液作用下，囊蚴壁破裂逸出后尾蚴，经1~3个月发育为成虫。成虫在人体内的寿命为7个月到4.5年。猪为重要的保虫宿主。

（二）致病与实验诊断

1. 致病　姜片虫成虫腹吸盘肌肉发达，吸附力强，被吸附的黏膜及其附近组织可发生炎症，点状出血、水肿甚至形成溃疡或脓肿。病变部位可见中性粒细胞、淋巴细胞及嗜酸性粒细胞浸润,炎症黏膜上皮细胞的黏液分泌增加。姜片虫成虫体大,吸附肠壁,摄取人体肠道内的营养物质,大量虫体覆盖肠黏膜而影响宿主吸收与消化功能。轻度感染者一般无明显临床表现,仅轻度腹痛腹泻;中度感染者,可表现为明显的消化功能紊乱,导致营养不良、水肿、各种维生素缺乏,偶发肠梗阻;重度感染者,患者出现消瘦、贫血、腹水,儿童患者常出现不同程度的发育障碍、智力减退等;大量、反复感染的严重病例可因衰竭、虚脱死亡。

2. 实验诊断　粪便检查检获虫卵或成虫是确诊姜片虫感染的依据。常用的粪便检查方法有直接涂片法和沉淀法。因姜片虫虫卵大,易识别,一般直接涂片法就可检出粪便中虫卵。离心沉淀法和自然沉淀法则可显著提高检出率。镜检时,因姜片虫卵与肝片形吸虫卵和棘口类吸虫卵形态相似,应注意鉴别。改良加藤厚涂片法既可定性检查,又可定量计数,可用于普查、药物疗效及防治效果考核。根据粪便虫卵的多少可反映感染程度,每克粪便中虫卵数<2 000 者为轻度感染;每克粪便中虫卵数介于2 000~10 000 者为中度感染;每克粪便中虫卵数>10 000 者为重度感染。姜片虫病患者常有从粪便中自然排出成虫的现象,根据成虫的形态特征即可进行诊断。用姜片虫成虫抗原,以 ELISA 检测患者的血清中抗体有较好的辅助诊断价值。

(三) 流行与防治

1. 流行　姜片虫病主要分布在亚洲的温带和亚热带地区,但俄罗斯、古巴和南非等国也偶有病例发现,可能系外来移民。在我国主要分布于广东、安徽、广西、福建、四川、浙江、海南、江西、上海、湖北、山东、辽宁、贵州、甘肃、江苏、湖南、河南等省(区、市)。人对姜片虫普遍易感,但大多为15岁以下的儿童和20岁以下的青年。猪和人是主要的传染源。猪是主要的保虫宿主。粪便污染水源是造成本病流行的重要因素。绝大多数的水生植物都可以成为姜片虫的传播媒介,其中水红菱、大菱、四角菱等是人体感染的主要媒介,其次是荸荠和茭白。近几十年以来,农村经济水平不断提高,姜片虫病流行区日渐缩小,人体感染率已明显下降。

2. 防治　在姜片虫病流行区大力开展卫生宣教。不生食水生植物,吃菱角、荸荠时要用沸水烫洗,或用直射阳光照射 10 min 以上,用刀削或手剥去皮壳,不要用牙齿啃皮。不喝生水。家猪圈养,不用被囊蚴污染的生水和青饲料喂猪。及时发现患者并治疗。常用治疗药物为吡喹酮。亦应对感染有姜片虫的猪进行及时治疗,药物可用三氯苯哒唑或吡喹酮。管理粪便、杀灭虫卵,防止虫卵入水以切断传播途径。

二、其他

(一) 异形吸虫

异形吸虫(*Heterophyid trematodes*)是指属于异形科的一类小型吸虫。我国常见的异形吸虫有十多种,已有人体感染报告的有 5 种:异形异形吸虫(*Heterophyes heterophyes*)、横川后殖吸虫(*Metagonimus yokogawai*)、钩棘单睾吸虫(*Haplorchis pumilio*)、多棘单睾吸虫(*Haplorchis yokogawai*)及台湾棘带吸虫(*Centrocestus formosanus*)。

1. 形态　以异形异形吸虫为例,其他异形吸虫形态类似。成虫(图 4-2)长梨形,大小为(1~1.7) mm×(0.3~0.4) mm,体表有鳞棘,腹吸盘大于口吸盘,口吸盘下有咽、食管,食管在腹吸盘前分为两肠支,肠支伸至虫体末端。肠支末端内侧有 2 个睾丸,贮精管弯曲,卵巢较小,位于睾丸之前,紧接卵模。虫体后部两侧为卵黄腺,每侧 14 个。子宫较长,曲折盘旋,向前通入生殖吸盘。虫卵大小为(28~30) μm×(15~17) μm,棕黄色,有卵盖,排出时卵内已含毛蚴,与华支睾吸虫卵形态相似,很难鉴别。

2. 生活史　终宿主为猫、犬等食肉哺乳动物,成虫寄生在终宿主肠道,虫卵随粪便排出体外。

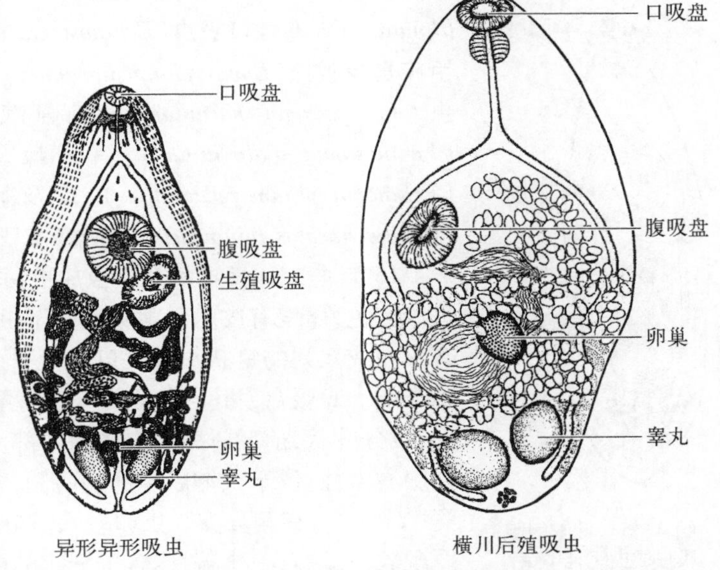

图 4-2　异形吸虫成虫(引自陈艳、叶彬,2015)

卵入水，被第一中间宿主淡水螺食入，在螺体内孵出毛蚴，形成胞蚴、二代雷蚴、尾蚴，尾蚴离开螺体，侵入第二中间宿主淡水鱼或蛙，形成囊蚴。人或动物吃生的或未煮熟的鱼、蛙而感染。

3. 致病　异形吸虫成虫主要寄生在哺乳动物的肠道内，但其体型很小，在肠道寄生时具有钻入肠壁深处的特性，这在其他肠道寄生吸虫很少见。成虫进入肠黏膜下层，为虫卵进入肠壁血管、血流提供了机会，所以人体各种组织都有可能发现异形吸虫卵（也有发现成虫在组织内的报道）。成虫在小肠一般只引起轻度炎症反应，侵入肠壁则会引起机械损害，使组织萎缩、坏死、脱落，导致腹泻或其他消化功能的紊乱。侵入组织中的异形吸虫成虫，可引起周围组织的炎症反应，包括组织增生和不同程度的纤维化过程。虫卵沉积在各种组织的后果较严重，视各种器官组织而不同。在脑及脊髓可造成血管破裂而死亡，还可有血栓形成，神经细胞及灰白质的退化等病变。在心肌及心瓣膜沉积可导致心力衰竭等严重危害。在菲律宾已经证实许多心力衰竭病例是异形吸虫引起的。

4. 实验诊断　粪便直接涂片及自然沉淀法镜检虫卵是常规的病原诊断方法。但各种异形吸虫卵形态特征相似，且常混合感染，目前还没有可供异形吸虫各种虫卵间的形态鉴别的可靠和实用的依据，以致单凭虫卵的检查无法确定虫种。与异形吸虫混合感染地区，常见的需要鉴别的是华支睾吸虫，这两类虫卵在形态上仅有细小的不同，华支睾吸虫虫卵外形较细长，卵盖较凸，肩峰较明显，卵内的毛蚴头部结构左右略不对称；而异形吸虫卵外形较宽短，卵盖较平，肩峰较不明显，卵内毛蚴头部结构左右对称。但实际中虫卵的形态会发生变异，且通过卵壳很难看清毛蚴的内部结构，因此需要了解一个地区的吸虫种类及分布，特别是有无异形吸虫的存在，来帮助判断。

5. 流行　异形吸虫种类繁多，分布较广。国外见于菲律宾、韩国、印度、印度尼西亚等亚洲国家，以及美国、澳大利亚、埃及等国家。我国从南到北均有发现，但各地区流行的种类和种群有明显差别，主要见于台湾及南部地区。但由于诊断的困难，漏诊与误诊的可能性很大，现有的病例报道与真实情况之间可能有很大的差距。

6. 防治　异形吸虫寄生于人体的比较少见，临床上也无特异性表现，确诊与治愈的判定都存在问题，因而治疗上也无经验可谈。目前，吡喹酮和阿苯达唑对日本血吸虫病及华支睾吸虫病的治疗效果较好，对异形吸虫病也应该有效，可以试用。异形吸虫的囊蚴抵抗力差，容易死亡，预防方面主要注意饮食卫生，不要吃未煮熟的鱼肉或蛙肉，亦需要防止食物被污染。

（二）棘口吸虫

棘口吸虫（*Echinostomatidae*）为一类肠道寄生的小型吸虫，种类繁多，分布广泛。目前，已发现有12个亚科，50多个属，计600余种。宿主为鸟禽类、哺乳类及爬行类。一种棘口吸虫往往可寄生于多种动物宿主。人体偶然感染可致棘口吸虫病（echinostomiasis）。寄生于人体的棘口科吸虫已知有20余种，在我国有报道的有抱茎棘隙吸虫（*Echinochasmus perfoliatus*）、日本棘隙吸虫（*Echinochasmus japonicus*）、藐小棘隙吸虫（*Echinochasmus liliputanus*）、卷棘口吸虫（*Echinostoma revolutum*）、九佛棘隙吸虫（*Echinochasmus jiufoensis*）、伊族真缘吸虫（*Euparyphium ilocanum*）、雅西真缘吸虫（*Euparyphium jassyense*）、接睾棘口吸虫（*Echinostoma paraulum*）、圆圃棘口吸虫（*Echinostoma hortense*）、马来棘口吸虫（*Echinostoma malayanum*）、宫川棘口吸虫（*Echinostoma miyagawai*）、曲领棘缘吸虫（*Echinoparyphium recurvatum*）、埃及棘口吸虫（*Echinostoma aegyptica*）、福建棘隙吸虫（*Echinochasmus fujianensis*）、狭睾棘口吸虫（*Echinostoma angustitestis*）等。

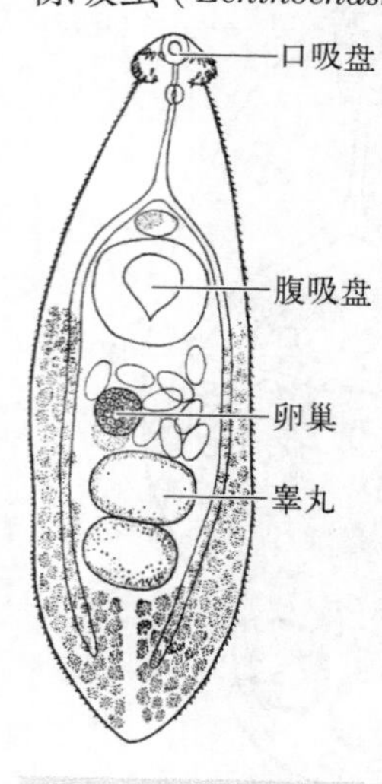

图4-3 日本棘隙吸虫成虫（引自陈艳、叶彬，2015）

1. 形态　日本棘隙吸虫成虫（图4-3）一般呈长篦形，前端稍窄，略似瓶状。活体呈淡红色，体表有皮棘。腹吸盘位于虫体中部偏前方，较口吸盘大。口吸盘周围有头冠，围有单列或双列的钉状头棘。口吸盘下连前咽、咽、食管及两肠支。肠支简单而长，几乎达虫体末端。腹吸盘发达，位于虫体近前端或虫体前、中1/3处的腹面。2个睾丸，椭圆或圆形，或分叶状，前后排列于虫体后半部。卵巢球形，位于睾丸之前，无受精囊，有劳氏管。卵黄腺滤泡性，位于虫体后半部的两侧。子宫盘曲在肠支与卵巢或睾丸与腹吸盘之间。排泄囊"Y"字形，有侧分支。虫卵较大，椭圆形，淡黄色。卵壳薄，有的虫种卵壳的另一端有增厚现象，一端有一小盖，内含未分化的卵细胞和若干个卵黄细胞。

2. 生活史　棘口吸虫的生活史需要2个中间宿主，虫卵随终宿主的粪便排出体外，在适宜水温下，经 3 周左右形成毛蚴。毛蚴自卵中孵出后侵入第一中间宿主螺体，经胞蚴和二代雷蚴阶段的发育增殖后，成为尾蚴。尾蚴为单尾，口吸盘外有头冠及头棘。尾蚴可在同一螺体中形成囊蚴，甚至可在子雷蚴中成囊（如卷棘口吸虫）。较常见的是尾蚴自螺体逸出后，钻入其他螺体成囊。有些棘口吸虫的尾蚴还可在其第一中间宿主螺的体表成囊，甚至在鱼、青蛙及蝌蚪中或植物上成囊。因此，棘口吸虫对第二中间宿主的选择性可能并不很严格。动物或人食入囊蚴后，囊蚴在小肠内脱囊，逸出的童虫在 4 h 内即可在肠寄生，7～9 天可发育成熟。

3. 致病　　棘口吸虫主要寄生于水禽类，轻度感染的动物无明显症状，重度感染时可致病禽出现食欲减退、腹泻、粪中带黏液、消瘦甚至发育停滞、死亡，影响养禽业的发展。人体感染棘口吸虫主要是因食入未熟的淡水螺或者鱼类。生食囊蚴污染的水生植物和饮水亦可感染。成虫寄生在宿主的小肠上段，以头部插入黏膜，引起局部炎症。其临床表现与感染程度和个体差异有关。轻度感染常无明显症状，或者仅有上腹部不适，腹痛、腹泻等一般消化道症状，因此易被误诊为普通肠道炎症。许多病例是在尸检时被偶然发现。

4. 实验诊断　　棘口吸虫是肠道寄生虫，粪便检查可发现虫卵以做出诊断。但由于棘口吸虫各种虫卵的形态近似，常不易定种，因而常需在驱虫获得虫体后，根据成虫形态鉴定才能确定种类。常用的粪便检查法如直接涂片法、自然沉淀法等均可采用。

5. 流行　　人体棘口吸虫病主要见于东南亚和远东地区，因吞食生的螺类和蝌蚪等感染，主要见于亚洲的韩国、朝鲜、日本、中国台湾、泰国、印度尼西亚、菲律宾、印度等国家和地区。其中，中国、日本及朝鲜的病例报道较多。在我国，人体棘口吸虫病多数是散发的，与当地居民的饮食习惯有密切关系。

6. 防治　　改变不卫生的饮食习惯是预防棘口吸虫感染的主要措施。吡喹酮是棘口吸虫病治疗的首选药物。用 5～10 mg/kg 吡喹酮治疗抱茎棘隙吸虫、日本棘隙吸虫、藐小棘隙吸虫等均有良效。

第二节　组织吸虫

组织内寄生的吸虫主要包括华支睾吸虫、卫氏并殖吸虫、肝片形吸虫、巨片形吸虫及斯氏并殖吸虫等。

一、华支睾吸虫（肝吸虫）

华支睾吸虫（*Clonorchis sinensis*），亦称肝吸虫、中华分支睾吸虫或中华支睾吸虫，因成虫寄生于终宿主的肝胆管内。人体感染该虫后，可引起华支睾吸虫病，俗称肝吸虫病。本病在我国的流行至少已有 2 300 多年的历史。

（一）形态与生活史

1. 形态

（1）成虫：背腹扁平，体窄长，似葵花籽状，前端略窄，后端钝圆。体柔软，半透明，体表无棘。活时橙红色，死后灰白色。大小（10～25）mm×（3～5）mm。口吸盘位于虫体前端，略大于腹吸盘，腹吸盘在腹面前端约 1/5 处。消化系统退化不完全，有口、咽、食管及两支肠管，肠管末端为盲端。生殖系统发达，雄性生殖器官有分支状睾丸 1 对，前后排列于虫体后 1/3，自两个睾丸各发出一条输出管，向前延伸至虫体中部汇合为输精管，通入贮精囊，经射精管开口于腹吸盘前缘的生殖腔，无阴茎袋。雌性生殖器官有分叶的卵巢 1 个，位于虫体中后 1/3 交界处。输卵管自卵巢开始，其远端为卵模，卵模周围为梅氏腺。受精囊呈椭圆形，位于睾丸和卵巢之间。劳氏管细长，弯曲，一端接受精囊和输卵管，另一端开口于虫体背面。卵黄腺为颗粒状，在虫体两侧，从受精囊的水平线向上伸展至近腹吸盘水平。左右两卵黄管在中间汇合形成一个细小的卵黄囊。子宫从卵模开始盘绕而上，达腹吸盘水平，然后开口于生殖腔（图 4－4，二维码 4－4）。

（2）虫卵：为寄生在人体蠕虫卵中最小者，黄褐色，芝麻粒状，前端较窄，有卵盖，卵盖周围的卵壳增厚隆起形成肩峰，后端钝圆，有一结节样小突起，称小疣（疣状突起）。卵的大小为（27～35）μm×（12～20）μm，卵内为成熟毛蚴（图 4－4，二维码 4－5）。

（3）幼虫：包括毛蚴、胞蚴、雷蚴、尾蚴和囊蚴。毛蚴呈卵形，前端钝圆，后端较窄，表皮有许多纤毛。胞蚴呈袋状，成熟胞蚴内含许多早期雷蚴。雷蚴袋状，具有咽-肠，成熟雷蚴内含 6～8 个尾蚴。尾蚴烟斗状，具有圆筒形的体部和弯曲的尾部，尾不分叉，体表具小刺。口吸盘呈椭圆形，腹吸盘小，只有口吸盘的 1/3。消化道不

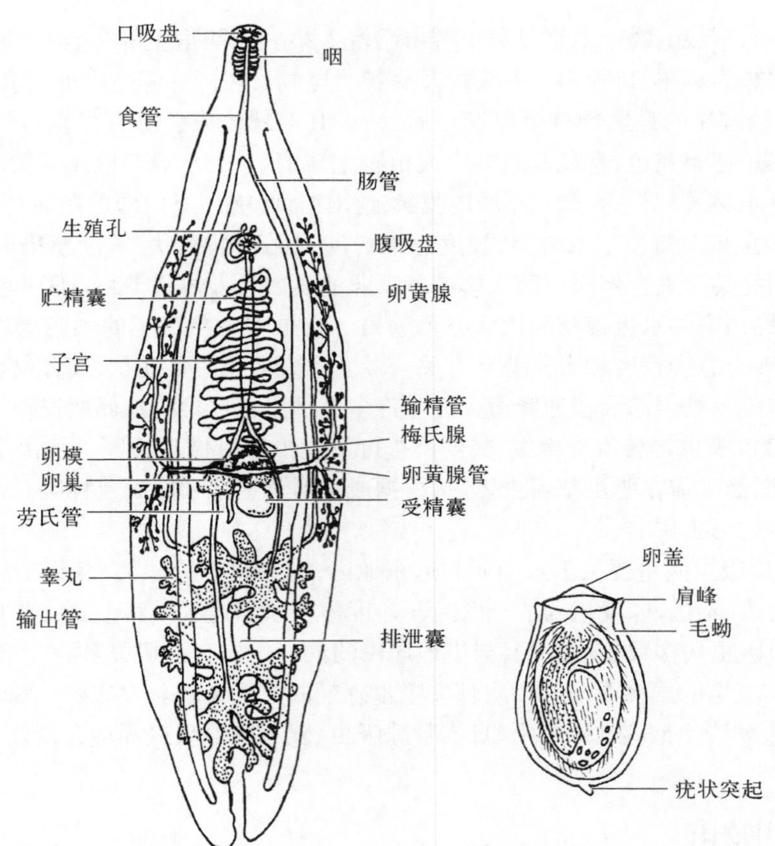

图 4-4 华支睾吸虫成虫和虫卵模式图(引自陈艳、叶彬,2015)

完全,只见到前咽和咽。囊蚴椭圆形或圆形,囊壁有两层,透明,外壁较厚,内壁较薄,幼虫迂曲在囊内,不断做旋转运动。

2. 生活史　华支睾吸虫的终宿主主要为人、犬、猫和猪等,中间宿主有两个,第一中间宿主为淡水螺类,如赤豆螺、纹沼螺、长角涵螺。第二中间宿主为淡水鱼、虾。成虫主要寄生于终宿主的肝胆管内,虫数多时,可移居至胆囊内,偶尔寄生于胰腺。成虫产卵,卵随宿主胆汁进入小肠,然后随粪便排出体外。粪便入水后,虫卵被第一中间宿主淡水螺吞食,卵内的毛蚴孵化而出,经胞蚴、雷蚴至尾蚴。成熟的尾蚴自螺体逸出后在水中游动。在水中,尾蚴 12 h 内活动力最强,24 h 部分死亡,72 h 时几乎全部崩解死亡。当遇到适宜的第二中间宿主淡水鱼、虾时,尾蚴用吸盘吸附在鱼的表皮上并依赖其头端分泌腺分泌透明质酸酶、蛋白水解酶等侵入鱼体,在鱼体内分泌成囊物质形成囊蚴,囊蚴主要分布在鱼的肌肉、皮下组织,也可见于鳞、鳍和鳃。囊蚴在活鱼体内可存活 3 个月~1 年。当终宿主食入含活囊蚴的鱼肉时,囊蚴在终宿主的消化道内,在胃蛋白酶、胰蛋白酶及胆汁刺激下,幼虫破囊壁而出成为后尾蚴(童虫)。后尾蚴循胆汁逆流而行,经胆总管进入肝胆管发育为成虫(二维码 4-6)。在适宜条件下完成全部生活史约需要 3 个月。成虫在人体内的寿命为 20~30 年。

(二) 致病与实验诊断

1. 致病　成虫寄生在肝胆管内破坏胆管上皮及黏膜下血管,摄取血液。病变主要发生在肝内胆小管,因虫体机械性阻塞,胆汁淤积而呈圆柱形或囊状扩张,尤以左叶边缘部分显著。由于胆汁流通不畅,有利于细菌感染,并发胆管炎、胆囊炎或胆管肝炎。胆管内壁上皮细胞脱落和增生,管壁因结缔组织增生而变厚,并有大量腺体增殖。邻近肝细胞有脂肪性变、萎缩和坏死现象。这些变化最后可形成胆汁性肝硬化。胆囊常显著增大,囊壁结缔组织增生、变厚,有大量嗜酸性粒细胞和其他炎性细胞浸润,表现为慢性胆囊炎改变。

华支睾吸虫病临床表现常为慢性过程,多数人为轻度感染无明显症状,但若一次大量感染也可见急性发作,突然发生寒战、高热、肝大、轻度黄疸、脾大、嗜酸性粒细胞明显增高等过敏反应性症状。数周后急性症状消失,但肝大及乏力等常持续很久。一般病例有食欲缺乏、乏力、消化不良、肝区疼痛、腹胀、腹泻等消化道症状及轻度水肿、肝大等，少数病例可出现鼻出血及皮肤紫癜。严重病例还可产生重度营养不良、贫血、倦怠、消瘦、心动过速、眩晕、抽搐、震颤、失眠、精神抑郁等。少数病例可有黄疸、肝硬化。儿童和青少年感染华支睾吸虫后，临床表现往往较重，除上述症状外，还可影响生长发育甚至造成死亡。华支睾吸虫病的主要并发症有胆管炎、胆囊炎、胆管肝炎、胆石症、胰腺炎和肝硬化等，甚至可并发胆管癌。

2. 实验诊断　在询问病史时注意患者是否来自流行区，是否有生食鱼虾的嗜好有助于本病的诊断。

（1）病原学诊断：在粪便或十二指肠引流液中查见虫卵是确诊的主要依据。但本虫虫卵小，其检出率常与所用的检查方法和检查次数有密切关系。粪便直接涂片法操作简单但容易漏检；改良加藤厚涂片法在大规模肠道寄生虫调查中，被认为是最有效的粪便检查方法之一；浓集法包括浮聚法与沉淀法（如醛醚沉淀法、自然沉淀法等），但国内外的研究均表明浮聚法的检出率低于沉淀法，不适用于流行病学调查及临床诊断应用。抽取十二指肠液或胆汁检查虫卵的效果较好，检出率为100%，对在粪便内查不到虫卵的可疑患者可采用此法，但对患者来说采样很不方便，故不常用。华支睾吸虫卵易与异形吸虫卵相混淆。常见的如猫后睾吸虫卵外形与华支睾吸虫卵相似，仅长短比例不同；异形吸虫卵呈卵圆形，无肩峰，卵盖对侧无明显突起（有时偶可见一小突起）；横川后殖吸虫卵呈卵圆形或梨形，卵盖不清楚，无肩峰，卵盖对侧无突起。

（2）免疫学诊断：华支睾吸虫感染较轻时，粪便检查虫卵容易漏检，免疫学诊断检测血清抗体敏感性和特异性高，是病原学诊断的重要补充，在临床辅助诊断和流行病学调查中发挥着重要的作用。常用的免疫学诊断方法主要分为检测抗体和检测循环抗原两个方面。在华支睾吸虫患者血清中，IgG 是最易检测到的特异性抗体。检测华支睾吸虫抗体的方法包括皮内试验、IHA、IFA、IEST、ELISA、ELIB、ICT 等。其中，ELISA 是目前较理想的免疫学诊断方法。研究提示，检测循环抗原有助于疗效考核和估计患者的感染度。

（3）分子生物学诊断：分子生物学技术的迅速发展也为华支睾吸虫病的诊断开辟了一条新的途径。PCR 不仅具有高度敏感性，同时还具有高度特异性，对鉴定形态相似的吸虫（如异形吸虫）虫卵具有意义，qRT－PCR 可用于华支睾吸虫感染的检测和感染度的评估。PCR 技术还可以检测华支睾吸虫第一中间宿主淡水螺和第二中间宿主淡水鱼体内不同发育阶段的虫体，结果也显示了较高的敏感性和特异性。

另外，影像技术在华支睾吸虫病的诊断方面的应用越来越多，绝大多数华支睾吸虫病患者在超声声像图上有较特异性的改变：胆管回声改变，表现为胆管壁增厚、毛糙，回声增强，治疗后恢复较慢。随着超声检查技术的日渐成熟，目前已普遍应用于重症患者的临床辅助诊断。

（三）流行与防治

1. 流行　华支睾吸虫病主要分布在亚洲，如中国、日本、朝鲜、越南和其他东南亚国家及俄罗斯，其他地方亦有报告本地人因食用来自流行区的冻鱼、干鱼、腌鱼、熏鱼等而受感染的病例。在我国，华支睾吸虫的流行呈区域化分布特征，形成南北两大重流行区，其他地区呈散在分布。根据卫生部 2001 年 6 月～2004 年底在全国（除台湾、香港、澳门外）进行的人体重要寄生虫病现状调查，全国的平均感染率为 0.58%，比 1990 年第一次调查的结果（标准化感染率 0.33%）上升了 75.76%。在 27 个流行省（区、市）华支睾吸虫感染率为2.40%，推算感染华支睾吸虫人数约为 1 249 万；其中广东、广西、吉林等 3 省（区）的华支睾吸虫感染率与 1990 年的调查结果相比明显上升，分别上升了 182%、164%和 639%。2015 年，第三次全国人体重点寄生虫病现状调查显示，与第二次调查相比，农村华支睾吸虫感染率普遍下降，由第二次的 0.58%下降至本次调查的 0.23%，十余年间下降了 60.34%。流行程度较高的广东、广西、吉林人群的华支睾吸虫感染率均有所下降，而黑龙江的感染率（3.38%）较第二次（0.46%）有所上升，江西的感染率（0.72%）较第二次（0.05%）上升了1 962.50%，需要予以关注。

本病的传染源为华支睾吸虫感染者，另外，猫、犬、猪、鼠类、野猫、貉、獾、狐、水獭等为本虫的保虫宿主。由于猫、犬摄食鱼、虾的概率较大，故感染率普遍高，在本病的传播中起着重要作用。在我国有报道的第一中间宿主淡水螺有纹沼螺、中华沼螺、长螺旋沼螺、赤豆螺、槲豆螺、长角涵螺、方格短沟蜷及瘤似黑螺。华支睾吸虫对第二中间宿主的选择性不强，一般淡水鱼均可作为第二中间宿主，其中主要是鲤科的淡水鱼。小型野生鱼类（如麦穗鱼、棒花鱼）感染率高，感染度重。人群对华支睾吸虫普遍易感，华支睾吸虫病在一个地区流行的关键因素是当地人群有吃生的或未煮熟的鱼肉的习惯。

人群感染与年龄的关系可分为 2 种类型。一种类型是以成年人感染为主，如广东珠江三角洲一带、香港、台湾、黑龙江和辽宁的朝鲜族居住地区的居民有喜食鱼生、鱼生粥的习惯；另一类型是以儿童及青少年感染为主，这些地区的儿童及青少年常到河沟或坑塘捕捉小鱼，以烧、烤、焙、燎等方法处理，未熟即食。华支睾吸虫囊蚴对外界不良环境具有一定的抵抗力。-12℃冷藏10~18天、-20℃冷藏3~7天及26℃腌制（鱼/盐=10 g/3 g）5~15天后仍具有感染性。

2. 防治　大力开展卫生宣传教育工作，使群众了解本病的传播途径、感染方式及其危害性，鱼、虾类要经过充分热加工熟透后再食用，不吃生的或半生不熟的鱼肉或虾，是预防本病最有效的措施。同时，也不要用生鱼喂猫、犬或猪等动物，防止家养动物感染华支睾吸虫。鱼鳞和内脏也不要随地丢弃，以防动物吞食。此外，切过生鱼的刀和盛过生鱼的器皿也必须洗干净再用，以免被囊蚴污染。加强粪便管理，杜绝粪便污染水源，教育群众不要用粪便喂鱼。管理好猫、犬、猪等保虫宿主，减少传播机会，也是防治本病流行的措施之一。

吡喹酮疗效高、疗程短、适应证多、不良反应轻，是目前国内治疗本病的首选药物。剂量为25 mg/(kg·次)，每天3次，连服2~3天（总剂量150 mg/kg）。阿苯哒唑疗效较好，不良反应轻，且价格比较低廉，是继吡喹酮之后又一种治疗华支睾吸虫病药物。国内外学者通过动物实验表明，三苯双脒、青蒿琥酯、蒿甲醚治疗华支睾吸虫病也具有较好的疗效，有希望成为治疗华支睾吸虫病的药物。

（陈　琳）

二、卫氏并殖吸虫

能寄生在人体的并殖吸虫有50余种，卫氏并殖吸虫（*Paragonimus westermani*）是人体并殖吸虫的主要虫种，是危害严重的食源性人兽共患寄生虫病。

（一）形态与生活史

1. 形态　成虫雌雄同体，虫体肥厚。黄豆大小，长7.5~12 mm，宽4~6 mm，厚3.5~5 mm。活时棕红色、半透明，伸缩运动极强，体形多变；死后灰白色，椭圆形，背面隆起，腹面扁平。口、腹吸盘大小相近，口吸盘在虫体前端，腹吸盘位于虫体中横线之前。消化系统包括口、咽、食管和2个肠支。肠支沿虫体两侧形成3~4个弯曲而达后端，末端为盲端。雌雄同体。雄性生殖器官有1对分支状睾丸，左右并列于虫体后1/3处。雌性生殖器官有1个分叶状的卵巢，与盘曲成团的子宫左右并列于睾丸之前。卵黄腺滤泡状，分布于虫体两侧，排泄囊明显可见。虫卵金黄色，椭圆形，大小为（80~118）μm×（48~60）μm。卵壳较厚，厚薄不均，卵盖对面的卵壳常稍增厚。卵盖宽大，卵内含1个卵细胞及10余个卵黄细胞。尾蚴尾部不分叉，成小球状，微尾型。囊蚴圆球形或椭圆形，直径约为400 μm，具内外两层囊壁，内层囊壁较厚，外层囊壁薄而易破。童虫形如成虫而较小，生殖器官隐约可辨但未发育成熟（图4-5，二维码4-7，二维码4-8）。

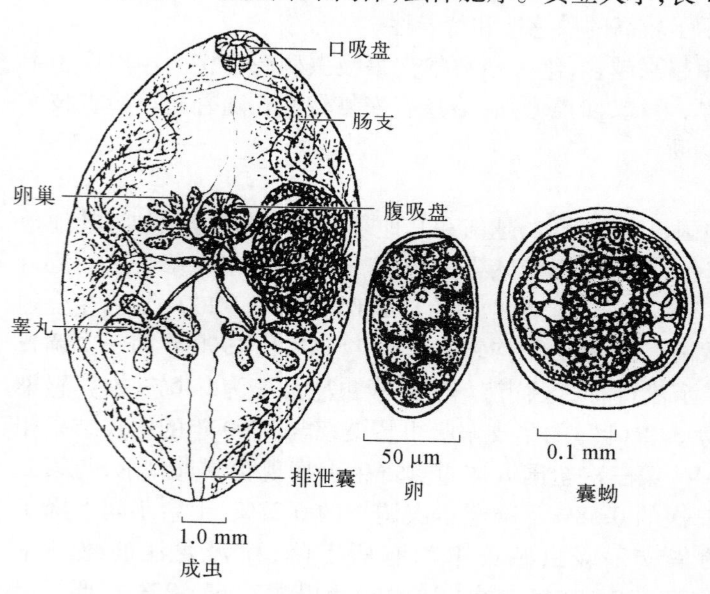

图4-5　卫氏并殖吸虫成虫、虫卵和囊蚴模式图（引自陈艳、叶彬，2015）

2. 生活史　成虫多寄生在人或多种肉食动物体内，幼虫需要在川卷螺体内以及在淡水蟹、蝲蛄等水生节肢动物体内发育。成虫产出的虫卵随宿主的痰或粪便排出，需要入水才可进一步发育为毛蚴，毛蚴在水中侵入第一中间宿主川卷螺，经胞蚴和母雷蚴、子雷蚴发育为尾蚴。尾蚴从螺体内分批逸出，侵入第二中间宿主溪蟹和蝲蛄等体内，常在足肌、螯肢、胸肌、鳃、肝脏等部位形成囊蚴。人或动物食入含有活囊蚴的溪蟹、蝲蛄等后，囊蚴经消化液的作用，后尾蚴逸出，此时即称为童虫。后者穿过肠壁进入腹腔，约2周后沿肝脏向上，穿过膈肌到达胸腔，侵入肺脏，移行至细支气管附近，破坏肺组织形成虫囊，虫体在囊内逐步发育为成虫（二维码4-9）。虫体在宿主体内以坏死组织、血液为营养，在终宿主体内发育需要2~3个月，成虫寿命5~6年，有记载成虫在人体可活20年或更久。

成虫可从虫囊穿出，在肺组织间游走。童虫则可沿疏松组织游走于各组织间，如：① 从腹腔侵入腹膜、肝、脾、肾及生殖系统；② 穿过腹壁的肌肉到达腹壁表层、胸壁、四肢；③ 可通过腹股沟内环沿精索而到阴囊；④ 可沿颈部到达眼部、颊部等处皮下组织；⑤ 进入胸腔的虫体可经纵隔入心包、沿纵隔经颈内动脉周围组织通过颈动脉管外孔而入颅，侵入脑组织。虫囊若与支气管相通则虫卵可随痰排出体外，也可随痰咽入消化道，随粪便排出体外。偶尔虫卵可进入血管内，随血流至大脑、小脑、心、肝、脾、肾等脏器，栓塞小血管；虫卵也可循淋巴管播散，沉着于肺门淋巴结。

（二）致病与实验诊断

1. 致病　童虫及成虫游走或定居均造成机械性损伤，虫体代谢产物等抗原物质可引起机体的免疫病理反应。主要病程可分为以下3期。

（1）脓肿期：虫体移行穿破组织，引起线形坏死，伴有嗜酸性粒细胞、单核细胞和中性粒细胞浸润形成脓肿。

（2）囊肿期：脓肿周围有肉芽组织形成纤维状囊壁，囊内含有棕褐色黏稠液体，有时可找到虫体；常为多房性囊肿，相互间有隧道或空穴相通。

（3）纤维瘢痕期：囊内虫体游走或死亡后，囊内内容物排出或被吸收后，周围肉芽和纤维组织不断向中心发展，使整个囊肿完全由纤维组织代替，形成瘢痕。

卫氏并殖吸虫病是以肺部病变为主的全身性疾病，其潜伏期与感染囊蚴数量以及机体反应性有关，一般为3天~12个月，多数为1~3个月，最短者仅2天，最长者可达10余年。由于卫氏并殖吸虫童虫和成虫都具有游走性，可侵入人体各组织器官。临床表现也随虫体侵犯的范围和对组织损伤的程度而变化，且易误诊为肺结核、结核性脑膜炎、脑肿瘤、结核性胸膜炎、支气管扩张、肺炎、肺癌、结核性腹膜炎、白血病、肾炎及肝炎等。

临床类型包括以下几型。

（1）亚临床型：人体感染卫氏并殖吸虫后，可无明显临床表现，有食生蟹史，嗜酸性粒细胞增多，皮内试验或其他免疫学实验阳性，于流行区人群普查时被发现。

（2）急性期：多发生在食入囊蚴后数十天至1个月，症状可轻可重，轻者仅表现为食欲缺乏、低热、乏力、消瘦、盗汗等非特异症状；重者发病急，高热或伴有胸痛、咳嗽、气急、肝大、腹痛、腹泻等症状，且毒血症症状明显；血常规白细胞数增多，可高达$(20\sim30)\times10^9$/L，嗜酸性粒细胞明显增多，一般为20%~40%，高者可达87%或更多。

（3）胸肺型：以咳嗽、胸痛、咳烂桃样血痰为主要症状，血痰中可查见卫氏并殖吸虫卵和夏科-莱登结晶。

（4）皮肤肌肉型：以游走性皮下结节（或包块）及肌肉结节为主要表现，卫氏并殖吸虫病患者中0.9%~19.6%的病例出现皮下结节，游走性较少，结节内可见成虫、虫卵、夏科-莱登结晶和大量嗜酸性粒细胞浸润；皮下结节的好发部位为腹壁，其次为胸壁、腰背部、腹股沟、大腿内侧。还可见于颈、肩、眼眶、阴囊及腋下等处。

（5）腹型：以腹泻、腹痛、肝大为主要表现，虫体穿过肠壁进入腹腔，可损伤肠黏膜发生溃疡、出血，出现腹痛、腹泻、棕褐色黏稠脓血便及里急后重等症状，有时伴恶心、呕吐等。

（6）神经系统型：占9.8%~19.7%，分为脑型和脊髓型两种，以脑型多见。

（7）其他：如淋巴结肿大、心包积液、睾丸炎等皆可发生，但均少见。

2. 实验诊断

（1）病原学诊断

1）痰液检查：留取早晨第一口痰或留24 h痰，直接涂片检查或加入等量的10%NaOH消化痰液，经离心沉淀，取沉渣涂片镜检。铁锈色痰中易发现虫卵，还可见到夏科-莱登结晶和嗜酸性粒细胞。

2）粪便检查：部分患者，尤其是儿童，常将痰咽下，使虫卵混入粪便，可用直接涂片法和沉淀法检查虫卵。

3）脑脊液等检查：脑型、脊髓型患者的脑脊液中可发现虫卵和较多的嗜酸性粒细胞。

4）皮下结节活组织检查：对皮下包块，尤其是游走性包块或结节，手术切除，活组织切片检查可发现童虫及嗜酸性肉芽肿。

（2）免疫学诊断：皮内试验、ELISA 等检测抗体。

（3）其他：血常规检查可见白细胞异常升高和嗜酸性粒细胞增高，血 IgE 升高，偶见肝功能异常。

另外，肺部 X 线检查可见特殊影像，有助于辅助诊断。

（三）流行与防治

1. 流行 卫氏并殖吸虫病主要分布在亚洲、美洲、大洋洲和非洲。其中，亚洲报道最多，主要分布在泰国、菲律宾、朝鲜、日本、印度、马来西亚、印度尼西亚和中国等。我国是受危害较严重的国家之一。

卫氏并殖吸虫病的流行必须具备传染源、传播途径和易感人群 3 个环节。能排出卫氏并殖吸虫虫卵的患者、带虫者和肉食类哺乳动物皆为卫氏并殖吸虫病的传染源。卫氏并殖吸虫的第一、第二中间宿主川卷螺、溪蟹或蝲蛄等多滋生于山间小溪，当地的一些野生动物可作为其终宿主，故该虫也可在野生动物中传播。保虫宿主的种类繁多，分别属于猫科、犬科、灵猫科、鼬鼠科等动物。此外，野猪、恒河猴、山羊、绵羊、家兔、大鼠、小鼠、仓鼠、豚鼠、鸡、鸭、鹅等动物可作为本虫的转续宿主。传播途径多因生食或食用未煮熟的溪蟹、蝲蛄等，进食转续宿主如猪、鸟、野猪、兔等，或生饮含有囊蚴的溪水也有可能被感染。人群普遍易感，儿童感染率高。易感者主要是喜食生或半生的蟹类或蝲蛄者。近年来，随着交通、旅游、饮食等行业的快速发展，城市水产品、畜产品等异地贸易频繁，市民的野营野餐、饮食上追求活鲜等，卫氏并殖吸虫病流行出现了新的特点。

2. 防治 吡喹酮为治疗卫氏并殖吸虫病的首选药物，疗效高，且不良反应轻。硫氯酚治疗卫氏并殖吸虫病疗效满意。但对以神经系统症状为主的卫氏并殖吸虫病治愈率较低。脑脊髓型需要 2~3 个疗程。其不良反应有腹泻、腹痛、恶心、呕吐、头痛、头晕等，一般均较轻。肝、肾、心脏疾病及妊娠期妇女应禁用。

控制传染源，彻底治疗患者和病畜，避免粪便内虫卵随雨水冲入溪流，不要在溪水中洗刷粪桶、痰盂，防止虫卵污染水源。健康教育是控制本病流行的重要措施，教育当地群众特别是儿童不要吃生的或不熟的溪蟹和蝲蛄，不喝生水，也不要吃不熟的肉类食物，不随地吐痰。保护易感人群，在流行区广泛开展本病危害及防治知识的宣传，加强禽、畜及粪便和水源的管理。

三、其他

（一）肝片形吸虫

肝片形吸虫（*Fasciola hepatica*）又称牛羊肝吸虫，是寄生于黄牛、山羊、鹿、水牛、绵羊和骆驼等反刍动物肝脏胆管中的大型吸虫。此外，其在马、猪属动物及猕猴体内也有寄生，能够引起肝片形吸虫病（fascioliasis hepatica）。该病对家畜，尤其是牛、羊的致病性较为严重，严重影响畜牧业的生产，偶可寄生于人体。

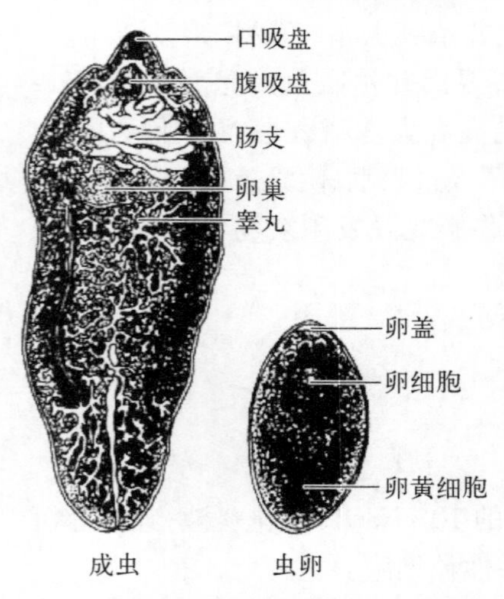

图 4-6 肝片形吸虫成虫和虫卵模式图（引自罗恩杰，2020）

1. 形态 成虫虫体呈叶片状、背腹扁平，形态类似于姜片虫（图 4-6）。新鲜虫体呈棕红色或红褐色，雌雄同体，长约 3 cm，宽约 1.3 cm。活的虫体蠕动活跃，形态多变，大小不同。虫体前端有一明显的突出部，称为头锥，其后增宽呈肩状，为该虫体的鉴定特征。口吸盘位于顶部亚腹面，小而有力。腹吸盘相对大，位于腹面头锥基部水平的中线上。全身体表密布细小的鳞状皮棘，皮棘随虫龄的增长，会慢慢逐渐脱落。但在光学显微镜下常见头锥与肩凹部的皮棘。体内消化系统有一短的前咽和发达的咽，食管短，两肠支很长，可达体后端，呈树枝状，向两侧分出许多侧支，以外侧分支多而长。生殖系统中，可见高度分支的两个睾丸，前后排列于虫体中部、卵巢之后。阴茎袋在腹吸盘的前背侧。生殖孔位于腹吸盘前，相当于肠支分叉处。可见较小一个卵巢，分支较细，位于前睾丸之前，腹吸盘后右方。无受精囊，子宫较短，开口于生殖孔，内含数百个虫卵。卵黄腺滤泡非常发达，自头锥基部直达体后端，分布在虫体两侧。肝片形吸虫卵类似姜片虫卵（图 4-6）。虫卵淡黄褐色，呈椭圆形，大小为（130~150）μm×（63~90）μm，平均大小 140 μm×75 μm。卵壳较薄，分两层。卵的一端有光镜下不甚明显的一小盖。卵内可见许多卵黄细胞，但卵细胞不易见到。

2. 生活史 肝片形吸虫成虫寄生在动物胆管内，排出的虫卵随着胆汁进入肠道，随粪便排出宿主体外。虫卵入水后，在适宜温度等条件下，发育成熟并孵出毛蚴。毛蚴侵入椎实螺，并在椎实螺内经胞蚴、母雷蚴、子雷蚴、尾蚴等几个发育阶段后，尾蚴逸出螺体，附着在水面或植物茎叶上发育成囊蚴；囊蚴被动物如牛羊吞食，进入十二指肠，童虫脱囊而出，穿过肠壁进入腹腔，最后移行至肝脏，并进入胆管内发育为成虫。成虫寿命一般为4~5年，在绵羊体内寄生最长为11年，或认为可与绵羊的寿命相近。在牛体内存活9~12个月。在人体报道有长达12年者。

3. 致病 童虫自钻入肠壁起至进入胆管寄生的过程中，随着寄生部位的变更和虫体的发育，对宿主可产生一系列的致病作用。童虫的移行阶段可引起急性肝炎、内出血和腹膜炎，常造成急性死亡；成虫主要是机械阻塞和产生毒素致病。此外，大量成虫寄生在胆管，使胆管似绳索样凸出肝脏表面，引起慢性胆管炎、慢性肝炎、贫血等疾病。病变的轻重程度与感染虫数、移行途径、寄生部位及机体的免疫状态密切相关。肝片形吸虫感染较轻时胆管局限性增大，而重感染者胆管的各主要分支均可增厚。从肝表面可见到白色的条索穿行于肝组织中，有时增厚和钙化的胆管可突出于肝表面。再加上结缔组织的增生，使肝表面粗糙不平，此种病变以肝的腹面最为明显。胆管管腔的扩张多由虫体及胆汁的阻塞所致。童虫在腹腔中移行时，可穿入或被血流带至肝脏以外的其他脏器和组织，引起肝外肝片形吸虫病。腹壁肌肉和皮下的病变多见于季肋部及脐区，并可向附近移动。在肺支气管、腹膜、脑、眼及膀胱等异位寄生的情况亦有报道。

4. 实验诊断 询问患者来自片形吸虫病流行区以及有无喝生水或生食水生植物史，对疾病的诊断具有重要的意义。发现虫卵是确诊的依据，可以通过粪便或十二指肠引流液沉淀检查。寄生虫数较少时往往漏检，而且肝片形吸虫卵与姜片虫卵、棘口吸虫卵、巨片形吸虫卵等近似，应注意鉴别。免疫诊断常用ELISA。血中嗜酸性粒细胞及白细胞总数增多，尤以急性期为明显。免疫球蛋白（IgG、IgM和IgE）水平升高。

5. 流行 大多因生食带有囊蚴的水生植物而致感染。本病的感染具有家庭聚集性的特点。

6. 防治 改变不良饮食习惯是预防本虫感染的主要方法。肝片形吸虫病的治疗首先在于正确的诊断，误诊往往会使病情加重，甚至因救治不及时而死亡。治疗药物如三氯苯达唑（triclabendazole，商品名为Fasinex，肝蛭净）可抑制肝片形吸虫成虫活动，对童虫作用更为明显。

（二）巨片形吸虫

巨片形吸虫（*Fasciola gigantica*）又称巨大片形吸虫，与肝片形吸虫同隶属于片形属，二者在形态上相似，但前者略显细长。在巨片形吸虫和肝片形吸虫混合感染的地区可出现杂交虫体，形态特征趋于"中间型"片形吸虫。

1. 形态 成虫狭长呈叶状，大小为7.5 cm×1.2 cm，虫体两侧平行对称，头锥短，腹吸盘较大，肠管分支显著。睾丸近体前方。虫卵较大，平均为164 μm ×92 μm。

2. 生活史 巨片形吸虫的中间宿主为椎实螺类，最重要的是耳萝卜螺（*Radix auricularis*）。我国福建则以锅土蜗（*Galba ollula*）为其易感中间宿主。有人认为，巨片形吸虫毛蚴是背光性的，喜停留在较暗的深水体处，该处有适宜的螺类宿主存在。巨片形吸虫在螺体内的发育各期幼虫及囊蚴较大。肝片形吸虫的子雷蚴中含尾蚴数较多，可达8~21个，而巨片形吸虫子雷蚴中尾蚴数为6~15个。

3. 致病 巨片形吸虫的终宿主有牛、长颈鹿及斑马等20多种食草类反刍动物。不同宿主对巨片形吸虫的易感性有明显差异，如豚鼠和小白鼠能感染成功，而大白鼠则不易感染；家兔和绵羊感染后致病较重，而牛则相反。巨片形吸虫在牛体中似能较好适应，所致病症较轻。人体感染巨片形吸虫的病理变化及症状与肝片形吸虫病相似，亦可引起异位损害。

4. 实验诊断 患者体内嗜酸性粒细胞显著增多（16%~70%）。用免疫印迹和ELISA进行血清抗体检测具有高度的特异性和敏感性。国内学者根据rDNA的ITS－2序列，设计出一对肝片形吸虫特异性引物DSJf/DSJ3和巨片形吸虫的特异性引物DSJf/DSJ4，以PCR扩增种特异性序列可以鉴别肝片形吸虫、巨片形吸虫和"中间型"片形吸虫，无交叉反应。

另外，影像学亦可辅助诊断巨片形吸虫病。CT平扫显示为肝大，肝内多个微脓肿，表现为肝实质弥漫性密度减低。

5. 流行 该虫是东南亚、南亚和非洲地区反刍动物常见的吸虫。不少地区巨片形吸虫与肝片形吸虫混合存在。我国30个省(区、市)从1986~1992年分别连续随机抽样显示,巨片形吸虫感染率约为0.000 6%。

6. 防治 治疗巨片形吸虫感染的药物有三氯苯达唑、溴酚磷(商品名蛭得净)、硝氯酚、碘醚柳胺和丙硫苯咪唑等。

(三) 斯氏并殖吸虫

斯氏并殖吸虫(*Paragonimus skrjabini*)又称斯氏狸殖吸虫(*Pagumogonimus skrjabini*),主要存在于中国,由陈心陶于1959年首次报道,可引起皮下型并殖吸虫病。

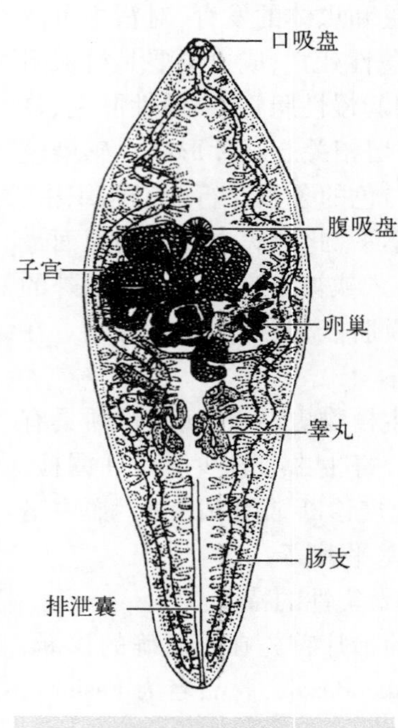

图4-7 斯氏并殖吸虫成虫模式图(引自陈艳、叶彬,2015)

1. 形态 成虫(图4-7)虫体窄长,两端较尖,前宽后窄,大小为(3.5~6.0) mm×(11.0~18.5) mm,宽长比例为1:(2.4~3.2),最宽处在腹吸盘稍下水平。在童虫期已显示出虫体长明显大于体宽的特征。腹吸盘位于体前约1/3处,略大于口吸盘。卵巢位于腹吸盘的后侧方,其大小及分支情况视虫体成熟程度而定。睾丸2个,左右并列,可分多叶。虫卵为大多数形状不对称的椭圆形,壳厚薄不均匀,其大小平均为71 μm×48 μm。

2. 生活史 生活史与卫氏并殖吸虫相似,已证实的第一中间宿主属圆口螺科的小型及微型螺类。第二中间宿主包括多种溪蟹。此外,多种动物如鸭、鼠、蛙、鸟等可作为本虫的转续宿主。终宿主为猫、犬、豹猫、果子狸等哺乳动物,人可能是本虫的非适宜宿主。从人体检获的虫体绝大部分为童虫,少见发育成熟并产卵者。

3. 致病 在动物体内,虫体在肺、胸腔等处结囊、成熟产卵,引起类似卫氏并殖吸虫的一系列典型病变。如侵入肝,在肝浅表部位形成急性嗜酸性粒细胞脓肿,中心为坏死腔,内含坏死组织。有时也能在肝中成囊并产卵。人可能是本虫的非适宜宿主,在人体内,侵入的虫体大多数停留在童虫状态,到处游窜,难以定居,从而造成幼虫移行症。主要表现为游走性皮下包块或结节,常见于胸背部、腹部,亦可出现于头颈、四肢、腹股沟、阴囊等处。包块多紧靠皮下,无明显红肿,边界不清,摘除切开包块可见隧道样虫穴,有时能查见童虫,镜检可见嗜酸性粒细胞肉芽肿、坏死渗出物及夏科-莱登结晶等。此外,斯氏并殖吸虫可侵犯胸肺,患者出现胸闷、胸痛、咳嗽、咳痰等临床症状。若侵犯肝,则出现肝大、肝痛、转氨酶升高等表现。全身症状有低热、食欲下降、乏力等。血常规检查嗜酸性粒细胞明显增加。因本病表现多样,临床上误诊率相当高,应特别注意与肺炎、肺结核、肝炎等鉴别。

4. 实验诊断 免疫学诊断或皮下包块活体组织检查是本病的主要诊断方法。实验证实,豚鼠、黑斑蛙、小鼠、大鼠、虎纹蛙和雏鸡等动物可作为本虫的转续宿主,推测人体可能因误食未煮熟的这些动物的肉而感染。

5. 流行 斯氏并殖吸虫在国外还没有报道。国内已发现于甘肃、四川、云南、贵州、湖北、山西、陕西、河南、湖南、浙江、广西、广东、江西、福建等14个省(区)。

6. 防治 斯氏并殖吸虫病皮下肿块可手术摘除,内脏移行病灶可服用硫氯酚、吡喹酮治疗,防治与卫氏并殖吸虫病相似。

(徐志鹏)

第三节 血吸虫

血吸虫(blood fluke),学名为裂体吸虫(schistosome)。因成虫寄生于人及多种哺乳动物的静脉血管内故名血吸虫。寄生于人体的血吸虫主要有6种,即日本血吸虫(*Schistosoma japonicum*)、曼氏血吸虫(*Schistosoma mansoni*)、埃及血吸虫(*Schistosoma haematobium*)、间插血吸虫(*Schistosoma intercalatum*)、湄公血吸虫(*Schistosoma mekongi*)和马来血吸虫(*Schistosoma malayensis*)。其中,以日本血吸虫、曼氏血吸虫和埃及血吸虫引起的血吸虫病(schistosomiasis)流行范围广、危害大。血吸虫病主要分布于亚洲、非洲和拉丁美洲。

一、日本血吸虫

我国曾是日本血吸虫病(schistosomiasis japonica)的主要流行区。祖国医学很早就有类似血吸虫病的记载。在湖南长沙马王堆的西汉女尸及湖北江陵的西汉男尸体内均检获典型的日本血吸虫卵,证明日本血吸虫病在我国流行长达2 100多年。

(一) 形态与生活史

1. 形态

(1) 成虫:雌雄异体,在宿主体内多呈合抱状态。虫体(图4-8,二维码4-10)呈圆柱形,外观似线虫。口、腹吸盘位于虫体前端,两者相距甚近。口吸盘内口与食管相连,后接肠管。肠管在腹吸盘后分成两支,延伸虫体中部之后又汇合成单一盲管。雄虫体长10~20 mm,宽为0.5~0.55 mm,乳白色,背腹扁平,自腹吸盘后体两侧向腹面卷曲形成抱雌沟(gynecophoric canal),雌虫常居留于此沟槽中。睾丸多为6~8个,椭圆形,呈串珠状排列,位于腹吸盘背侧。生殖孔开口于腹吸盘后方,开口处呈唇状突起。雌虫较雄虫细长,长12~28 mm,宽为0.1~0.3 mm,圆柱形,深褐色。口、腹吸盘不及雄虫的显著。卵巢1个,位于虫体中部,长椭圆形。子宫管状,内含卵50~300个,开口于腹吸盘后方的生殖孔。

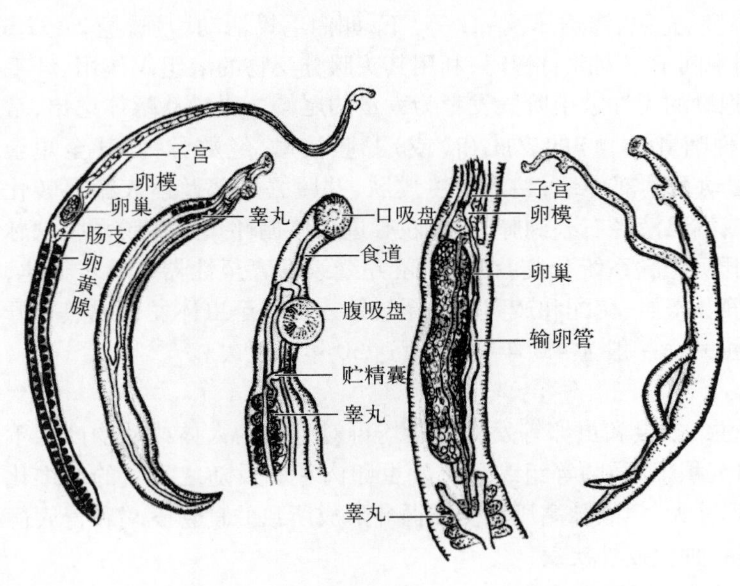

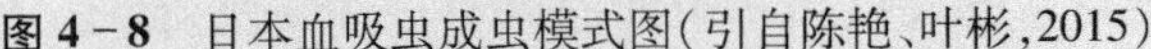
图4-8　日本血吸虫成虫模式图(引自陈艳、叶彬,2015)

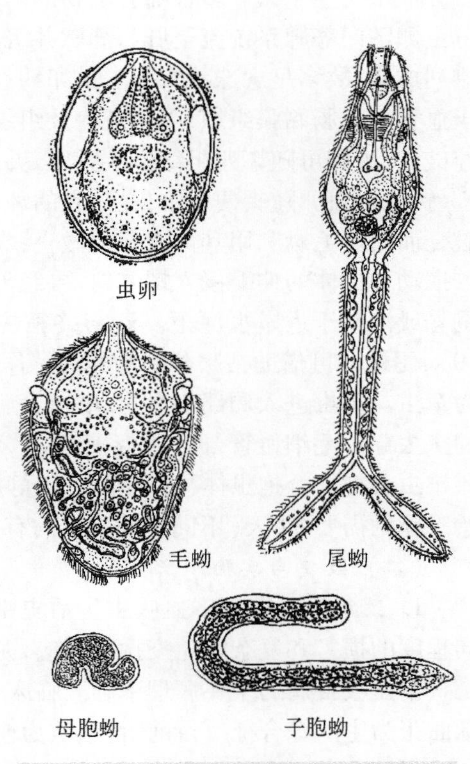

图4-9　日本血吸虫虫卵和幼虫模式图(引自陈艳、叶彬,2015)

(2) 虫卵:大小为(70~105) μm ×(50~80) μm,淡黄色,椭圆形,卵壳厚薄均匀,无卵盖,在卵壳侧面有一逗点状小棘,称为侧棘。成熟卵内含一毛蚴,在毛蚴和卵壳的间隙中可见大小不等的圆形或长圆形的油滴状毛蚴头腺分泌物,可借由卵壳上微孔渗出(图4-9,二维码4-11)。

(3) 毛蚴:全身被有纤毛,在水中借助纤毛运动。游动时呈长椭圆形,静止时或固定后呈梨形,其大小平均为99 μm × 35 μm。毛蚴体前方中央有一袋状顶腺,开口于前端的锥形顶突。顶腺稍后的两侧有一对长梨形头腺,开口于顶腺开口的两旁(图4-9,二维码4-12)。毛蚴的腺体分泌物中含中性黏多糖、蛋白质和酶等是构成可溶性虫卵抗原的主要成分。

(4) 母胞蚴:是第一代胞蚴,为袋形体,体壁薄。体内有胚细胞及由胚细胞增殖形成的胚团(图4-9,二维码 4－12)。

(5) 子胞蚴：较母胞蚴大而长，长囊袋状，由前端和尾端组成。前端有一嘴状突起，无咽和肠，内含不同成熟度的胚团和尾蚴(图 4－9，二维码 4－12)。

(6) 尾蚴：叉尾型，大小为(280～360) μm×(60～95) μm，由体部和尾部组成，尾部又分尾干和尾叉(图 4－9，二维码 4－12)。尾蚴外披一层多糖膜，称糖萼。尾蚴的体前端无口吸盘，特化为头器，内有一单细胞头腺。腹吸盘在体部后 1/3 处，由发达的肌肉构成，具较强的吸附能力；腹吸盘两侧有 5 对单细胞钻腺，左右对称排列，分别由 5 对腺管开口于头器顶端。2 对前钻腺位于腹吸盘前，具有粗大的嗜酸性分泌颗粒，内含钙、碱性蛋白和多种酶类，可使角蛋白软化，降解皮肤的表皮细胞间质、基底膜和真皮的基质等。3 对后钻腺位于腹吸盘后，具有较细的嗜碱性分泌颗粒，富含糖蛋白和酶，糖蛋白遇水膨胀成黏稠的胶状物粘着皮肤。尾蚴借助于头器、头腺和钻腺分泌物及虫体肌肉运动的协同作用，侵入宿主皮肤。

(7) 童虫：尾蚴自钻入宿主皮肤时脱去尾部，进入血流，移行直至寄生部位，在发育为成虫之前的时期称为童虫。童虫依移行过程中的停留部位又可分为皮肤型、肺型和肝门型。

2. 生活史　日本血吸虫的生活史较复杂(二维码 4－13)，包括虫卵、毛蚴、母胞蚴、子胞蚴、尾蚴、童虫和成虫 7 个发育阶段，具世代交替现象。

成虫寄生于人和多种哺乳动物的门静脉-肠系膜静脉系统。雌虫移行至肠黏膜下层的静脉末梢产卵。一部分虫卵随门静脉系统流至肝门静脉并沉积于肝组织，另一部分虫卵沉积于肠壁小静脉中。虫卵由于成簇分布，排列成串，故多呈念珠状沉积。虫卵约经 11 天发育成熟，卵内的毛蚴分泌物(可溶性虫卵抗原)透过卵壳作用于血管壁及肠黏膜组织，引起炎症及组织坏死，在腹内压力、血管内压力及肠蠕动等共同作用下，坏死组织向肠腔破溃，虫卵可随坏死组织落入肠腔，并随宿主粪便排出体外。不能排出的虫卵则沉积于肝、肠组织中逐渐死亡、钙化。虫卵随粪便入水，在适宜的环境条件(温度、光照、渗透压及 pH 等)下，卵内毛蚴活动增强，经 2～32 h 破壳而出。毛蚴利用其体表纤毛做直线游动，遇到中间宿主湖北钉螺时，利用其头腺分泌物的溶组织作用、纤毛的摆动和虫体的伸缩侵入螺体内，再经母胞蚴、子胞蚴的无性繁殖阶段发育为大量的尾蚴。尾蚴从螺体逸出，常倒悬或游动于近岸水面下。若与终宿主(人和多种哺乳动物)的皮肤和(或)黏膜接触，经数分钟，甚至短至 10 s，尾蚴即可借助钻腺分泌物的溶解作用、尾部摆动及体部伸缩，钻入宿主皮肤，并脱去尾部及体表糖萼转化为童虫。童虫进入局部小血管、淋巴管后，随血流或淋巴液经右心到肺，再由左心进入体循环。到达肠系膜动脉的童虫穿过毛细血管，再经肠系膜静脉，顺血流到肝门静脉系统分支，在此停留并继续发育至性器官初步分化，雌雄虫合抱。合抱虫体移行至肠系膜静脉及直肠静脉寄居、交配和产卵。从尾蚴钻入皮肤至虫体发育成熟并开始产卵约需要 24 天(不同种动物体内有差异)，成虫寿命一般为 4.5 年，少数可达 30 年或更久。

(二) 致病与实验诊断

1. 致病　在日本血吸虫生活史中，尾蚴、童虫、成虫和虫卵等发育阶段均可对感染的人体或动物产生不同程度的损害和复杂的免疫病理反应，尤其是虫卵沉积于肝、肠等组织内诱发虫卵肉芽肿及随之发生的纤维化是日本血吸虫病的主要病理基础。临床上出现肝脾肿大、门静脉高压和侧支循环形成所致的食管下端和胃底静脉曲张为主的综合征。目前，普遍认为血吸虫病是一种免疫性疾病。

(1) 尾蚴致病：血吸虫尾蚴钻入宿主皮肤时可引起尾蚴性皮炎(cercarial dermatitis)。患者尾蚴侵入部位的皮肤毛细血管扩张、充血伴出血、水肿，严重者可引起全身水肿及红斑。炎症周围有中性粒细胞、嗜酸性粒细胞和单核细胞浸润，局部出现红色小丘疹和瘙痒，多次感染者更为显著。尾蚴性皮炎是由于尾蚴的分泌物、排泄物及死亡虫体产物引发的免疫病理现象，既有早期出现的速发型(Ⅰ型)超敏反应，也有较晚发生的迟发型(Ⅳ型)超敏反应。

(2) 童虫致病：童虫在宿主体内移行时可穿透毛细血管壁，造成毛细血管破裂或栓塞，局部炎性细胞浸润和点状出血，以肺部最为显著。此时患者可出现咳嗽、痰中带血、全身不适、发热、外周血嗜酸性粒细胞增多等表现。感染后 5～7 天，童虫引起的肺组织病变逐渐消失。一过性肺部浸润性炎症和全身不适等临床表现与童虫所致的机械性损害和其代谢产物引起的超敏反应有关。

(3) 成虫致病：成虫寄生于门静脉属支内，其口、腹吸盘吸附于血管壁，可做短距离移动，因而可引起静脉内膜炎。成虫的代谢产物、分泌物、排泄物及更新脱落的表膜等抗原物质均可刺激宿主产生相应的抗体，形成免疫复合物,引起Ⅲ型超敏反应。成虫寄生还可引起宿主贫血、嗜酸性粒细胞增多等。

(4) 虫卵致病:虫卵是血吸虫病的主要致病因子。成熟活虫卵沉积在组织中,其内的毛蚴分泌物(可溶性虫卵抗原)引发的虫卵肉芽肿(egg granuloma)及相继发生的纤维化(fibrosis)是血吸虫病的主要病变。可溶性虫卵抗原经卵壳微孔释放到周围组织中,通过抗原呈递细胞如巨噬细胞呈递给辅助性T细胞。致敏的T细胞再次受到同种抗原刺激后产生各种细胞因子,如白介素-2(interleukin-2, IL-2)、干扰素-γ(interferon-γ, IFN-γ)、IL-4、IL-5、IL-10、肿瘤坏死因子-α(tumor necrosis factor-α, TNF-α)及粒细胞-巨噬细胞集落刺激因子(granulocyte macrophage-colony stimulating factor, GM-CSF)等,引起淋巴细胞、巨噬细胞、嗜酸性粒细胞、中性粒细胞、浆细胞及成纤维细胞等趋向、集聚于虫卵周围,从而形成虫卵肉芽肿(Ⅳ型超敏反应),又称虫卵结节。

虫卵肉芽肿在宿主体内一般经过4个阶段。

(1) 急性虫卵肉芽肿:成熟虫卵周围出现大量嗜酸性粒细胞浸润,并伴有较多巨噬细胞。因嗜酸性粒细胞变性、坏死,液化后呈脓肿样病变,称为嗜酸性脓肿。在染色的组织切片上,于虫卵周围可见放射状的抗原-抗体复合物,称为何博礼现象(Hoeppli phenomenon)。

(2) 过渡期肉芽肿:虫卵周围仍有大量炎性细胞浸润,包括淋巴细胞、嗜酸性粒细胞、巨噬细胞、浆细胞及中性粒细胞,类上皮细胞开始出现。肉芽肿周围有数层成纤维细胞包绕。

(3) 慢性期肉芽肿:虫卵周围的坏死组织被清除,出现大量巨噬细胞和成纤维细胞,以及少量的淋巴细胞、浆细胞等炎性细胞浸润。

(4) 瘢痕期肉芽肿:肉芽肿体积明显缩小,虫卵消失或仅残存卵壳;肉芽肿周围出现由成纤维细胞(肌成纤维细胞)产生的大量胶原纤维,使之纤维化。虫卵肉芽肿的形成将虫卵紧密包绕与限制,有利于隔离虫卵所分泌的某些抗原对邻近肝细胞的损害,避免局部或全身的免疫性疾病发生或加剧。但与此同时,沉积在宿主肝、肠组织中的强烈虫卵肉芽肿反应及其纤维化又不断地破坏这些组织结构,是导致慢性甚至晚期血吸虫病发生的主要原因。

肝纤维化是由于胶原纤维代谢平衡失调,细胞外基质中有大量胶原纤维(主要是Ⅰ、Ⅲ、Ⅳ和Ⅵ型胶原)沉积而造成的。肝纤维化早期,肝内的Ⅲ型胶原合成明显增多,血清中Ⅲ型前胶原肽(PⅢP)随之升高。晚期血吸虫病,肝内以Ⅰ型胶原为主;Ⅰ型胶原纤维间交叉连接牢固,构成粗大纤维束,使纤维化难逆转。胶原纤维在肝纤维化早期主要沉积在虫卵肉芽肿周围,其后逐渐向肝小叶周围伸展,汇管区纤维化不断扩大,在汇管区周围形成长而苍白的纤维束。这种随着虫卵沿门静脉分支(窦前静脉)分布,纤维组织亦沿肝小叶周围伸展而逐渐形成的肝纤维化,称之为干线型肝纤维化。重度感染时门静脉周围发生广泛的纤维化。窦前静脉的广泛阻塞可导致门静脉高压症,引起肝脾肿大,腹壁、食管及胃底静脉曲张,上消化道出血及腹水等症状。

血吸虫寄生在静脉内,童虫、成虫及虫卵的代谢产物、分泌和排泄物及更新脱落的虫体表膜等构成血液中的循环抗原,可诱导宿主产生免疫病理学改变。血吸虫循环抗原包括肠相关抗原(gut associated antigens, GAA)和膜相关抗原(membrane associated antigens, MAA)。GAA又包括循环阳极抗原(circulating anodic antigen, CAA)和循环阴极抗原(circulating cathodic antigen, CCA)。CAA为蛋白多糖,CCA为糖蛋白,均来源于虫体肠道衬细胞,可在宿主的血、尿中检测到。MAA分布于虫体表面。循环抗原与相应抗体结合形成免疫复合物,当其过多而不能被巨噬细胞吞噬和清除时,可沉积在血管或关节等处引起Ⅲ型超敏反应而导致组织损伤,如沉积在肾小球毛细血管基底膜上则可引起血吸虫性肾小球肾炎。

2. 临床表现 血吸虫病临床表现多种多样,与感染程度、病程、宿主免疫状态、虫卵沉积部位等有关。轻度感染者多数无疾病表现,仅粪便中可检获虫卵。在大量尾蚴入侵时可引起急性血吸虫病。反复感染而又未经治疗或治疗不及时者,易发展为晚期血吸虫病。根据病理变化及主要临床表现,可将血吸虫病分为急性、慢性、晚期及异位血吸虫病。

(1) 急性血吸虫病:好发于春夏、夏秋之交,6~10月感染常见。常发生于对血吸虫感染无免疫力的初次感染者,少数慢性甚至晚期血吸虫病患者在大量尾蚴侵入后亦可发生。患者在发病前2周至3个月有明显的疫水接触史,常因游泳、捕鱼虾、打湖草、防汛、嬉水等接触疫水而感染。在接触疫水后不久,局部皮肤出现红色丘疹、瘙痒感,即为尾蚴性皮炎,由血吸虫尾蚴侵入皮肤引起。数小时至两三天后丘疹、痒感消失。潜伏期长短不一,大多数病例于感染后30~60天出现明显的症状,少数病例潜伏期短于25天,最短者为14天。患者表现为畏寒、发热(38~40℃)、多汗、淋巴结及肝脾肿大,常伴有肝区压痛。肝大一般在剑突下 5 cm 内,左叶较右叶明显,质地较软,表面光滑。脾大见于半数患者,质软,无压痛。可有关节痛、荨麻疹、食欲减退、恶心、呕吐、腹痛、腹泻、黏液血便或脓血便。呼吸系统症状多表现为干咳,偶尔痰中带血丝,伴胸痛;X 线检查可见肺部点状、云雾状或雪花状浸润性阴影,多在发病后月余出现,一般持续 2~3 个月消失。血白细胞,尤其嗜酸性粒细胞增多。重症患者可有神志迟钝、黄疸、腹水、高度贫血、消瘦等症状。

(2) 慢性血吸虫病:急性期未经病原治疗或治疗未愈者,或反复轻度感染而获得免疫力的患者,常出现隐匿型间质性肝炎或慢性血吸虫性结肠炎。临床上可分为无症状(隐匿型)和有症状两类,以前者为多。隐匿型患者一般无症状,少数可有轻度肝大或脾大,但肝功能正常,劳动力不受影响。这类患者在血吸虫病流行区颇为多见,尤其在轻度流行区。有症状的患者主要表现为间歇发生的腹泻、腹痛、黏液血便。肝大较常见,表面光滑,质稍硬,无压痛。肝功能试验除丙种球蛋白可升高外,余在正常范围。脾多数呈轻度肿大。外周血嗜酸性粒细胞增多,可有轻度贫血。

(3) 晚期血吸虫病:是指出现肝纤维化门静脉高压症、严重生长发育障碍或结肠显著肉芽肿性增殖的血吸虫病患者(二维码 4-14)。在重流行区可占血吸虫感染者总数的 5%~10%,常是由于反复或重度感染、轻度感染未经及时病原治疗或治疗不彻底,经过较长时期(5~15 年或更长)的病理发展过程,发展为晚期血吸虫病。肝脏出现干线型纤维化,临床上出现肝脾肿大、门静脉高压和其他综合征。根据主要临床表现,晚期血吸虫病分为 4 种临床类型:巨脾型、腹水型、结肠增殖型和侏儒型。

1) 巨脾型:指患者的脾大超过脐平线或横径超过腹中线,表面光滑,质地坚硬,伴有脾功能亢进。

2) 腹水型:是晚期血吸虫病门静脉高压与肝功能失代偿的结果,常在呕血、感染、过度劳累后诱发。此型患者主要表现为腹水、低蛋白血症和低钠血症。高度腹水可致腹胀、腹痛、呼吸困难、脐疝、腹疝、下肢水肿、腹壁静脉曲张,较易发生黄疸。常因并发上消化道出血、肝性昏迷等而死亡。

3) 结肠增殖型:是一种以结肠病变为突出表现的临床类型。由于大量虫卵沉积于肠壁,虫卵肉芽肿纤维化,腺体增生,从黏膜下层向肠腔突出而形成息肉,可使肠腔狭窄、梗阻,或从浆膜下向腹腔增长形成肿块。临床上有腹痛、腹泻、便秘,或便秘与腹泻交替出现。此型可能并发结肠癌。

4) 侏儒型:系患者在儿童时期多次反复感染血吸虫,又未获及时治疗的后果。患者脑下垂体前叶和性腺等内分泌腺体萎缩,导致其功能减退。患者身材矮小、面容苍老、第二性征缺如,但智力接近正常。晚期血吸虫病并发症主要有上消化道出血和肝性昏迷。半数以上的晚期患者死于食管下段或胃底静脉曲张破裂所致的上消化道出血。有 1.6%~5.4%的晚期患者发生肝性昏迷。并发肝性昏迷者,病死率可达 70%以上。此外,我国血吸虫病患者并发乙型肝炎的概率较高。

(4) 异位血吸虫病:重度感染时,血吸虫童虫也可能在门静脉系统以外的静脉内寄生并发育为成虫,称为异位寄生。异位寄生的成虫产出的虫卵沉积于门静脉系统以外的组织或器官,出现血吸虫虫卵肉芽肿反应,或者肝纤维化引起门静脉-腔静脉吻合支扩大时,肠系膜静脉内的虫卵被血流带至肺、脑或其他组织,由此造成的损害称为异位损害或异位血吸虫病。异位损害多见于肺和脑,其次为皮肤、甲状腺、心包、肾、肾上腺皮质、腰肌、生殖器及脊髓等。

3. 实验诊断

血吸虫病的实验诊断包括病原学诊断、免疫学诊断及分子生物学诊断等。由于血吸虫病诊断方法各有优缺点,应根据不同情况和需要选用不同的诊断方法或采用不同诊断方法的合理组合,取长补短,进行个体诊疗和综合查病。

(1) 病原学诊断:从受检者粪便或组织中检获血吸虫病原体(虫卵或毛蚴)是确诊血吸虫病的依据,但对轻度感染和晚期患者及经过有效防治的流行区感染人群,常常会发生漏检。

1) 粪便直接涂片法:此法简单,但虫卵检出率低,仅适用于急性感染者和重度感染患者黏液血便的检查。

2) 改良加藤厚涂片法:利用甘油的透明作用使粪便涂片薄膜透明以便发现虫卵的一类方法。该方法可计数定量板所容纳粪便(41.7 mg)中的虫卵数,由此换算为每克粪便中虫卵数,因此可用于测定人群的感染度和考核防治效果,是我国血吸虫病防治中常用的病原学检查方法。但由于该方法取用的粪便量较少,且受粪便的新鲜度、干湿度、制片数量及操作规范程度等多种因素的影响,在查病应用中存在一定的漏检率,增加检测次数可明显提高阳性检出率。

3）尼龙绢袋集卵法：此法取粪量多，其检出率大大高于直接涂片法，常与毛蚴孵化法联用，适用于大规模普查。但应防止因尼龙绢袋处理不当而造成的交叉污染。

4）毛蚴孵化法：利用虫卵中的毛蚴在适宜条件下破壳而出，且在水体中运动这一特性，将粪便沉渣置于三角烧瓶加水，放入孵化箱或室温孵化一段时间，观察到运动的毛蚴记为阳性。此法常与尼龙绢袋集卵法联用，由于采用全部粪便沉渣，因此可提高阳性检出率。

5）直肠黏膜活组织检查：慢性特别是晚期血吸虫患者，因肠壁组织增厚，虫卵排出受阻，难以从粪便中查出虫卵，直肠镜活组织检查有助于发现沉积在肠黏膜内的虫卵。对于临床上怀疑血吸虫病而多次粪便检查未查到虫卵者，可直肠镜检。直肠镜活组织检查发现虫卵只能证明感染过血吸虫，体内是否还有活虫存在，必须根据虫卵的死活进行判断。

（2）免疫学诊断：随着防治工作的深入，病原学检测应用难度的增加及抗血吸虫病药物安全有效性的提高，血清学检测技术既是血吸虫病流行病学的调查工具，又是临床诊断的重要辅助手段；既可检测抗体，又可检测抗原。血吸虫感染后，患者血清中会存在特异性抗体（IgM、IgG、IgE 等），抗体检测法简单易行、敏感性高，但血清抗体在患者治愈后仍能存在较长的时间，因此，检测抗体的方法不能区分是现症感染还是既往感染。理论上，存在于宿主血液中的血吸虫循环抗原可随血吸虫感染的终止而很快消失。检测循环抗原无论在诊断上，还是在考核疗效方面均具有重要意义，但研究难度较大，敏感性较低。目前的血清学检测技术仍以抗体检测为主，常用的有以下几种。

1）IHA：利用可溶性虫卵抗原致敏的绵羊红细胞或人"O"型红细胞与感染者血清中特异性抗体作用，使得红细胞发生凝集反应的现象来判定结果。IHA 与粪便检查虫卵的阳性符合率达 92.3%~100%，假阳性率为 2%左右。IHA 操作简单，用血量少，判断结果快，有早期诊断价值。因此，在中国被广泛应用。

2）ELISA：常用可溶性虫卵抗原包被载体检测血清中血吸虫特异性抗体，也可用单克隆抗体包被载体以检测血清中相应的血吸虫抗原。此法具有较高的敏感性和特异性，且可反映抗体水平，阳性检出率 95%以上。ELISA 可作为血吸虫患者筛查、血清流行病学调查、监测疫情趋势、评价防治效果的有效方法。

3）胶体染料试纸条试验（dipstick dye immunoassay，DDIA）：利用胶体染料标记的血吸虫可溶性虫卵抗原来检测抗体的一种快速诊断方法，具有操作简单、不需要任何仪器、反应迅速（2~5 min），敏感性和特异性均高（分别为 94%~97%和 96.7%）等优点，适用于大规模现场查病。

4）COPT：以血吸虫卵为抗原的特异性血清学实验方法。常规检查 100 个虫卵，阳性反应虫卵数（环沉率）≥3%时，即为阳性。COPT 的敏感性可达 85%~97%，假阳性反应在 3%左右，可与卫氏并殖吸虫、华支睾吸虫出现交叉反应。该法操作简单，可用于综合查病和血清流行病学调查。

5）其他方法：DIGFA、IEST、IFA、LAT 等也可采用，各具优缺点。

（3）分子生物学诊断：应用 PCR、LAMP 等方法可以检测到日本血吸虫患者血清中出现的血吸虫特异性 DNA，该法与病原学检查具有同等重要的确诊价值，与粪便检查阳性的符合率可达 95.5%，与其他吸虫感染血清无交叉反应，亦显示出较好的疗效考核价值。

另外，超声检查是一种非损伤性诊断方法。由于血吸虫卵沉积肝脏引起肉芽肿，继而发生纤维化等一系列病变，特别是干线型纤维化及门静脉分支血管壁的增厚等均可在超声诊断仪中显示出特征性图像，因此，世界卫生组织已于 2000 年正式公布了超声诊断血吸虫病标准的使用指南。

（三）流行与防治

1. 流行

（1）地理分布：日本血吸虫病流行于亚洲，日本已消除了该病，目前仅有中国、菲律宾及印度尼西亚有该病流行。日本血吸虫病曾在我国长江流域及其以南的湖南、湖北、江西、安徽、江苏、云南、四川、浙江、广东、广西、福建及上海等 12 个省（区、市）流行，累计感染者达 1 160 万人，受感染威胁的人口达 1 亿以上。经过近 70 年的努力，截至 2016 年底，广东、福建、浙江、上海、广西等省（区、市）完成并通过了达到血吸虫病消除标准的复核，四川、云南、江苏、湖北、湖南、安徽、江西等 7 省已达到传播控制标准。全国 451 个血吸虫病流行的县、区（市）中，有 159 个（占 35.25%）达到血吸虫病消除标准，191 个（占 42.35%）达到传播阻断标准；101 个（占 22.39%）达到传播控制标准。2016年，全国推算血吸虫病患者数为54 454例，较2015年的77 194例减少了29.46%；全年未发现急性血吸虫病病例；尚存晚期血吸虫病患者30 573例。血吸虫病的现场防治与监测工作力度仍需加大，计划于2030年达到消除血吸虫病的目标。

（2）流行环节

1）传染源：日本血吸虫病为人兽共患寄生虫病。除人外，多种家畜和野生动物均可感染血吸虫，其中患者和病畜尤其是水牛是最重要的传染源。现已发现自然感染的动物有40余种。家养动物中有牛、羊、猪、马、犬、兔等；野生动物中有野兔、野猪、猴、野鼠等。

2）传播途径：含血吸虫卵的粪便入水，水体中有钉螺，以及人、畜接触疫水成为血吸虫病传播的3个重要环节。粪便污染水源的方式有多种，如用新鲜粪便施肥、在河沟中洗刷粪桶、动物粪便直接入水等。流行区人群因生产、生活需要（如通过耕种水田、割湖草、捕捉鱼虾、洗衣、游泳及防汛等方式）接触含有血吸虫阳性钉螺的疫水而感染。感染途径主要是经皮肤，其次为口腔黏膜。湖北钉螺是日本血吸虫的唯一中间宿主，为水陆两栖淡水螺。钉螺（二维码4－15）雌雄异体，圆锥形，长10 mm左右，宽3～4 mm，有6～8个右旋的螺层。平原地区的钉螺壳表面有纵肋，称为肋壳钉螺；山丘地区钉螺表面光滑，称为光壳钉螺。钉螺一般滋生在气候温暖、土质肥沃、杂草丛生、水流缓慢的小沟、河畔、湖汊、洲滩、草滩、水田、小溪、山涧等处（二维码4－16），以腐败植物、藻类、苔藓等为食，寿命一般1～2年。在自然界幼螺出现的高峰时间多在温暖多雨的4～6月。

3）易感人群：人类对日本血吸虫普遍易感。在流行区，一般以低年龄组（11～20岁）人群感染率高，随年龄增长，对血吸虫再感染的感染度降低。

（3）流行因素：影响日本血吸虫病流行的因素包括自然因素和社会因素。自然因素主要包括钉螺滋生的自然条件，如地理环境、气温、雨量、水质、土壤、植被等。社会因素是指影响血吸虫病流行的社会制度、经济条件、文化素质、生产方式、生活习惯、卫生保健、人口流动、环境卫生及农田水利建设等。在控制血吸虫病流行过程中，社会因素起主导作用。

（4）流行区类型：根据流行病学特点及钉螺滋生地的地理环境，我国血吸虫病流行区划分为水网型、湖沼型和山丘型。

1）水网型：又称平原水网型，主要分布于长江下游与钱塘江之间的长江三角洲广大平原地区。该型地区气候温和、雨量充足、河道纵横交错，钉螺随网状水系分布，有螺面积占全国钉螺总面积的7.9%，人群主要因生产、生活需要接触疫水而感染。

2）湖沼型：分布于长江中、下游两岸的大片湖沼地区，主要包括湖北、湖南、安徽、江西、江苏等省的沿江洲滩及与长江相通的大小湖泊沿岸。洲滩有“冬陆夏水”的特点，钉螺分布面积大，占全国钉螺总面积的82.1%。此型地区是我国血吸虫病流行的主要地区。

3）山丘型：该型地区的地理环境复杂，包括平坝、丘陵和高山，主要分布在四川、云南的大山区。钉螺一般沿山区水系分布，面积不大，但范围广，有螺面积约占全国钉螺总面积的10%。由于地形复杂，交通不便和受当地经济条件的限制，防治难度较大。

2. *防治* 我国血吸虫病防治工作的方针是综合治理、科学防治、因地制宜、分类指导。

（1）控制传染源：对流行区人群进行普查普治，人畜同步化疗，是控制传染源的有效途径。吡喹酮是治疗血吸虫病的首选药物，具有安全有效、使用方便等特点。对于晚期患者采用对症治疗、中药调理或外科手术治疗等。

（2）切断传播途径

1）灭螺：这是阻断血吸虫病传播的关键环节。灭螺应采用综合措施，主要是结合农田水利建设和生产环境改造，治理湖洲，改变钉螺滋生地环境，结合化学灭螺。目前，世界卫生组织推荐使用的化学灭螺药为氯硝柳胺。在短期内不易消灭钉螺的湖、沼、洲、滩等地区采用建立“安全带”的方法，在人畜常到地带（称易感地带）反复灭螺，以达到预防和减少感染的目的。

2）粪便管理：带有血吸虫卵的人畜粪便污染水体是血吸虫病传播的重要环节。因此，加强人畜粪便管理至关重要。对粪便进行无害化处理，如采用粪、尿混合储存的方法，利用尿分解后产生的氨而杀死血吸虫卵。不使用新鲜粪便施肥，不随地大便，推广储粪池、沼气池等。在重疫区实施推广“以机代牛”，即用机械代替耕牛，从而有效减少家畜粪便污染。

3）安全用水：结合农田水利建设，建立安全用水设施，以避免虫卵污染水体和减少居民直接接触疫水的机会。使用河水时可用漂白粉、碘酊和氯硝柳胺等杀灭尾蚴。

（3）保护易感者：开展卫生知识宣传，加强健康教育，引导人们改变自己的不良行为和生产、生活方式，以避免接触疫水。对难以避免接触疫水者，可使用防护药、防护工具，如穿防护靴、防护裤，在皮肤上涂搽氯硝柳胺脂剂、苯二甲酸二丁酯油膏等防护药。蒿甲醚和青蒿琥酯对血吸虫童虫有很好的杀灭作用，对已接触过疫水者，在接触后第7~10天服用青蒿琥酯，可达到早期治疗目的。

目前，在血吸虫病流行区坚持以控制传染源为主的综合防治策略，同时加强科学研究，群策群力，科学防治，使我国血吸虫病防治工作不断深入，最终达到消灭日本血吸虫病目的。

二、其他

（一）曼氏血吸虫

曼氏血吸虫是引起曼氏血吸虫病的病原体。1902年，该虫被Manson在西印度群岛首次发现，1907年Sambon将其命名为曼氏血吸虫。

1. 形态　成虫雌雄异体，有口腹吸盘。雄虫大小为(6~14) mm×(0.8~1.1) mm，2条肠支在虫体前半部汇合，盲管长，睾丸的数目为6~9个。雌虫大小为(7~17) mm×0.25 mm，卵巢在体中线之前，子宫内含虫卵1~2个。虫卵(二维码4-17)大小为(112~182) μm×(45~73) μm，长卵圆形，棕黄色，侧棘长且大，内含成熟毛蚴。

2. 生活史　曼氏血吸虫与日本血吸虫的生活史大体相同。成虫寄生于人和多种哺乳动物的肠系膜小静脉、痔静脉丛静脉血管内，偶可在肠系膜上静脉、膀胱静脉丛及肝内门静脉血管内。虫卵主要分布在终宿主的肠壁和肝，经粪，偶尔经尿排出体外。毛蚴在水中孵出后，侵入中间宿主双脐螺，在螺体内经4周左右发育繁殖后，产生大量尾蚴。人接触疫水时，曼氏血吸虫尾蚴借机械动作与钻腺分泌物的作用，侵入皮肤。25~28天移行至门静脉-肠系膜静脉发育为成虫，感染后30~35天产卵。猴、狒狒、啮齿类等7个目40余种动物可作为本虫的保虫宿主。

3. 致病　由于雌虫产卵量少，虫卵在组织内呈单个分布，大多沉积于肠壁和肝脏的小血管内。虫卵肉芽肿是其致病的主要原因，往往形成单个虫卵肉芽肿。曼氏血吸虫病肝脏与肠道的病变及临床表现与日本血吸虫病相似，但其程度较轻，多数患者为轻度感染，无或有轻微症状，而少数患者在晚期或者感染大量尾蚴后出现严重病症，发展为肝脾型血吸虫病或肠型血吸虫病。还可见异位寄生，如虫卵肉芽肿压迫脊髓较多(脊髓血吸虫病)。

4. 实验诊断　确诊有赖于粪便中或直肠黏膜找到虫卵或粪便孵化查出毛蚴，亦可利用分子生物学方法从患者的粪(尿、血)中检出曼氏血吸虫特异性的DNA(如121 bp高度重复性序列GenBank accession No. M61098.1)。此外，可采用免疫学方法作为临床诊断的辅助手段，或作为血吸虫病流行病学的调查工具。

5. 流行　曼氏血吸虫分布于阿拉伯半岛至巴西、苏里南、委内瑞拉及某些加勒比群岛的53个国家，包括非洲39个国家、拉丁美洲10个国家和亚洲4个国家。曼氏血吸虫病主要集中在非洲和南美洲，估计撒哈拉以南38个曼氏血吸虫病流行的非洲国家，平均感染率为18%；刚果民主共和国、肯尼亚、坦桑尼亚的部分地区，感染率为50%~100%。在非洲，曼氏血吸虫病和埃及血吸虫病流行区常重叠存在，南美则仅流行曼氏血吸虫病。

6. 防治　治疗药物为吡喹酮和奥沙尼喹，奥沙尼喹仅对曼氏血吸虫病有效。曼氏血吸虫病的防治同样需要采用综合防治策略，即人畜化疗结合健康教育，辅以局部或季节性灭螺等策略，将治疗患者和病畜、灭螺、个人防护、粪管、水管及宣传教育有机地结合起来，才能达到控制曼氏血吸虫病的目标。

（二）埃及血吸虫

埃及血吸虫寄生于人体的盆腔静脉丛(主要在膀胱静脉丛)引起泌尿生殖道疾病，即埃及血吸虫病。埃及血吸虫是Bilhartz于1851年在埃及开罗首先发现的。根据埃及古尸木乃伊中发现，本病在非洲已存在数千年之久。

1. 形态　成虫雌雄异体，有口腹吸盘。雄虫大小为(10~15) mm×(0.75~1.0) mm，2条肠支在体中部后汇合，盲管短，睾丸的数目为4~5个。雌虫大小为(20~26) mm×0.25 mm，卵巢在体中线之后，子宫内含虫卵

10~100个。虫卵(二维码4-18)大小为(83~187) μm×(40~73) μm,纺锤形,无卵盖,一端有尖锐的小棘,内含成熟毛蚴。

2. 生活史 埃及血吸虫成虫寄生在膀胱静脉丛、骨盆静脉丛、直肠小静脉,偶可寄生在门静脉-肠系膜静脉系统。虫卵分布在膀胱及生殖器官,经尿,偶经粪排出体外。毛蚴在水中孵出后,侵入中间宿主小泡螺,在螺体内经4~6周发育繁殖后,产生大量尾蚴。尾蚴侵入终宿主皮肤,转变为童虫,随血流和淋巴液经肺循环和体循环进入肝门静脉系统发育。在肝血窦中经过约3周的发育,性成熟的雌雄成虫开始合抱,逆血流移行至肠系膜下静脉、直肠上静脉,经直肠静脉丛进一步移行至整个盆腔静脉丛定居、产卵。与日本血吸虫和曼氏血吸虫相比,埃及血吸虫生长和发育较慢,从尾蚴侵入至尿中出现虫卵的潜伏期一般为10~12周。猴、狒狒、猩猩、猪、羊、啮齿类等3个目9种动物可作为本虫的保虫宿主。

3. 致病 埃及血吸虫寄生于人体的盆腔静脉丛(主要在膀胱静脉丛),可引起膀胱、输尿管、睾丸鞘膜、附睾、阴囊、精索等泌尿生殖系的血吸虫病,其中以膀胱的病变最为严重。虫卵沉积在膀胱壁产生肉芽肿,形成小纤维结节(沙斑),引起膀胱等泌尿道的炎症。临床表现有终末血尿、膀胱刺激与阻塞等症状。在埃及,83.1%膀胱癌患者有埃及血吸虫病变,故埃及血吸虫病可诱发癌变。男性患者尚可发生前列腺炎等。女性患者子宫颈、阴道也可被累及,发展为女性生殖道血吸虫病。在非洲艾滋病流行区,女性生殖道血吸虫病被认为是罹患艾滋病的易感因素。此外,虫卵偶可通过肠系膜下静脉进入阑尾、盲肠、结肠、直肠而引起病变。少量虫卵可从门静脉进入肝脏,引起门静脉周围纤维化等。此外,虫卵亦可通过膀胱静脉经下腔静脉进入肺部,栓塞肺小动脉,引起坏死性闭塞性动脉内膜炎,从而导致肺循环阻塞和肺动脉高压。据报道,约30%患者有肺动脉病变。

4. 实验诊断 尿液(偶尔粪便)中查到典型的具有终末棘的埃及血吸虫卵。膀胱镜检可见黏膜出血、黏膜下结节和"沙斑",晚期可见纤维样息肉,取组织活检可查见虫卵肉芽肿。有肝肠症状的患者可做直肠镜检。免疫诊断对急性期有辅助诊断意义。

5. 流行 在2亿血吸虫患者中,超过90%的病例在非洲,其中约2/3的病例由埃及血吸虫引起。埃及血吸虫病最初发生于尼罗河上游,现已扩散分布至大部分非洲国家。由于水利灌溉工程扩展,使螺扩散,本病仍有逐渐蔓延趋势。除非洲外,欧洲南面的葡萄牙南部与亚洲西部塞浦路斯;中东黎巴嫩、叙利亚、伊拉克与伊朗及印度孟买南部也发现有本病流行区。患者以农民为多,男女无差别,妇女在河中洗衣,儿童洗澡、游泳,均易感染,16~20岁年龄组感染率最高。

6. 防治 吡喹酮在治疗埃及血吸虫病的大规模现场使用中被证实有效。在许多非洲国家,埃及血吸虫和恶性疟原虫共同流行。随着以青蒿素类药物为基础的复方或联合用药及间歇性预防治疗等抗疟方案的广泛应用,发现青蒿素衍生物和甲氟喹对血吸虫均具有一定的杀灭作用。单一使用青蒿素类药物或甲氟喹的杀虫效果均不如吡喹酮。青蒿琥酯与吡喹酮、青蒿琥酯与甲氟喹等组合使用,可取得较好的治愈率和较高的减卵率。感染埃及血吸虫后,尤其是学龄儿童,贫血及血红蛋白缺乏较为常见,因此在抗虫治疗的同时需要及时补充铁制剂。

(三) 动物血吸虫

禽类和畜类血吸虫常指寄生于禽类(如鸭)的毛毕属(*Trichobilharzia*)吸虫(如包氏毛毕吸虫、集安毛毕吸虫、眼点毛毕吸虫、巨毛毕吸虫等)及寄生于畜类(如牛、羊)的东毕属(*Orientobilharzia*)吸虫(土耳其斯坦东毕吸虫、程氏东毕吸虫等)。迄今,国内外已证实可引起尾蚴性皮炎的致病虫种近70种。

禽、畜类宿主的粪便入水,孵出毛蚴,感染中间宿主椎实螺。经1~2个月后,成熟尾蚴逸出于水,人群因接触疫水而感染。禽类和畜类血吸虫尾蚴侵入人体皮肤后不能发育为成虫,尾蚴的分泌物和死亡虫体的崩解产物作为变应原引起超敏反应,即尾蚴性皮炎。患者表现为在尾蚴入侵局部皮肤有刺痛和痒感,继之出现点状红斑和丘疹,反复感染者丘疹多且可融合成风疹块(团)。如搔破皮肤,可发生继发性感染,甚至引起局部淋巴管炎、淋巴结炎。反应一般3~4天达高峰,1周左右消退而自愈。治疗主要是消炎、止痒和预防继发感染。症状重者可用抗过敏药。

尾蚴性皮炎在许多国家均有病例报道,如美国、加拿大等国家部分人群因在淡水湖或半咸水海岸游泳或从事养殖业而获得感染,又称游泳者痒(swimmer's itch)。我国的吉林、辽宁、江苏、福建、湖南、广东、四川、上海等省(市)也有流行。人群主要因种植水稻、养鸭或捕鱼等而感染。在我国稻田区称尾蚴性皮炎为稻田性皮炎,还有"臭小疙瘩"(东北)、"鸭屎风"(四川)和"痕痒"(广东)等俗称。

本章数字资源

二维码 4-1 姜片虫成虫

二维码 4-2 姜片虫虫卵

二维码 4-3 姜片虫生活史(引自罗恩杰,2020)

二维码 4-4 华支睾吸虫成虫

二维码 4-5 华支睾吸虫虫卵

二维码 4-6 华支睾吸虫生活史(引自罗恩杰,2020)

二维码 4-7 卫氏并殖吸虫成虫

二维码 4-8 卫氏并殖吸虫虫卵

二维码 4-9 卫氏并殖吸虫生活史(引自罗恩杰,2020)

二维码 4-10 日本血吸虫成虫

二维码 4-11 日本血吸虫虫卵

二维码 4-12 日本血吸虫幼虫

二维码 4-13 日本血吸虫生活史(引自罗恩杰,2020)

二维码 4-14 日本血吸虫病晚期患者

二维码 4-15 日本血吸虫中间宿主钉螺

二维码 4-16 长江芦苇滩钉螺

二维码 4-17 曼氏血吸虫虫卵

二维码 4-18 埃及血吸虫虫卵

(季旻珺)

第五章 绦虫检验

第一节 消化道绦虫

消化道绦虫主要有链状带绦虫和肥胖带绦虫，以及亚洲带绦虫、微小膜壳绦虫、缩小膜壳绦虫、犬复孔绦虫、阔节裂头绦虫和西里伯瑞列绦虫，它们的成虫都可寄生于人体肠道，引起消化道症状。有些消化道绦虫如链状带绦虫的幼虫还可寄生于人体组织器官，引起较为严重的危害。

一、链状带绦虫（猪带绦虫）

链状带绦虫（*Taenia solium*）又称猪肉绦虫、猪带绦虫或有钩绦虫，是人体常见且危害严重的带绦虫之一。猪带绦虫的成虫寄生于人体小肠，而幼虫寄生于人体皮下、肌肉、脑、眼等组织器官。

（一）形态与生活史

1. 形态

（1）成虫：扁长如带状，乳白色，长 2~4 m，前端较细，向后渐扁阔，节片较薄、略透明。头节近似球形，直径 0.6~1 mm，有 4 个吸盘和 1 个能伸缩的顶突，顶突上有两圈小钩共 25~50 个。颈部纤细，长 5~10 mm，直径约为头节的一半。链体由 700~1 000 个节片组成，靠近颈部及链体前段的幼节细小，外形短而宽，其内的生殖器官未发育成熟。链体中段的成节近方形，每一成节均具雌雄生殖器官各一套。睾丸 150~200 个，散布在节片的两侧，输精管由节片中部向一侧横走，经阴茎囊开口于生殖腔；阴道在输精管的后方并与其并行，也开口于生殖腔。各节片的生殖腔缘均略向外凸出，不规则地分布于链体左右两侧。卵巢位于节片后 1/3 的中央，分为三叶，除左右两叶外，另有一中央小叶。卵黄腺呈块状，位于卵巢之后。链体末段的孕节为长方形，仅见充满虫卵的子宫向两侧发出分支，每侧 7~13 支，各分支不整齐并可继续分支而呈树枝状，每一孕节中含虫卵 3~5 万个（图 5－1，二维码 5－1，二维码 5－2）。

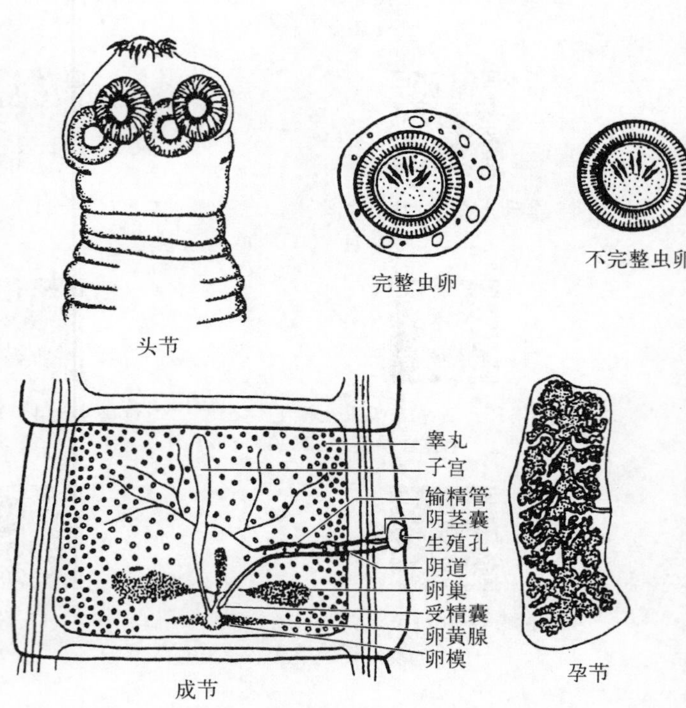

图 5－1 猪带绦虫模式图（引自陈艳、叶彬，2015）

（2）虫卵：呈球形或近似球形，直径 31~43 μm，卵壳薄且脆，在虫卵自孕节散出后多数已脱落，称为不完整虫卵。卵壳内是较厚的胚膜，呈棕黄色，具有放射状条纹。在电镜下可见胚膜实际上是由许多棱柱体组成。胚膜内是球形的六钩蚴，直径 14~20 μm，有 3 对小钩（图 5－1，二维码 5－3）。

（3）幼虫：称猪带绦虫囊尾蚴或猪囊虫，为白色半透明、卵圆形的囊状体，黄豆大小（8~10）mm×5 mm，囊内充满透明的囊液。囊壁分两层，外为皮层，内为间质层，间质层有一处向囊内增厚形成米粒大小的白点，是向内翻卷收缩的头节，其形态结构和成虫头节相同（二维码 5－4）。

2. 生活史　成虫寄生于人的小肠上段，以头节固着于肠壁，孕节常单独或 5~6 节相连地从链体上脱落，随粪便排出，脱离虫体的孕节，仍具有一定的活动力，可因受挤压破裂而使虫卵散出。当虫卵或孕节被猪和野猪等中间宿主吞食后，虫卵在其小肠内经消化液作用，24~72 h 后胚膜破裂，六钩蚴逸出，然后借其小钩和分泌物的作用钻入小肠壁，再经血液循环或淋巴系统到达宿主身体各处，虫体逐渐长大，约经10周后，囊尾蚴发育成熟。囊尾蚴在猪体内寄生的部位主要是运动较多的肌肉，以股内侧肌最多见，然后依次为深腰肌、肩胛肌、膈肌、心肌、舌肌等，此外，囊尾蚴还可以寄生于皮下、肌肉、脑、眼等处。随着寄生时间的延长，囊尾蚴会逐渐死亡并钙化。被囊尾蚴寄生的猪肉俗称为"米猪肉"或"豆猪肉"。当人误食生的或未煮熟的含囊尾蚴的猪肉后，囊尾蚴在人小肠内受胆汁刺激而翻出头节，附着于肠壁，经2~3个月发育为成虫并开始排出孕节和虫卵，成虫在人体内寿命可达25年以上。寄生在人体小肠的成虫一般仅为1条，最多的病例报道为19条。当人误食虫卵或孕节后，也可在人体内发育成囊尾蚴，但不能继续发育为成虫(二维码5-5)。

（二）致病与实验诊断

1. 致病　猪带绦虫的致病主要为成虫寄生引起的猪带绦虫病及幼虫寄生引起的猪囊尾蚴病。幼虫对人体的危害较成虫更为严重，其危害程度和临床表现因猪囊尾蚴寄生的部位和数量不同而异。猪带绦虫病和猪囊尾蚴病，可单独发病，也可同时存在。据报道，16%~25%猪带绦虫感染者伴有囊尾蚴病，而55.6%囊尾蚴病患者伴有猪带绦虫病。

(1) 猪带绦虫病：成虫寄生在人体小肠，其顶突和小钩及体壁的微毛均可对小肠黏膜造成损伤。临床症状一般较轻。粪便中发现节片是患者就诊的最常见原因。少数患者有上腹或全腹隐痛、消化不良、腹泻、体重减轻等症状。因虫体头节固着于肠壁而致局部损伤或虫体缠结成团，可致肠穿孔或肠梗阻。偶有成虫异位寄生于大腿皮下和甲状腺的罕见病例报道。

(2) 猪囊尾蚴病：幼虫寄生于人体组织器官引起猪囊尾蚴病，也称猪囊虫病。囊尾蚴的机械性刺激和毒素作用可破坏局部组织、压迫周围器官，若压迫管腔可引起腔道梗阻，其毒素可引起明显的局部组织反应和全身程度不等的反应及血嗜酸性粒细胞增高。寄生于人体的囊尾蚴从1个到数千个，根据其寄生部位人体囊尾蚴病主要分为以下几类。

1) 皮下及肌肉囊尾蚴病：囊尾蚴位于皮下、黏膜下或肌肉中，形成结节。数目可由1个至数千个。以躯干和头部较多，四肢较少。结节在皮下呈圆形或椭圆形，大小0.5~1.5 cm，硬度近似软骨，手可触及，与皮下组织无粘连，无压痛。常分批出现，并可自行逐渐消失。感染轻时可无症状。寄生数量多时，可出现肌肉酸痛无力、发胀、麻木或呈假性肌肥大症等。

2) 脑囊尾蚴病：由于囊尾蚴在脑内的寄生部位、数量和发育程度不同，以及不同宿主对寄生虫的反应不同，临床症状极为复杂，有的可全无症状，而有的可引起猝死，但大多数病程缓慢，发病时间以1个月至1年为最多，最长可达30年。脑囊尾蚴病的临床分型可分为癫痫型、高颅压型、脑炎脑膜炎型、精神障碍型、神经衰弱型、混合型和亚临床型7个类型。

3) 眼囊尾蚴病：囊尾蚴绝大多数在眼球深部玻璃体及视网膜下寄生，通常累及单眼，但也可双眼或与其他部位的囊尾蚴病合并发生。症状轻者表现为视力障碍，检眼镜检有时可见头节蠕动，重者可失明。

4) 其他部位的囊尾蚴病：囊尾蚴可寄生于口腔的舌部、颊部黏膜和唇黏膜等导致口腔囊尾蚴病，寄生数量较多时可引起舌体肥大，造成运动受限。心脏囊尾蚴病患者可有胸闷、心慌、心律失常等临床表现。囊尾蚴在椎管内压迫脊髓而引起类似前角灰白质或侧索硬化的症状，如感觉障碍、大小便潴留、瘫痪等。阴囊囊尾蚴病可表现为睾丸扭转。

2. 实验诊断

(1) 病原学诊断

1) 猪带绦虫病：可依据粪便中查见孕节或试验性驱虫获取的成虫来确诊，对可疑患者应连续3~5天进行粪便检查。检获虫卵只能确定有带绦虫感染，还需要进一步检查节片或虫体来确定虫种。方法有：① 粪便直接涂片法：操作简单，至少连续做3张涂片，可提高带绦虫卵检出率。② 浓集法：饱和盐水浮聚法可检出虫卵；自然沉淀法对虫卵的检出率较高，但操作较烦琐且费时；改良加藤厚涂片法既可定性又可定量，操作简单方便，适用于现场调查，对带绦虫卵的检出率也较高。③ 节片鉴定：猪带绦虫孕节可随粪便排出，根据其子宫分支情况可鉴定虫种。试验性驱虫头节常用来判定疗效，根据其形态特征也可确定虫种。④ 临床试验性驱虫：由于粪便中检获不到虫卵，可进行试验性驱虫。应在患者服药后，留取24 h全部粪便，通过淘洗粪便来检查虫体，注意检查有无头节。此法常用来判定疗效，也可确定虫种。

2）猪囊尾蚴病：皮下或表浅部位的囊尾蚴结节可采用手术摘除活组织检查，手术摘除的结节经压片法、囊尾蚴孵化试验和病理组织学检查发现囊尾蚴，并进一步在显微镜下观察虫体形态特征后鉴定。眼部的囊尾蚴可用检眼镜检查。

（2）免疫学诊断

1）猪带绦虫病：采用ELISA检测患者粪便中的抗原，特异性可达99%。此法可检测甲醛固定的标本，并可用于大规模的流行病学调查。

2）猪囊尾蚴病：可采用IHA、ELISA、ELIB和ICT等检测其血清或脑脊液中的抗体（IgG、IgG_4、IgM）或循环抗原，有重要的辅助诊断价值。其中，特异性IgG_4抗体的检测对脑囊虫病的诊断和疗效考核有一定的意义。循环抗原的检测可用于早期诊断和疗效考核。

（3）分子生物学诊断：可采用LAMP检测猪带绦虫病患者粪便中虫卵或虫体体表脱落物质中的微量DNA，以线粒体细胞色素C氧化酶亚基1（*mt-cox1*）作为靶基因，能有效鉴别猪带绦虫、牛带绦虫和亚洲牛带绦虫，该方法快速灵敏，可用于现场调查。

另外，脑部和深部组织的囊尾蚴可用X线、CT或MRI等影像学方法来检查，其结果具有重要的辅助诊断价值。

（三）流行与防治

1. 流行　猪带绦虫感染和猪囊尾蚴病呈世界性分布，尤其在有食生的或不熟猪肉习惯的地区人群感染较多见。在我国分布也很普遍，有流行的地区主要在东北和华北地区的黑龙江、吉林、河北等省以及南方的云南和广西。一般农村患者多于城市。造成猪带绦虫流行的因素主要有两方面，即生猪饲养方法不当和居民不良的饮食及卫生习惯。人体患猪带绦虫病是因为吃生的或不熟的含有活囊尾蚴的猪肉引起，而患囊尾蚴病的原因则是食入了该虫的虫卵。人体感染猪囊尾蚴病的方式有3种：① 自体内感染，即患者体内已经有成虫感染，当遇到反胃、呕吐时，肠道的逆蠕动可将孕节反推入胃中引起自身感染。② 自体外感染，患者误食自己排出的虫卵而引起感染。③ 异体感染，误食他人排出的虫卵引起。

2. 防治　应采用综合性措施来防治猪带绦虫病和猪囊尾蚴病。治疗猪带绦虫病患者和带虫者，以控制传染源。加强厕所和家畜圈管理及肉类检疫，减少人畜相互感染。加强卫生宣传教育，改变不良的饮食和卫生习惯，以防止人群感染。常用的驱虫药物有槟榔-南瓜子、吡喹酮、阿苯达唑等。猪囊尾蚴病的治疗方案要视患者情况而定，可采用外科手术治疗，常用的药物有阿苯达唑和吡喹酮。

二、肥胖带绦虫（牛带绦虫）

肥胖带绦虫（*Taenia saginata*）又称牛肉绦虫、牛带绦虫或无钩绦虫，它的成虫寄生于人体小肠，是人体常见的带绦虫之一。

（一）形态与生活史

1. 形态　牛带绦虫成虫和囊尾蚴的外形与猪带绦虫相似，但虫体大小和结构有所差异。与猪带绦虫比较而言，牛带绦虫在形态上的不同点为成虫长4~8 m，节片较厚，不透明，链体节片数可达1 000~2 000个；头节呈方形，直径1.5~2.0 mm，无顶突和小钩；成节卵巢只分2叶，无中央小叶；孕节子宫分支较整齐，每侧15~30支（图5-2，二维码5-6，二维码5-7）；牛囊尾蚴的头节上无顶突和小钩。两种带绦虫的虫卵形态在光学显微镜下难以区别。

2. 生活史　成虫寄生在人体的小肠上段，孕节多逐节脱离链体，随宿主粪便排出。每一孕节含虫卵约8万个。虫卵在排出时成熟程度并不一致，其中约有50%已经成熟，40%尚未成熟，还有10%则为未受精的虫卵。孕节中的未成熟虫卵需在外界发育2周才成熟。从链体脱落下的孕节活动能力强，有时可自动地从肛门逸出。当孕节沿地面蠕动时虫卵从子宫前端排出或因孕节的破裂而散出。当中间宿主牛吞食到虫卵或孕节后，虫卵内的六钩蚴即在其小肠内孵出，然后钻入肠壁，随血循环到周身各处，以运动较多的股、肩、心、舌和颈部等肌肉处为多。六钩蚴经60~70天发育为牛囊尾蚴。除了牛之外，羊、美洲驼、长颈鹿、羚羊等也可被牛囊尾蚴寄生。人若吃到生的或未煮熟的含有牛囊尾蚴的牛肉，经肠消化液的作用，囊尾蚴的头节即可翻出并吸附于肠壁，经8~10周发育为成虫（二维码5-8）。成虫寿命可达20~30年，甚至更长。寄生于人体的成虫一般为1条，最多的可达31条。

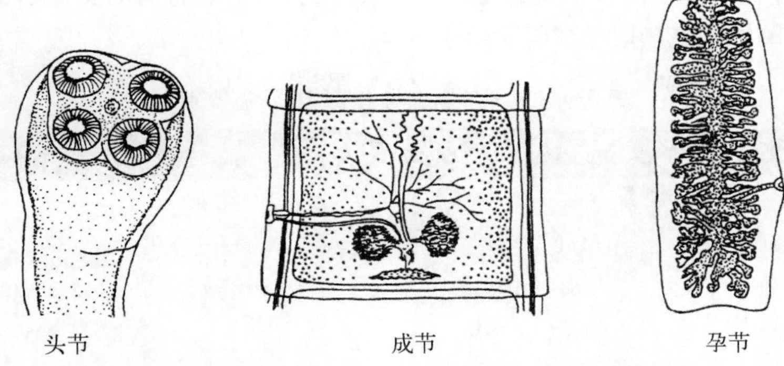

图 5-2　牛带绦虫模式图(引自陈艳、叶彬,2015)

(二) 致病与实验诊断

1. 致病　牛带绦虫的致病主要表现为成虫寄生引起的牛带绦虫病。成虫通过掠夺营养、机械性损害、化学和抗原刺激及异位寄生等对人体造成危害。患者多无明显症状,或仅有腹部不适、饥饿痛、消化不良、腹泻或体重减轻等症状。由于孕节活动力较强,常自动从肛门逸出,多数患者都能自己发现排出的节片,并常伴肛门瘙痒。偶尔导致阑尾炎、肠腔阻塞、肠穿孔等并发症。牛囊尾蚴一般不寄生于人体,至今全世界人体感染记录仅有几例。

2. 实验诊断

(1) 病原学诊断:牛带绦虫病可依据粪便中查见孕节或试验性驱虫获取的成虫来确诊,检获虫卵只能确定有带绦虫感染,还需要进一步检查节片或虫体来确定虫种。采用的病原学诊断方法与猪带绦虫病相同,包括粪便直接涂片法、浓集法、节片鉴定及临床试验性驱虫。此外,棉签拭子法和透明胶纸粘贴法检获虫卵的概率也较大,因为牛带绦虫孕节常自动从患者肛门逸出。

(2) 免疫学诊断:用虫体匀浆或虫体蛋白质作为抗原进行皮内试验、环状沉淀试验、补体结合试验、LAT等,阳性符合率可为73.7%~99.2%。还可用ELISA法检测牛带绦虫病患者粪便中的抗原,但不适用于早期诊断,因患者排节片前2周才检测到高浓度的粪抗原。

(3) 分子生物学诊断:近年,有人采用LAMP检测患者粪便中虫卵或虫体体表脱落物质中的微量DNA,以线粒体细胞色素C氧化酶亚基1(*mt-cox1*)作为靶基因,可有效鉴别3种人体带绦虫感染,该方法快速灵敏,可用于牛带绦虫病的现场调查。此外,现阶段采用各种PCR技术对成虫或幼虫的*mt-cox1*、核糖体DNA第一内转录间隔区(*rDNA-ITS1*)、核糖体DNA第二内转录间隔区(*rDNA-ITS2*)、细胞色素b(*cob*)等基因的片段进行扩增和碱基序列测定分析,主要是用于虫种间及种下鉴定研究,可鉴别牛带绦虫和近缘的亚洲带绦虫。

(三) 流行与防治

1. 流行　牛带绦虫感染呈世界性分布,尤其在有食生的或不熟牛肉习惯的地区人群感染较多见并形成地方性流行。我国20多个省(区、市)存在散发的牛带绦虫病例。在若干有少数民族地区,如新疆、内蒙古、西藏、云南、宁夏、四川的藏族地区,广西的苗族地区,贵州的苗族、侗族地区,以及台湾少数民族地区均有地方性流行。患者多为青壮年人,男性稍多于女性。造成牛带绦虫病地方性流行的主要因素是患者和带虫者粪便污染牧草和水源及居民食用牛肉的方法不当。

2. 防治　牛带绦虫病的防治原则和驱虫药物与猪带绦虫病相同,但预防该病的关键措施是不吃生的或未煮熟的牛肉。

三、其他

(一) 亚洲带绦虫

亚洲带绦虫(*Taenia asiatica*)成虫寄生于人体小肠,是人体常见的带绦虫之一。

1. 形态　亚洲带绦虫的成虫与牛带绦虫在形态上非常相似,头节上均无顶突和小钩,虫体外形、成熟节片的睾丸数目、分布及孕节子宫的分支数目等都很相似,不同之处在于亚洲带绦虫虫体稍短、节片数略少一些。

二者的区别主要在囊尾蚴阶段,即亚洲带绦虫囊尾蚴体积较小,头节上具有两圈发育不良的小钩;而牛带绦虫的囊尾蚴较大,头节上没有小钩(表 5-1,二维码 5-9)。

表 5-1 亚洲带绦虫与牛带绦虫形态鉴别

区 别 点	亚 洲 带 绦 虫	牛 带 绦 虫
成虫		
长(cm)	4~8	4~12
节片数(节)	260~1 016	1 000~2 000
头节直径(μm)	1 430~1 760	935~1 430
成节睾丸数(个)	630~1 190	765~1 059
孕节子宫分支数(支)	11~32	14~32
囊尾蚴长(μm)	1 290(450~2 000)	3 410(1 650~5 720)
宽(μm)	1 160(580~1 850)	2 240(1 160~3 580)
头节大小(μm)	640(580~1 850)	1 720(590~3 410)
头节小钩	有 2 圈发育不良的小钩	无

2. 生活史　亚洲带绦虫的生活史与牛带绦虫也很相似,表现在:① 成虫寄生在人体小肠,以人作为其终宿主;② 感染时期为囊尾蚴;③ 囊尾蚴一般不寄生于人体。不同之处在于:亚洲带绦虫的自然中间宿主是家猪、野猪及一些野生动物,囊尾蚴主要分布在中间宿主的肝脏,特别在肝实质较多见,囊尾蚴的发育成熟时间约为 4 周,人因食入生的或不熟的含囊尾蚴的猪或野生动物的内脏而感染;而牛带绦虫的自然中间宿主是牛科动物,囊尾蚴主要分布在中间宿主的全身肌肉组织,很少到内脏,囊尾蚴的发育成熟时间需要 10~12 周,人因生食牛肉而受感染。

3. 致病　亚洲带绦虫的致病主要表现为成虫寄生引起的亚洲带绦虫病。患者的临床表现有排节片史、肛门瘙痒,并伴有消化道和神经方面的症状,如恶心、呕吐、腹痛、头晕、头痛,有的食欲亢进或食欲减退。多数患者的排节片史为 1~3 年,最长的可达 30 年。尚未见亚洲带绦虫引起囊尾蚴病的报道。

4. 实验诊断

(1) 病原学诊断:亚洲带绦虫病可依据粪便中查见孕节或试验性驱虫获取的成虫来确诊,检获虫卵只能确定有带绦虫感染,还需要进一步检查节片或虫体来确定虫种。亚洲带绦虫病的病原学诊断方法与牛带绦虫病相同。

(2) 免疫学诊断:用 ELISA 法检测人体血清抗体水平有望用于人群的大规模调查,因为研究发现人体感染亚洲带绦虫后 185 天血清抗体滴度达到高峰,治疗后 3 个月逐渐下降。另外,采用 EITB 发现亚洲带绦虫感染者血清抗体与虫体孕节制备的粗抗原反应后出现 21.5 kDa 的特异性条带,提示该方法有望用于人群感染的血清学检查。

(3) 分子生物学诊断:分子诊断方法与牛带绦虫基本相同。

5. 流行　亚洲带绦虫主要流行于亚太地区。自范秉真等在我国台湾地区首先发现并命名以来,韩国、日本、菲律宾、印度尼西亚、泰国、缅甸、越南等相继发现该虫种。我国自 1999 年首次报道云南省兰坪县发现该虫以来,近年证实贵州省都匀市、云南省大理市和兰坪县、广西壮族自治区融水县及宾阳县、四川省雅江县等少数民族聚居地区也有地方性流行。影响亚洲带绦虫传播与流行的主要因素与当地有传染源存在及当地居民喜生食家畜内脏的饮食习惯有关。

6. 防治　亚洲带绦虫病的防治措施及驱虫药物与猪带绦虫病基本相同,但预防该病的关键措施是不吃生的或未煮熟的猪及其他动物的内脏特别是肝脏。

(二) 微小膜壳绦虫(短膜壳绦虫)

微小膜壳绦虫(*Hymenolepis nana*)成虫主要寄生于鼠类,也可寄生于人体小肠,引起微小膜壳绦虫病。

1. 形态　成虫,为小型绦虫,体长 5~80 mm,宽 0.5~1 mm。头节呈球形,直径 0.13~0.4 mm,具有 4 个吸盘和 1 个短而圆、可以伸缩的顶突。顶突上有 20~30 个小钩，排成一圈。颈部较长且纤细。链体由 100~200 个节片组成，最多时可达近千个节片。所有节片均宽大于长并由前向后逐渐增大，孕节最大，大小为（0.15~0.30）mm×（0.8~1.0）mm。生殖孔位于节片的同一侧。成节有 3 个较大的圆球形睾丸，横列在节片中部，贮精囊较发达。卵巢呈分叶状，位于节片中央。卵黄腺椭圆形，位于卵巢后方的腹面。孕节子宫呈袋状，其中充满虫卵（图 5－3）。虫卵，呈球形或近圆球形，大小为（48~60）μm×（36~48）μm，无色透明。卵壳很薄，其内有透明胚膜，胚膜两端略凸起并由该处各发出 4~8 根丝状物，弯曲地延伸在卵壳和胚膜之间，胚膜内含有一个六钩蚴（图 5－3，二维码 5－10）。

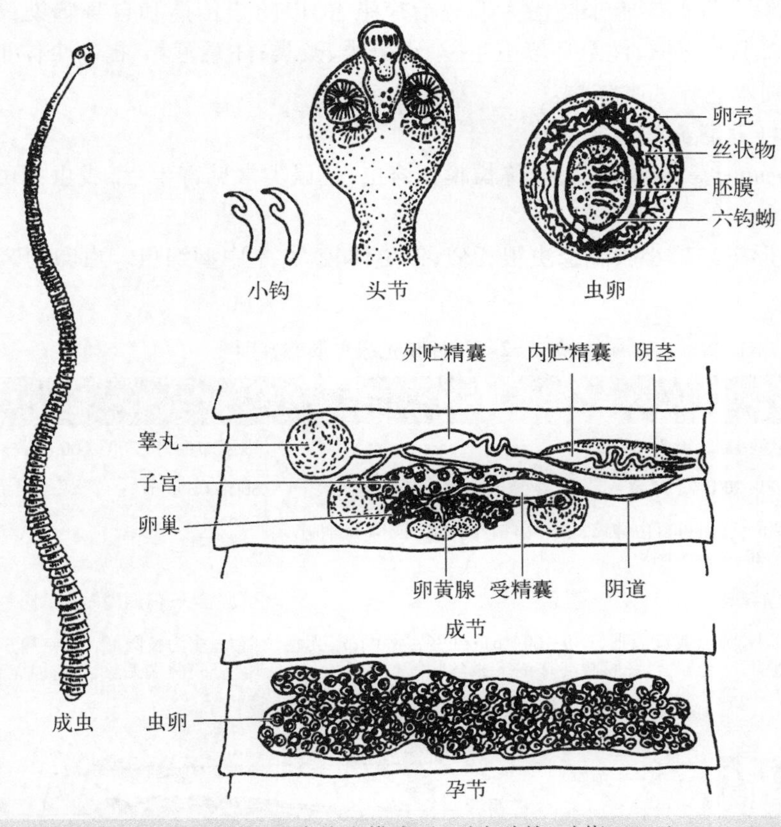

图 5－3　微小膜壳绦虫模式图（引自陈艳、叶彬，2015）

2. 生活史　微小膜壳绦虫的生活史可以不需要中间宿主。成虫寄生在鼠类或人的小肠里，脱落的孕节或虫卵随宿主粪便排出体外。从粪便排出的虫卵已具有感染性，若被宿主（人或鼠）吞食，虫卵在其小肠内孵出六钩蚴，然后钻入肠绒毛，经 3~4 天发育为似囊尾蚴，6~7 天后似囊尾蚴又破肠绒毛回到肠腔，以头节吸盘固着在肠壁上，逐渐发育为成虫。从虫卵被吞食到发育至成虫产卵，在人体内约需要 2 周，在家鼠体内为 11~16 天。成虫寿命仅数周。此外，当孕节在所寄生的宿主肠道中被消化而释放出虫卵后，亦可孵出六钩蚴，然后钻入肠绒毛发育成似囊尾蚴，再回到肠腔发育为成虫，即在同一宿主肠道内完成其整个生活史，并且可在该宿主肠道内不断繁殖，造成自体内重复感染。我国曾有一患者连续 3 次驱虫，共排出完整成虫 37 982 条。另外，微小膜壳绦虫也可间接通过中间宿主传播。已证明印鼠客蚤、犬栉首蚤和致痒蚤等多种蚤类及其幼虫、面粉甲虫及赤拟谷盗等可作为微小膜壳绦虫的中间宿主。当中间宿主吞食虫卵后，六钩蚴在其血腔内发育为似囊尾蚴。鼠类或人由于误食含有似囊尾蚴的中间宿主而感染（二维码 5－11）。

3. 致病　微小膜壳绦虫的致病主要是由于成虫头节上的小钩和体表微毛对宿主肠壁的机械损伤及虫体的毒性分泌物所致。人体感染数量少时，一般无明显症状。感染严重者特别是儿童可出现消化系统和神经系统的症状，如恶心、呕吐、食欲减退、腹痛、腹泻，以及头痛、头晕、烦躁、失眠和惊厥等。有的患者还可出现皮肤瘙痒和荨麻疹等过敏症状。但也有个别患者感染很重却无任何临床表现。人体感染后可出现血中嗜酸性粒细胞增多，血黏度增加，同时也产生特异性的 IgM 和 IgG。大多数重度感染者都曾有过使用免疫抑制剂的病史。

4. 实验诊断　常用病原学诊断,从患者粪便中查到虫卵或孕节为确诊的依据。采用改良加藤厚涂片法和饱和盐水浮聚法均可增加检出虫卵的概率,前者的检查效果更好。

5. 流行　微小膜壳绦虫呈世界性分布,在温带和热带地区较多见。微小膜壳绦虫在各年龄段感染人群中以10岁以下儿童感染率较高,男孩的感染率明显高于女孩。微小膜壳绦虫虫卵可以直接感染人体,故该虫的流行主要与个人卫生习惯有关。虫卵自孕节排出后即具有感染性,主要通过手—口的方式进入人体,特别在儿童聚集的场所更易互相传播。偶然误食到带有似囊尾蚴的昆虫是感染的另一原因。鼠类感染该虫在人体感染中起到一定储存和传播病原的作用,在流行病学上具有重要意义。

6. 防治　应采用综合性的措施来防治。彻底治疗患者,以防止传播和自身感染;加强健康教育、养成良好的饭前便后洗手等个人卫生习惯;注意环境卫生、消灭鼠类、蚤类;注意营养、提高个体抵抗力都是预防本病的重要措施。驱虫药物有阿苯达唑和吡喹酮。

(三) 缩小膜壳绦虫(长膜壳绦虫)

缩小膜壳绦虫(*Hymenolepis diminuta*),又称长膜壳绦虫,是鼠类常见寄生虫,成虫偶可寄生于人体小肠引起缩小膜壳绦虫病。

1. 形态　成虫的形态与微小膜壳绦虫很相似,但虫体较大,是中型绦虫。虫卵的区别较明显(表5-2,图5-4,二维码5-12)。

表5-2　两种膜壳绦虫形态鉴别

鉴别点	微小膜壳绦虫	缩小膜壳绦虫
虫　体	小型绦虫,长5~80 mm	中型绦虫,长200~600 mm
节片数	100~200节	800~1 000节
头节顶突	发育良好,可自由伸缩,上有小钩在头顶凹中不易伸出,有20~30个小钩	发育不良,无小钩
孕　节	子宫袋状	子宫袋状,但四周向内凹陷呈瓣状
虫　卵	较小,圆形或近圆形,(40~60) μm×(36~48) μm,无色透明,卵壳较薄,胚膜两端有4~8根丝状物	稍大,多为长圆形,(60~79) μm×86 μm,黄褐色,卵壳较厚,胚膜两端无丝状物,但卵壳与胚膜间有透明的胶状物

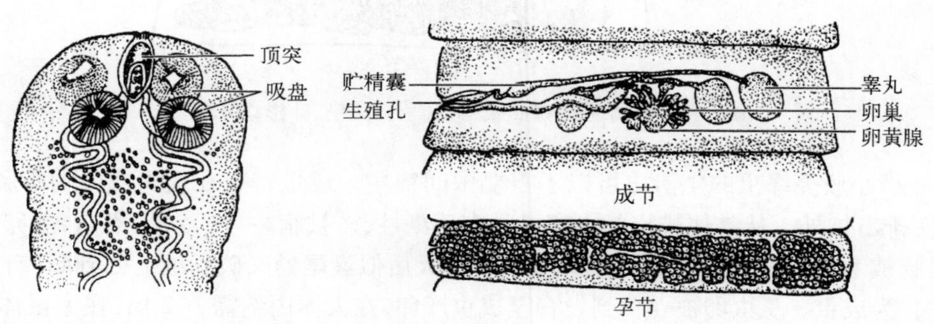

图5-4　长膜壳绦虫成虫模式图(引自陈艳、叶彬,2015)

2. 生活史　与微小膜壳绦虫的生活史相似,但发育过程必须经过中间宿主。中间宿主包括蚤类、甲虫、蟑螂、倍足类和鳞翅目昆虫等60余种节肢动物,以具带病蚤、印鼠客蚤、大黄粉虫及谷蛾较常见。成虫寄生在终宿主小肠内,脱落的孕节和虫卵随粪便排出体外。虫卵被中间宿主吞食后,在其消化道中孵出六钩蚴,然后穿过肠壁至血腔内经7~10天发育成似囊尾蚴,鼠类或人吞食了带有似囊尾蚴的昆虫后,似囊尾蚴在肠腔内经12~13天发育为成虫。患者无自体内重复感染情况,故寄生的虫数一般较少,最多的曾驱出过40条成虫。

3. 致病　缩小膜壳绦虫致病较轻。感染者一般无明显的临床症状,或仅有轻微的神经和消化系统症状,如头痛、失眠、磨牙、恶心、腹胀和腹痛等。严重者可出眩晕、精神呆滞或恶病质。

4. 实验诊断

(1) 病原学诊断:从患者粪便中查到虫卵或孕节为确诊的依据。检查方法同微小膜壳绦虫。

（2）免疫学诊断：可用 Dot－ELISA 检测缩小膜壳绦虫感染大鼠粪便中的特异性抗原。

5. 流行　　缩小膜壳绦虫在鼠类中极为普遍，但人体感染比较少见。我国病例报道超过 200 例，多数为散发的儿童病例，也有家庭聚集性感染的报道。缩小膜壳绦虫的中间宿主种类较多、分布广泛，有些是常见的粮食害虫，粮食储存的地方往往会有多种家鼠栖息活动，容易造成鼠类的感染，人体感染主要是误食了混杂在粮食中的中间宿主。

6. 防治　　防治措施和治疗药物与微小膜壳绦虫相同，积极消灭鼠类和仓库害虫是预防本病的关键措施。

（四）阔节裂头绦虫

阔节裂头绦虫（*Diphyllobothrium latum*）成虫主要寄生于犬科食肉动物，也可寄生于人体小肠引起阔节裂头绦虫病。

1. 形态　　成虫，虫体外形和结构均与曼氏迭宫绦虫相似。虫体扁平，白色或淡黄色，长 3～10 m，最宽处 20 mm，具有 3 000～4 000 个节片。头节细小，呈匙形，长 2～3 mm，宽 0.7～1.0 mm，其背、腹侧各有一条较窄而深凹的吸槽，颈部细长，长 5～10 mm。成节的宽度显著大于长度，为宽扁的矩形，大小为（2～4）mm×（10～12）mm。睾丸数较多，为 750～800 个，为许多小腺泡所组成，位于体背侧的两边；卵巢为双叶体状，位于节片后 1/3 处的腹侧；雄性生殖孔和阴道外口共同开口于节片前部腹面的生殖腔。卵黄腺为许多位于睾丸腹侧的小泡组成；子宫位于节片中央，由卵巢前缘水平盘旋而上，呈玫瑰花状，开口于生殖腔后的子宫孔（图 5－5）。孕节长 2～4 mm，宽 10～12 mm，最宽 20 mm，但末端孕节长宽相近。孕节的结构与成节基本相同。

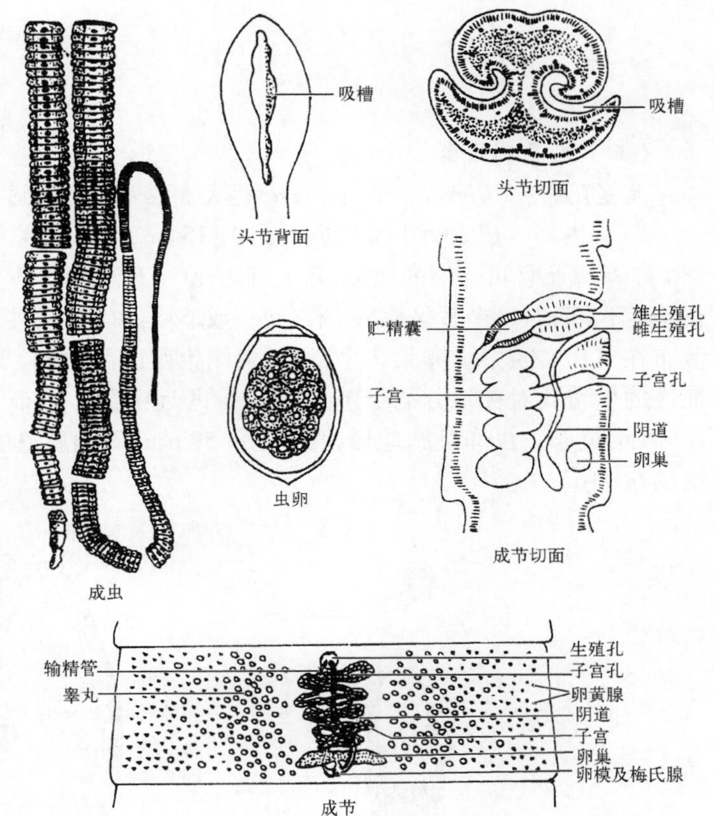

图 5－5　阔节裂头绦虫模式图（引自陈艳、叶彬，2015）

虫卵，近卵圆形，长 55～76 μm，宽 41～56 μm，呈浅灰褐色，卵壳较厚，一端有明显的卵盖，另一端有一小棘；虫卵排出时，卵内胚胎已开始发育（图 5－5，二维码 5－13）。

2. 生活史　　成虫寄生在人，以及犬、猫、熊、狐、猪等动物的小肠内。虫卵随宿主粪便排出后，在 15～25℃的水中，经过 7～15 天的发育，孵出钩球蚴。钩球蚴能在水中生存数日，并能耐受一定低温。当钩球蚴被剑水蚤吞食后，即在其血腔内经过 2～3 周的发育成为原尾蚴。当受感染的剑水蚤被小鱼或幼鱼吞食后，原尾蚴即可在鱼的肌肉、性腺、卵及肝等内脏发育为裂头蚴，裂头蚴可随着鱼卵排出。当大的肉食鱼类吞食小鱼或鱼卵后，裂头蚴可侵入大鱼的肌肉和组织内继续生存。当终宿主食入含裂头蚴的鱼肉时，裂头蚴在其肠内经 5～6 周发育为成虫。成虫在终宿主体内可存活 5～13 年或更长。

3. 致病　　阔节裂头绦虫病系由成虫寄生于人体小肠所致。一般成虫引起的肠道病变较轻，因此，多数感染者并无明显症状，仅间或有疲倦、乏力、四肢麻木、腹泻或便秘及饥饿感、嗜食盐等较轻微症状。但有时虫体可扭结成团，导致肠道、胆道口阻塞甚至出现肠穿孔等。此外，还有阔节裂头蚴在人肺部和腹膜外寄生的报道。约有 2%的阔节裂头绦虫病患者并发绦虫性贫血，这可能是由于与造血功能有关的维生素 B_{12} 被绦虫大量吸收，或绦虫代谢产物损害了宿主的造血功能的缘故。患者常出现感觉异常、运动失调、深部感觉缺失等神经紊乱现象，严重者甚至失去工作能力。

4. 实验诊断

（1）病原学诊断：从患者粪便中查到虫卵或孕节可确诊。检查方法与其他肠道绦虫相同。

(2) 免疫学诊断：曾有学者采用LAT和ELISA检测阔节裂头绦虫患者血清中的IgG抗体水平，结果表明这两种方法存在较高的假阳性率和假阴性率。

(3) 分子生物学诊断：目前已建立阔节裂头绦虫4种裂头绦虫的多重PCR检测体系，该检测方法具有简单、快速、灵敏度高的特点，可用于裂头绦虫的鉴别与诊断。

5. 流行　阔节裂头绦虫呈世界性分布，主要分布在欧洲、美洲和亚洲的亚寒带和温带地区，在有生吃淡水鱼肉习惯的人群中多见。我国至2022年有十余例病例报道。

6. 防治　应采用综合性的措施来防治。加强健康教育，改变不良的食鱼习惯，不吃生的或未煮熟的鱼；加强对犬、猫等动物的管理，不用生鱼及内脏喂食猫、犬，避免猫、犬及人的粪便污染水源。驱虫药物有吡喹酮和阿苯达唑等。并发贫血者还应补充维生素 B_{12}。

（牟　荣）

（五）犬复孔绦虫

犬复孔绦虫(*Dipylidium caninum*)是犬和猫常见的肠道寄生虫，偶可感染人体。

1. 形态　成虫为小型绦虫，长10~15 cm，宽0.3~0.4 cm，约有200个节片。头节近似菱形，具有4个吸盘和1个呈棒状且可伸缩的顶突，其上有约60个玫瑰刺状的小钩，常排成4圈，小钩数和圈数可因虫龄和顶突受损伤程度不同而异。节片呈南瓜子样，每一成节均具有雌、雄生殖器官各2套，呈两侧对称排列，睾丸100~200个，散布在节片实质中。卵巢2个，位于两侧生殖腔后内侧，每个卵巢后方各有一个呈分叶状的卵黄腺。2个特征性的生殖孔对称地分列于节片两侧缘的近中部。孕节子宫呈网状，内含若干个贮卵囊，每个贮卵囊内含2~40个虫卵。虫卵呈圆球形，直径35~50 μm，具两层薄的卵壳，内含一个六钩蚴(图5-6，二维码5-14~二维码5-16)。

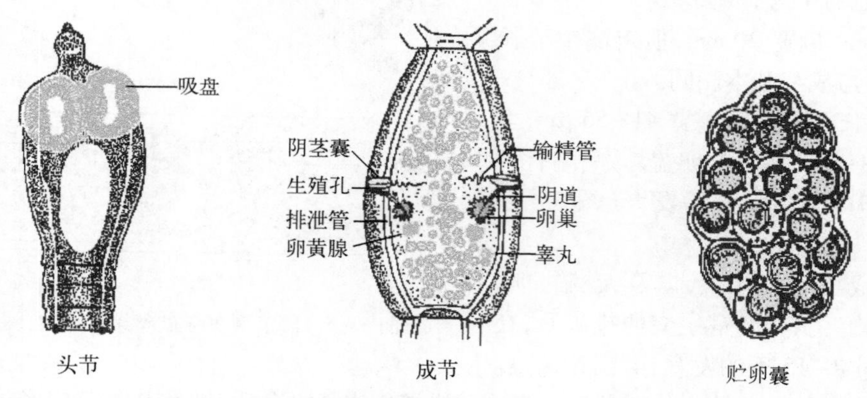

图5-6　犬复孔绦虫模式图(引自郑葵阳，2017)

2. 生活史　成虫寄生于犬、猫的小肠内，孕节单独或数节相连地从链体脱落，常自动逸出宿主肛门或随粪便排出并沿地面蠕动。当节片破裂后虫卵散出，如被中间宿主蚤类(犬栉首蚤、猫栉首蚤和致痒蚤)的幼虫食入，则在其肠内孵出六钩蚴，钻过肠壁，进入血腔内发育。约在感染后30天，当蚤幼虫羽化为成虫时，六钩蚴也发育成似囊尾蚴。被感染的蚤活动迟缓，当犬、猫舔毛时将其食入而感染。病蚤中的似囊尾蚴在其小肠内释出，经2~3周发育为成虫。人体感染常因与猫、犬接触时误食病蚤引起(二维码5-17)。

3. 致病　人体感染犬复孔绦虫后，临床表现主要与感染的数量有关。一般无明显症状，感染严重者，可表现为食欲减退或食欲亢进、消化不良、腹部不适等。儿童可出现腹痛、腹泻，因孕节自动从肛门逸出而引起肛门瘙痒和烦躁不安等症状。

4. 实验诊断　确诊主要依靠粪便检查，发现虫卵或孕节即可确诊。

5. 流行　犬复孔绦虫广泛分布于世界各地。犬和猫的感染率很高，狐和狼等也可感染。人体复孔绦虫病比较少见，患者多为婴幼儿，这可能是因为婴幼儿与犬、猫接触机会较多。我国仅有散发病例报道，散布于北京、辽宁、山西、山东、河北、河南、四川、广东、广西、湖南、福建等11个省（区、市）。

6. 防治　治疗患者可选用吡喹酮、阿苯达唑等药物，注意环境卫生，查蚤灭蚤。家庭饲养的犬、猫应注意定期灭蚤和驱虫，驱虫药可使用氯硝柳胺，以防人体受感染。

（六）西里伯瑞列绦虫

西里伯瑞列绦虫（*Raillietina celebensis*）属于代凡科（Davaineidae）、瑞列绦虫属（*Raillietina*），是哺乳动物和鸟类的常见寄生虫，偶可感染人体，引起西里伯瑞列绦虫病。人类通常因误食含似囊尾蚴的蚂蚁而感染。西里伯瑞列绦虫广泛分布于热带和亚热带地区，主要分布于东南亚国家以及日本、澳大利亚和非洲一些国家。我国的台湾、福建、广东、广西、浙江和江苏等地有病例报道。

1. 形态　成虫大小约为32 cm×0.2 cm，有节片180余个。头节钝圆，横径为0.46 mm，4个吸盘上均缀有细小的刺，顶突常缩在四周微凸的浅窝内，其上具有两排长短相间的斧形小钩，约72个。成节略呈方形，生殖孔都开口在节片之同侧。卵巢分两叶，呈蝶翅状，卵黄腺位于卵巢后方，略呈三角形。孕节外形略呈椭圆形，各节连续似串珠状。孕节内充满圆形或椭圆形的贮卵囊，有300多个，每个贮卵囊中含虫卵1~4个。虫卵呈船形，约45 μm×27 μm，具有内外两层薄的壳，内含圆形的六钩蚴，直径为14~15 μm（图5-7）。

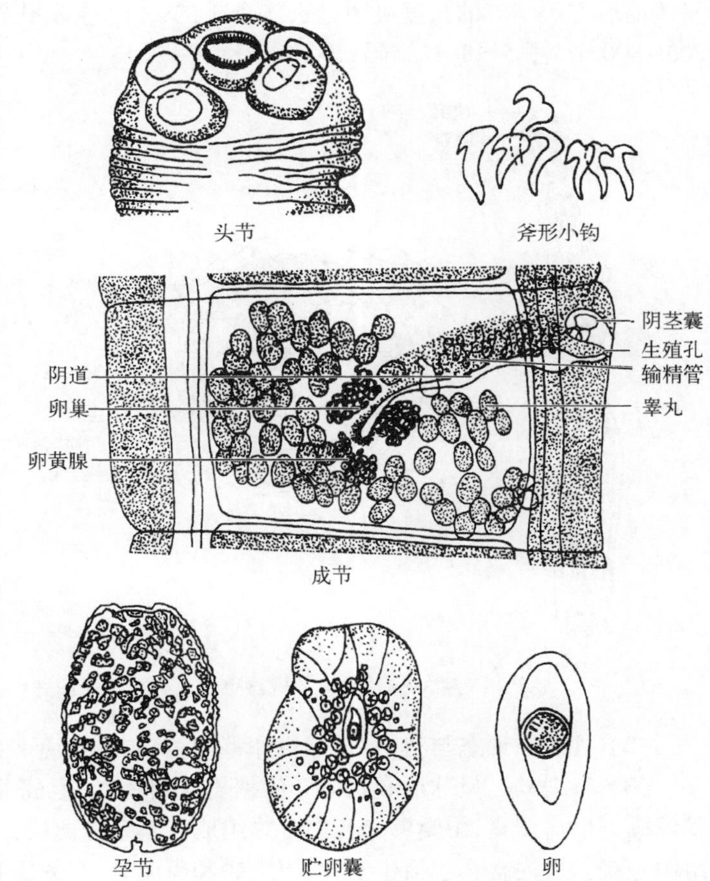

图5-7　西里伯瑞列绦虫模式图（引自陈艳、叶彬，2015）

2. 生活史　成虫主要寄生于终宿主黑家鼠、褐家鼠及小板齿鼠等鼠类的肠道，孕节脱落随宿主粪便排出体外。蚂蚁为其中间宿主和传播媒介，虫卵在其体内发育为似囊尾蚴。鼠因吞食带有似囊尾蚴的蚂蚁而受染，人体感染也可能由误食感染的蚂蚁所致。

3. 致病　本虫致病力轻微，感染者多无明显临床表现，偶可表现为腹痛、腹泻、肛门瘙痒以及夜间磨牙、流涎、食欲减退或消瘦等，有的患者还可出现贫血、白细胞增多等现象。

4. 实验诊断　诊断主要依靠粪便检查虫卵或孕节。多数患者大便中常有白色、能伸缩活动的米粒大小的孕节排出。

5. 流行　西里伯瑞列绦虫广泛分布于热带和亚热带地区，人体感染病例见于越南、缅甸、泰国等东南亚国家，以及日本和澳大利亚及非洲的一些国家。我国台湾、福建、广东、广西、浙江和江西等地也有病例报道。感染者多为1~7岁的儿童，最小的仅3个月。蚂蚁在热带地区很普遍，常在厨房或居室内营巢，而幼儿常在地面玩耍，易误食蚂蚁导致感染。

6. 防治　感染者可用吡喹酮、阿苯哒唑等药物驱虫治疗，注意环境卫生和个人卫生，及时清理蚁巢。

第二节　组织绦虫

组织绦虫主要有细粒棘球绦虫、多房棘球绦虫和曼氏迭宫绦虫等，其中绦期幼虫如棘球蚴、泡球蚴和裂头蚴可寄生于人体，引起复杂多变的临床表现，严重危害人类健康。

一、细粒棘球绦虫

细粒棘球绦虫(*Echinococcus granulosus*)又称包生绦虫,成虫寄生于犬科动物的小肠,幼虫(棘球蚴)寄生于人和多种食草类家畜或偶蹄类动物的组织脏器中,棘球蚴为其主要致病阶段,可引起棘球蚴病或称为包虫病,是一类危害严重的人兽共患寄生虫病。

(一)形态与生活史

1. 形态

(1)成虫:是绦虫中体型较小的虫种,体长2~7 mm,平均3.6 mm。除头节和颈部外,整个链体只有幼节、成节和孕节各1节,偶或多1节。头节呈梨形,具有顶突和4个吸盘。顶突伸缩力很强,其上有两圈大小相间呈放射状排列的小钩28~48个。成节的生殖孔位于节片一侧的中部偏后,睾丸45~65个,均匀地散布在生殖孔水平线前后方。孕节的长度可超过虫体全长的一半,生殖孔较成节更靠后,子宫具不规则的分支和侧囊,含虫卵200~800个(图5-8,二维码5-18)。

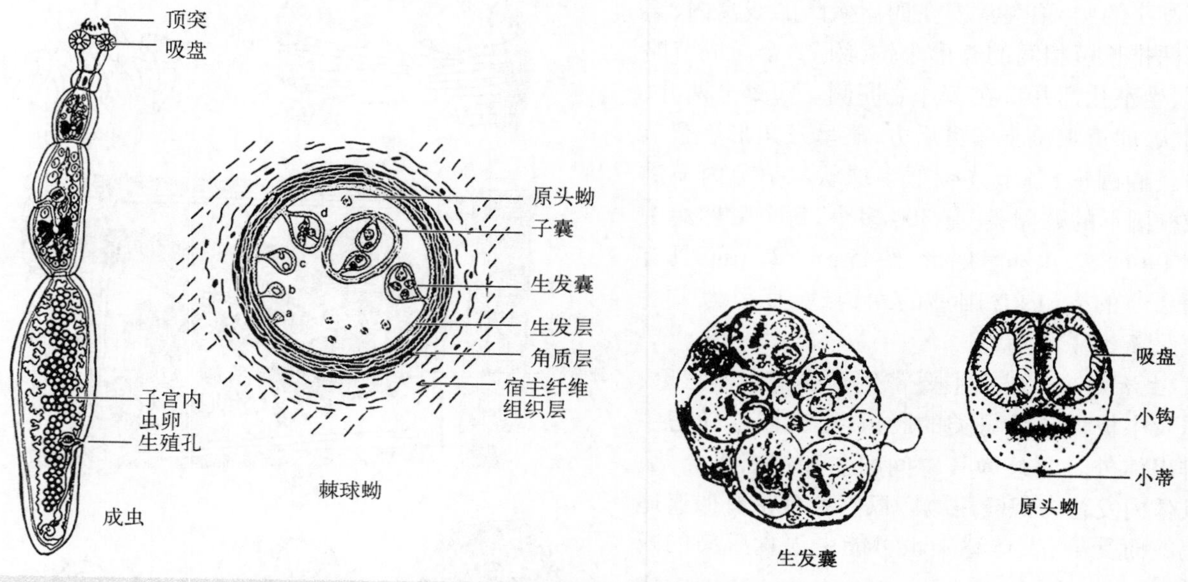

图5-8 细粒棘球绦虫成虫和棘球蚴模式图(引自陈艳、叶彬,2015;罗恩杰,2020)

(2)虫卵:形态与猪、牛带绦虫卵基本相同,在光镜下难以区别。

(3)棘球蚴:呈球形囊状体。依据寄生时间长短、寄生部位和宿主不同,直径从数毫米至数百毫米不等。棘球蚴为单房型囊,由囊壁和囊内含物组成。囊壁分两层,外层为角皮层,内层为生发层。囊壁外有宿主的纤维组织包绕。囊内含物包括生发囊、原头蚴和囊液等,有的还有子囊和孙囊(图5-8,二维码5-19)。宿主组织包绕的囊称为母囊,有的母囊无原头蚴、生发囊等,称为不育囊。

1)角皮层:厚约1 mm,乳白色、半透明,似粉皮状,较松脆,易破裂。光镜下无细胞结构而呈多层纹理状。

2)生发层:又称胚层,由许多细胞核、少量的肌纤维及一些石灰小体组成,厚7~15 μm。生发层具有生发功能,可向囊内芽生出许多原头蚴及生发囊。

3)原头蚴:呈椭圆形或圆形,大小为170 μm×122 μm,其顶突和吸盘内陷,保护着数十个小钩。原头蚴在体外生理盐水培养或添加胆汁或温度和渗透压改变时头节会外翻(图5-8,二维码5-20)。

4)生发囊:也称育囊(图5-8,二维码5-20),是具单一生发层的小囊,直径约1 mm。据观察最初由生发层向囊内芽生成群的细胞,这些细胞空腔化后,形成小囊并长出小蒂与胚层连接。在囊壁上可生成数量不等的原头蚴,原头蚴可向生发囊内生长,也可向囊外生长称为外生性原头蚴。

5)子囊和孙囊:子囊可由母囊的生发层直接长出,也可由原头蚴或生发囊进一步发育而成。子囊结构与母囊相似,其囊壁具有角皮层和生发层,囊内也可生长原头蚴、生发囊以及与子囊结构相似的小囊,称为孙囊。

6)囊液:又称棘球蚴液。囊液无色透明或微带黄色,比重1.01~1.02,pH 6.7~7.8,内含多种蛋白、肌醇、卵磷脂、尿素及少量糖、无机盐和酶,对人体具有很强的免疫原性。原头蚴、生发囊和子囊可从胚层上脱落,悬浮在囊液中，称为棘球蚴砂（hydatid sand）。棘球蚴破裂后，囊内棘球蚴砂进入体腔或其他组织可引起继发性棘球蚴病。

2. 生活史　细粒棘球绦虫生活史阶段包括虫卵、六钩蚴、棘球蚴和成虫 4 个发育阶段（二维码 5－21）。终宿主是犬、狼和豺等食肉动物；中间宿主是羊、牛、骆驼、猪和鹿等偶蹄类动物，偶可感染人。成虫寄生在终宿主小肠，孕节或虫卵随宿主粪便排出，污染动物皮毛和周围环境，如牧场、畜舍、蔬菜、土壤及水源等。中间宿主吞食了虫卵和孕节后，六钩蚴在其肠内孵出，然后钻入肠壁，经血液循环至肝、肺等器官，经 3~5 个月发育成直径为 1~3 cm 的棘球蚴。棘球蚴囊内可有数千至数万，甚至数百万个原头蚴。原头蚴在中间宿主体内播散可形成新的棘球蚴，在终宿主体内可发育为成虫。终宿主从感染至发育成熟排出虫卵和孕节约需要 8 周时间。大多数成虫寿命 5~6 个月。若人误食到细粒棘球绦虫的虫卵后，卵内六钩蚴在小肠内孵出，钻入肠壁小静脉或淋巴管，随血液循环侵入组织，若六钩蚴未被杀死，其周围逐渐形成一个纤维性外囊，囊内六钩蚴缓慢地发育成棘球蚴，故棘球蚴与宿主间有纤维被膜分隔。棘球蚴在人体内可存活 40 年甚至更久。棘球蚴在人体内可寄生于几乎所有部位，最多见的部位依次是肝、肺、脑。

（二）致病与实验诊断

1. 致病　棘球蚴病俗称包虫病，对人体的危害以机械损害为主，严重程度取决于棘球蚴的体积、数量、寄生时间和部位。棘球蚴不断生长，压迫周围组织、器官，可引起组织细胞萎缩、坏死，因此，临床表现极其复杂，常见症状如下。

（1）局部压迫和刺激症状：受累部位有轻微疼痛和坠胀感，如累及肝脏可有肝区疼痛。在肺部可出现呼吸急促、胸痛等呼吸道刺激症状。在颅脑则引起头痛、呕吐、癫痫等症状。骨棘球蚴可破坏骨质，造成骨折或骨碎裂。位置表浅的棘球蚴可在体表形成包块，触之坚韧，压之有弹性，叩诊时有震颤感。

（2）毒性和过敏反应：可出现食欲减退、体重减轻、消瘦、贫血、发育障碍和恶病质等毒性症状。囊液大量溢出可引起严重的过敏性休克甚至死亡。

（3）继发性感染等并发症：一旦棘球蚴囊破裂，可造成继发性感染。

2. 实验诊断

（1）病原学检查：确诊应以病原学结果为依据，即手术取出棘球蚴，或从患者痰、胸腔积液、腹水或尿液等检获棘球蚴碎片、小钩或原头蚴。了解患者是否来自或去过流行区，以及与犬、羊等动物和皮毛接触史对诊断有参考价值。

（2）免疫学检查：是重要的辅助诊断方法，常用的有卡松尼皮内试验和血清学检查法，如 ELISA、IHA、DIGFA、ICT 等。通过血清学检查棘球蚴病相关的特异性抗体或循环抗原或免疫复合物可做出辅助诊断。目前，为了提高诊断准确率，常采用 2~3 种血清免疫学方法连用的策略。

另外，影像学检查 X 线、B 超、CT、MRI 及放射性核素扫描等对棘球蚴病的诊断和定位也有帮助，尤其是 B 超应用比较广泛。

（三）流行与防治

1. 流行　细粒棘球绦虫分布遍及世界各大洲牧区，主要以在犬和偶蹄目家畜（羊、牦牛）之间形成循环为特点。我国是世界上棘球蚴病流行最严重的国家之一，全球 90% 的棘球蚴病分布在我国，主要流行于我国西部和北部广大农牧地区，即新疆、青海、甘肃、宁夏、西藏、内蒙古和四川等 7 个省（区），其次是陕西、山西和河北部分地区。2012~2016 年，全国共调查 413 个县，其中 368 个县被确定为棘球蚴病流行县，分布于内蒙古、四川、西藏、甘肃、青海、宁夏、云南、陕西和新疆等 9 个省（区），推算流行区人群患病率为 0.28%，患病人数为 166 098 例。造成棘球蚴病流行的因素主要有以下 3 方面。

（1）虫卵污染环境：牧区犬的感染通常较重，犬粪中虫卵量大，虫卵可以随犬的活动以及随风、尘土、水等外界因素散播在人及家畜活动场所，导致周围环境严重污染。虫卵对外界低温、干燥及化学药品有很强抵抗力，在 2℃ 水中能存活 2.5 年，在冰中可存活 4 个月，经过严冬（－14~－12℃）仍可保持感染力。一般化学消毒剂不能杀死虫卵。

（2）卫生状况差：人经口食/饮用犬粪污染的食物和水是患棘球蚴病主要的原因。

（3）动物内脏处理不当：用患病动物内脏喂食家犬和无主犬是导致棘球蚴病传播的关键原因。

2. *防治* 在流行区应采取综合性防治措施，主要包括以下几方面。

（1）健康宣教，普及棘球蚴病知识，提高全民的防病意识。

（2）摒弃以病畜内脏喂犬和乱抛病畜内脏的陋习，加强卫生法规建设，加强对屠宰场和个体屠宰户家畜的检疫，及时处理病畜内脏。

（3）定期为家犬、牧犬驱虫，以减少传染源。

（4）查治患者，棘球蚴病的治疗，首选外科手术，术中应注意务将虫囊取尽并避免囊液外溢造成过敏性休克或继发性感染。对早期的小棘球蚴，可使用药物治疗，目前以阿苯达唑疗效较好，亦可使用吡喹酮、甲苯咪唑等药物。

二、多房棘球绦虫

多房棘球绦虫（*Echinococcus multilocularis*）的形态与生活史均与细粒棘球绦虫相似，但成虫主要寄生于狐，其次是犬、狼和猫等动物的小肠内。幼虫称为多房棘球蚴或泡球蚴，主要寄生于野生啮齿类动物如田鼠、麝鼠、旅鼠、仓鼠、大沙鼠、小家鼠及褐家鼠等中间宿主的组织内，亦可寄生于人体组织内，寄生部位主要是肝脏，引起严重的泡球蚴病（alveococcosis），又称泡型包虫病（alveolar hydatid disease），或多房性包虫病（multilocular hydatid disease）。

（一）形态与生活史

1. *形态*

（1）成虫：外形和结构都与细粒棘球绦虫相似，但虫体更小，长仅为 1.2~3.7 mm，平均 2.13 mm，头节、顶突、小钩和吸盘等都相应偏小，顶突小钩为 13~34 个。虫体常有 4~5 个节片。成节生殖孔位于节片中线偏前，睾丸数较少，为 26~36 个，均分布在生殖孔后方。孕节子宫为简单的囊状，无侧囊，内含虫卵 187~404 个（图 5－9）。

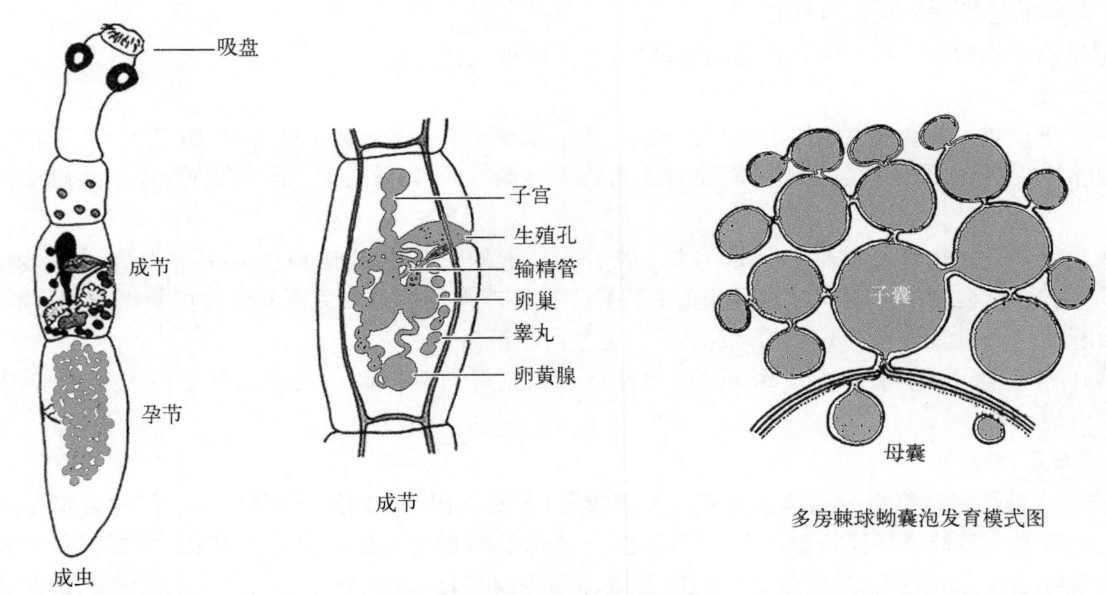

图 5－9 多房棘球绦虫成虫和泡球蚴模式图（引自郑葵阳，2017）

（2）虫卵：形态和大小与细粒棘球绦虫相似，光镜下难以区别。

（3）泡球蚴：由许多大小囊泡相互连接、聚集而成，呈淡黄色或灰白色的囊泡状团块。囊泡圆形或椭圆形，直径为 0.1~0.7 cm，囊泡内含透明胶状物和原头蚴，寄生于人体的囊泡内只含胶状物而无原头蚴。囊泡外壁角皮层很薄且常不完整，整个泡球蚴与宿主组织间无纤维组织被膜分隔。泡球蚴多以外生性出芽生殖不断向周围组织扩张产生新囊泡，形成葡萄状的囊泡群，少数也可向内芽生形成隔膜而分离出新囊泡（图 5－9）。葡萄状的囊泡一般 1~2 年即可全部占据所寄生的器官。泡球蚴还可向器官表面蔓延至体腔内，犹如恶性肿瘤，故有"虫癌"之称。

2. 生活史　多房棘球绦虫的生活史阶段包括成虫、虫卵、六钩蚴和泡球蚴。成虫主要寄生于狐，其次是犬、狼、猫和獾等动物的小肠内。在寄生有多房棘球绦虫的终宿主体内也可同时有细粒棘球绦虫寄生。泡球蚴主要寄生在中间宿主野生啮齿类动物如黄鼠、鼢鼠、长爪沙鼠、小家鼠以及兔、牦牛、绵羊等体内。寄生部位主要是肝脏。

当体内带有泡球蚴的鼠或动物脏器被狐、犬和狼等终宿主吞食后，一般经45天原头蚴可以在终宿主体内发育为成虫并排出孕节和虫卵。鼠类常因食入终宿主粪便中的虫卵而感染。人是多房棘球绦虫的非适宜中间宿主，人类多因捕猎、饲养狐狸，剥制狐皮或与野犬密切接触误食虫卵或孕节而发生感染。卵内六钩蚴在小肠内孵出，随血循环侵入组织（主要为肝脏），并发育为泡球蚴（二维码5－22）。

（二）致病与实验诊断

1. 致病　泡球蚴病是高度致死的疾病，患者不经治疗，10年病死率高达94%。泡球蚴致病机制主要包括直接侵蚀、毒性损害和机械压迫3个方面。泡球蚴病几乎100%原发于肝脏，由于泡球蚴在肝实质内芽生蔓延，直接破坏和取代肝组织，可形成巨块状的泡球蚴，其中心常发生缺血性坏死、崩解液化而形成空腔或钙化，囊泡内含胶状物或豆渣样碎屑，无原头蚴，故肉眼难以与肝癌鉴别。此过程中产生的毒素又进一步损害肝实质。四周的组织则因受压迫而发生萎缩、变性甚至坏死，由此肝功能严重受损，可引起肝衰竭而导致肝昏迷，或诱发肝硬化、门静脉高压，并发消化道大出血而死亡。若胆管受压迫和侵蚀，也可引起黄疸。

2. 实验诊断　用于棘球蚴病的各种实验室检测方法均适用于泡球蚴病。了解患者是否来自或去过流行区，是否有与狐狸、犬或其皮毛接触史。体检时发现肝脏肿块，特别是触诊时发现肿块质地坚硬又有结节感时更应高度怀疑该病。泡球蚴周围缺乏纤维组织被膜，虫体抗原很容易进入血液，因此免疫学检测效果尤佳。

（三）流行与防治

1. 流行　多房棘球绦虫分布地区比细粒棘球绦虫局限，流行于北半球高纬度的寒冷地区或冻土地带，分布于欧洲的中部和东部，俄罗斯的大部分地区、中亚地区、中国、北美地区和日本北部。我国是多房棘球蚴病高度流行区，主要流行于3个地区：① 中西部，包括甘肃、宁夏、四川、青海和西藏等5个省（区），患者多为农民，这些地区是我国多房棘球蚴病的重点流行地区；② 西部，主要是指新疆的北部，呈点状分布，患者多为牧民；③ 北部，内蒙古北部的个别市、县。

多房棘球绦虫循环于狐狸、野犬和多种啮齿动物之间。狐狸和野犬成为人体感染的重要传染源。患者多为农民，主要因捕猎、饲养狐狸或剥制狐皮而感染。藏族群众因与野犬密切接触而感染。这些地区往往同时也有细粒棘球蚴病流行。2012~2016年，全国棘球蚴病抽样调查结果发现115个县存在细粒棘球蚴病和多房棘球蚴病混合流行，无单纯多房棘球蚴病的流行县。

2. 防治　泡球蚴病的防治基本与棘球蚴病相似。消灭野鼠是根除传染源的主要措施。同时也应杀灭或控制野犬，对家犬则应定期给予驱虫治疗。加强健康宣教，使群众认识和了解泡球蚴病的危害和预防方法。对流行区人群进行普查，使用免疫学实验和X线、B超等手段可早期发现患者，早期诊断、早期手术是治疗成功的关键。泡球蚴病的治疗以手术为主，药物治疗可使用阿苯达唑、甲苯咪唑和吡喹酮等。

三、曼氏迭宫绦虫

曼氏迭宫绦虫（*Spirometra mansoni*）成虫主要寄生于猫科和犬科动物小肠内，偶然寄生于人体，引起曼氏迭宫绦虫病。中绦期裂头蚴可寄生于人体，引起曼氏裂头蚴病（sparganosis mansoni），其危害远比成虫严重。

（一）形态与生活史

1. 形态

（1）成虫：呈带状，长60~100 cm，宽0.5~0.6 cm。头节细小，长1~1.5 mm，宽0.4~0.8 mm，呈指状，其背、腹面各有一条纵行的吸槽。颈部细长，链体有节片约1 000个，节片一般宽度均大于长度，但远端的节片长宽相近。成节和孕节的基本结构相似，每节具有发育成熟的雌、雄生殖器官各一套。肉眼即可见到节片中部凸起的子宫，在孕节中更为明显。睾丸呈小泡形，有320~540个，散布于节片的实质组织中。由睾丸发出的输出管在节片中央汇合成输精管，然后弯曲向前并膨大成贮精囊和阴茎，再通入节片前部中央腹面的圆形雄性生殖孔。卵巢分两叶,位于节片后部。自卵巢中央伸出短的输卵管,其末端膨大为卵模后连接子宫。卵模外有梅氏腺包绕。阴道为纵行的小管,其月牙形的外口位于雄性生殖孔之后,另一端膨大为受精囊再连接输卵管。卵黄腺散布在实质组织的表层,包绕着其他器官。子宫位于节片中部,螺旋状盘曲,紧密重叠,基部宽而顶端窄小,略呈发髻状,子宫孔开口于阴道口的下方,因此在节片腹面正中线上依次有3个开口(图5-10,二维码5-23)。

(2) 虫卵:呈橄榄形,两端稍尖,长52~76 μm,宽31~44 μm,浅灰褐色,卵壳较薄,一端有卵盖,内有一个卵细胞和若干个卵黄细胞(图5-10,二维码5-24)。

(3) 裂头蚴:白色,长带形,大小约300 mm×0.7 mm,不同宿主或不同时期的裂头蚴大小相差很大,头端膨大,中央有一明显凹陷,与成虫头节略相似。体不分节,但具有不规则横皱褶,后端多呈钝圆形,活动时伸缩能力很强(图5-10,二维码5-25)。

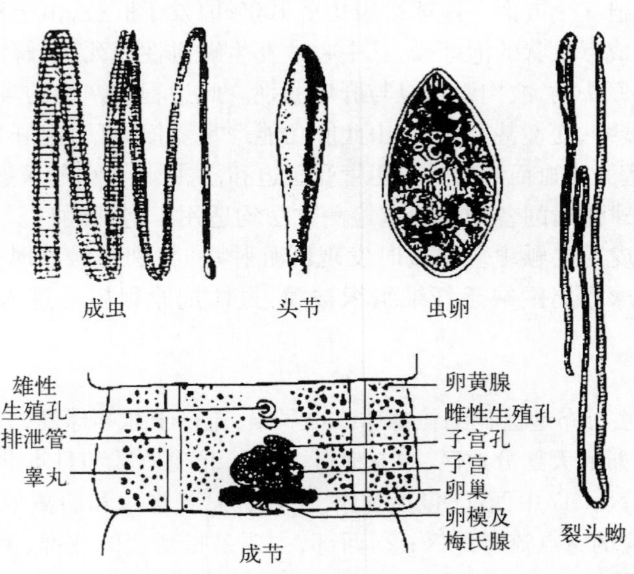

图5-10 曼氏迭宫绦虫模式图(引自罗恩杰,2020)

2. 生活史 曼氏迭宫绦虫的生活史(二维码5-26)中至少需要3个宿主。终宿主主要为猫科和犬科动物。第一中间宿主为剑水蚤,第二中间宿主主要为蛙。蛇、鸟类和猪等多种脊椎动物可作为其转续宿主。人可作为该虫的第二中间宿主、转续宿主和终宿主。

成虫寄生于终宿主的小肠内。虫卵自虫体子宫孔中产出,随宿主粪便排出体外,在水中适宜的温度下,孵出椭圆形或近圆形、周身被有纤毛的钩球蚴。钩球蚴常在水中做无定向螺旋式游动,当其主动碰到剑水蚤时即被后者吞食,随后脱去纤毛,穿过肠壁入血腔,发育为原尾蚴。带有原尾蚴的剑水蚤被蝌蚪吞食后,失去小尾球,随着蝌蚪发育成蛙,原尾蚴也发育成裂头蚴。裂头蚴具有很强的收缩和移行能力,常迁移到蛙的大腿或小腿的肌肉中寄居。当受染的蛙被蛇、鸟类或猪等转续宿主吞食后,裂头蚴不能发育为成虫,而是穿过肠壁,移居到腹腔、肌肉或皮下等处继续生存。当猫、犬等终宿主吞食了带有裂头蚴的第二中间宿主或转续宿主后,裂头蚴逐渐在其肠内发育为成虫。一般在感染约3周后,终宿主粪便中开始出现虫卵。成虫在猫体内的寿命约3.5年。

人若食入含有原尾蚴的剑水蚤,原尾蚴可在人体内发育成裂头蚴,此时人为第二中间宿主。人若食入含有裂头蚴的第二中间宿主蛙肉或转续宿主蛇、鸟类和猪肉等,裂头蚴可在人体组织内移行而保持裂头蚴阶段,此时人为转续宿主。裂头蚴偶可在人体肠道内发育为成虫,此时人为终宿主。裂头蚴寿命较长,在人体内可存活12年,最长达36年。

(二) 致病与实验诊断

1. 致病 曼氏迭宫绦虫成虫偶然寄生人体,对人的致病力较弱,一般无明显症状,可因虫体机械性和(或)化学性刺激引起腹部不适、恶心呕吐等轻微症状,经驱虫后即消失。

裂头蚴在人体寄生，引起曼氏裂头蚴病，较为多见，危害远较成虫大，其严重程度因裂头蚴移行和寄居部位不同而异。根据临床表现和寄生部位，曼氏裂头蚴病可分为以下5型。

（1）眼裂头蚴病：最常见，多累及单侧眼睑或眼球，表现为眼睑红肿、结膜充血、畏光、流泪、微疼、奇痒或有虫爬感等。在红肿的眼睑和结膜下，可触及游动性、硬度不等、直径1 cm左右的肿块或条索状物。偶尔破溃，裂头蚴主动逸出而自愈。若裂头蚴侵入眼球内，可发生眼球凸出，眼球运动障碍，严重者出现角膜溃疡、虹膜睫状体炎、玻璃体混浊甚至并发白内障而失明。眼裂头蚴病在临床上常误诊为睑腺炎、急性葡萄膜炎、眼眶蜂窝织炎、肿瘤等，往往在手术后才被确诊。

（2）皮下裂头蚴病：多累及四肢躯干浅表部位，如四肢皮下、胸壁、乳房、腹壁、外生殖器等，表现为游走性皮下结节。结节呈圆形、柱形或不规则条索状，大小不一，局部可有瘙痒、虫爬感等，若有炎症可出现间歇性或持续性疼痛或触痛，或有荨麻疹。常被误诊为肿瘤。

（3）口腔颌面部裂头蚴病：多因患者用蛙皮、蛇肉敷贴患处所致。常在口腔黏膜或颊部皮下出现硬结，患处红肿，发痒或有虫爬感，并多有小白虫（裂头蚴）逸出史。

（4）脑裂头蚴病：临床表现酷似脑瘤，主要症状有阵发性头痛、癫痫发作，严重时昏迷或伴喷射状呕吐、视物模糊、间歇性口角抽搐、肢体麻木、抽搐甚至瘫痪等。

（5）内脏裂头蚴病：罕见，临床表现因裂头蚴移行位置而定，有的可经消化道侵入腹膜，引起炎症反应，有的可侵入肺或肝或同时侵入多脏器，还有见于脊髓、椎管、尿道和膀胱等处，引起严重后果。

2. 实验诊断

（1）病原学检查：曼氏迭宫绦虫成虫感染可通过粪便检查虫卵或节片而确诊，曼氏裂头蚴病则主要从局部检出虫体确诊。询问病史有一定参考价值。

（2）免疫学检查：是诊断曼氏裂头蚴病的重要辅助手段。可通过制备裂头蚴粗抗原、组分抗原或重组抗原检测血清中特异性抗体，常用方法有ELISA、IFA等。注意裂头蚴粗抗原与囊虫、卫氏并殖吸虫、血吸虫等感染者血清有交叉反应，利用基因重组抗原或组分抗原可提高检测的准确性。

（3）分子生物学检查：常用的手段有PCR法、核酸探针法等，可区分虫种，对于检获的不易鉴别的虫体尤为有效。

另外，B超、CT和MRI等影像学技术对裂头蚴病具有辅助诊断作用。

（三）流行与防治

1. 流行　曼氏迭宫绦虫分布很广，但成虫感染在人体并不多见，国外仅见于日本、俄罗斯等少数国家。我国成虫感染病例报道20多例，分布在上海、广东、江西、台湾、四川和福建等地。患者年龄最小3岁，最大58岁。曼氏裂头蚴病多见于东亚和东南亚各国，欧洲、美洲、非洲国家及澳大利亚也有报道。我国已有近千例报道，来自31个省（区、市）。感染者年龄以10~30岁感染率最高，男女比例约为2∶1，各民族患者均有报道。

人体感染裂头蚴的途径有两种，即裂头蚴或原尾蚴经皮肤或黏膜侵入，或误食裂头蚴或原尾蚴。具体感染方式可归纳为以下3种方式。

（1）局部敷贴生蛙肉：在我国民间传说蛙、蛇有清凉解毒作用，因此，常用生蛙肉或蛇皮敷贴伤口，来治疗疖痈、烫伤、烧伤等，若蛙肉中有裂头蚴即可经伤口或正常皮肤、黏膜侵入人体。

（2）生食或半生食蛙、蛇、鸡或猪肉、马肉：民间有用口含咬去皮生蛙肉治疗牙痛，或吞食活蛙治疗疮疖和疼痛的陋习，或喜食未煮熟的肉类，吞食到裂头蚴即穿过肠壁入腹腔，然后移行到其他部位；有些地区有生食蝌蚪、生吞蛇胆、喝蛇血的陋俗，也可感染裂头蚴。

（3）误食感染的剑水蚤：为欧洲、美洲、非洲国家及澳大利亚和泰国居民最主要的感染方式，饮用生水，或游泳时误吞湖、河、塘水，使受感染的剑水蚤有机会进入人体，原尾蚴也有可能直接经皮侵入或经眼结膜侵入人体。

2. 防治　加强健康宣教，不用蛙肉敷贴伤口或脓肿，不食生的或未煮熟的蛙、蛇及其他肉类，不饮生水以防感染。治疗患者，成虫感染者可用吡喹酮、阿苯达唑等进行驱虫。裂头蚴病主要靠手术治疗，术中注意务必将虫体尤其是头部取尽，方能根治。

本章数字资源

二维码5-1 猪带绦虫成虫

二维码5-2 猪带绦虫成虫头节和孕节

二维码5-3 猪带绦虫虫卵

二维码5-4 猪带绦虫囊尾蚴

二维码5-5 猪带绦虫生活史(引自罗恩杰,2020)

二维码5-6 牛带绦虫成虫

二维码5-7 牛带绦虫成虫头节和孕节

二维码5-8 牛带绦虫生活史(引自陈艳、叶彬,2015)

二维码5-9 亚洲带绦虫孕节

二维码5-10 微小膜壳绦虫虫卵

二维码5-11 微小膜壳绦虫生活史(引自罗恩杰,2020)

二维码5-12 长膜壳绦虫虫卵

二维码5-13 阔节裂头绦虫虫卵

二维码5-14 犬复孔绦虫成虫

二维码5-15 犬复孔绦虫成虫头节和成节

二维码5-16 犬复孔绦虫贮卵囊

二维码5-17 犬复孔绦虫生活史(引自郑葵阳,2017)

二维码5-18 细粒棘球绦虫成虫

二维码5-19 细粒棘球绦虫棘球蚴

二维码5-20 细粒棘球绦虫原头蚴和生发囊

二维码5-21 细粒棘球绦虫生活史(引自罗恩杰,2020)

二维码5-22 多房棘球绦虫生活史(引自郑葵阳,2017)

二维码5-23 曼氏迭宫绦虫成虫头节和成节

二维码5-24 曼氏迭宫绦虫虫卵

二维码5-25 曼氏迭宫绦虫裂头蚴

二维码5-26 曼氏迭宫绦虫生活史(引自罗恩杰,2020)

(许 静)

第六章 其他蠕虫检验

第一节 棘头虫

棘头虫(acanthocephala)隶属棘头动物门,是具有假体腔的高度特异化的蠕虫。由于虫体前端能伸缩的吻上排列着许多角质的倒钩棘,故称棘头虫。棘头虫偶可寄生于人体,引起棘头虫病。迄今,在人体发现的棘头虫有9种,国内人体寄生的棘头虫主要有猪巨吻棘头虫、念珠棘头虫和隐棘新棘体虫六安亚种。

猪巨吻棘头虫

猪巨吻棘头虫(*Macracanthorhynchus hirudinaceus*)是寄生于猪肠内的一种常见寄生虫,对养猪业危害颇大。人亦可以患猪巨吻棘头虫病。

(一) 形态与生活史

1. 形态　成虫呈淡红色或乳白色,体表有明显的横皱纹。存活时,虫体背、腹面略扁平;固定后为圆柱形,前端粗大,后端渐细,尾端钝圆。整条虫体由吻突、颈部和躯干3部分组成。吻突呈球形,可伸缩,其周有5~6排尖锐透明的吻钩,每排6个,呈螺旋形排列。颈部短,与吻鞘相连,圆柱形。由于肌肉的活动,可使吻突缩入鞘内,吻鞘收缩时,吻突则伸出。无口及消化道,营养物质自体表吸收。雌虫大小为(20~65) cm×(0.4~1.0) cm,生殖器官特殊,随着虫体的发育,卵巢逐渐分解为卵巢球,其内卵细胞受精后,经漏斗状的子宫钟进入子宫,最后经阴道、生殖孔排出。雄虫大小为(5~10) cm×(0.3~0.5) cm,睾丸两个,呈长圆形,前后排列于虫体中部,输精管的末端有8个椭圆形黏液腺,其分泌物有封闭雌虫阴道的作用,虫体尾端有钟状交合伞。虫卵椭圆形,棕褐色,大小为(67~110) μm×(40~60) μm。卵壳厚,一端闭合不全,透明状,易破裂。成熟虫卵内含棘头蚴(图6-1)。

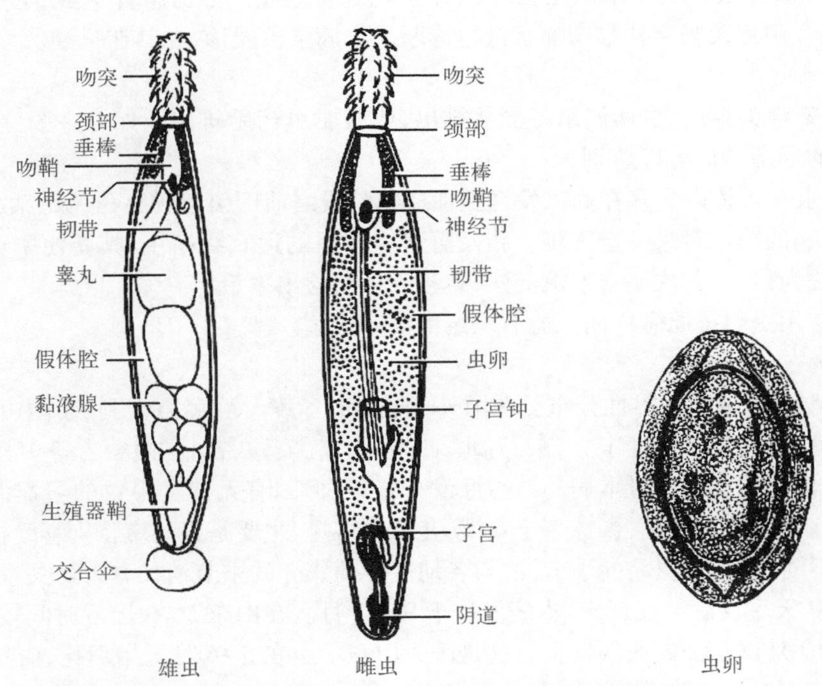

图6-1　猪巨吻棘头虫成虫和虫卵模式图(引自郑葵阳,2017)

2. 生活史 猪巨吻棘头虫主要寄生在猪和野猪的小肠内，偶尔亦可寄生于人、犬、猫的体内，中间宿主为鞘翅目昆虫。发育过程包括虫卵、棘头蚴、棘头体、感染性棘头体和成虫等阶段。虫卵随粪便排出，具有较强的抵抗力，强耐干旱及寒冷，能耐受0℃以下的低温，在条件适宜的土壤中可存活数月或数年。当虫卵被中间宿主甲虫类幼虫吞食后，卵壳破裂，棘头蚴逸出，并穿过肠壁进入甲虫血腔，在血腔中经过棘头体阶段。虫卵在甲虫类幼虫体内发育至感染性棘头体的时间，随气温的高低而不同，短则数月，长则年余。在适宜温度下，约经3个月可完成。在甲虫类的各个变态发育阶段（幼虫、蛹、成虫）中，感染性棘头体一直保持着侵袭力。当猪吞食含有感染性棘头体的甲虫类任一阶段后，在猪的小肠内感染性棘头体吻突伸出，固定于肠壁上，经5~12周发育为成虫（二维码6－1）。成虫在猪体内可存活10~23个月。每条雌虫每天产卵57.5万~68万个。人吃了未煮熟的含有感染性棘头体的甲虫也可感染猪巨吻棘头虫。

（二）致病与实验诊断

1. 致病 成虫主要寄生在人回肠的中下部，虫体借吻钩固着在肠黏膜上，造成黏膜的机械性损伤和小出血；虫体吻突不断侵犯肠壁深层，直至累及浆膜层甚至穿破肠壁造成肠穿孔，引起局限性腹膜炎、腹腔脓肿等严重后果；吻腺所分泌的毒素可使附着部位周围组织产生坏死及炎症，继而形成溃疡，随后结缔组织大量增生形成棘头虫结节。棘头虫结节外观呈圆形或椭圆形，其直径为0.7~1.0 cm，灰白色，质硬，外周组织因充血、出血及水肿而呈暗紫色。在显微镜下，结节呈嗜酸性肉芽肿改变，中央部分为凝固性坏死区，肠组织及细胞均溶解坏死，均匀一片，形态结构消失（核消失区）。吻突位于坏死区的中心部，坏死范围较广，呈椭圆形或圆形，其周边可见大量崩解或呈碎屑的嗜酸性粒细胞残骸。在坏死区周围可见肉芽组织，内有大量的纤维细胞及嗜酸性粒细胞，包括少量的单核细胞及淋巴细胞。肉芽肿周围的肠组织有充血及水肿，浆膜的炎症反应亦很明显，常有纤维素渗出。此外，因虫体更换固着部位，肠壁组织易发生多处病变。

棘头虫病的临床症状不一。潜伏期为1~3个月，亚急性发病，病程一般为20~30天。早期仅有食欲减退、消化不良和乏力等症状，继之逐渐出现阵发性腹痛、腹泻及不同程度的消瘦、黑便、贫血。腹痛加剧时，可在腹部压痛明显处扪及圆形或卵圆形包块。虫体的代谢产物及毒素被吸收，患者可有发热、腹痛、腹胀、恶心、呕吐、睡眠不安、惊叫等神经症状和血中嗜酸性粒细胞增多等表现。本虫对人体的主要危害是引起外科并发症，约占病例的3/4，常见的有肠穿孔、腹膜炎及腹腔脓肿；有的患者由于肠粘连而出现肠梗阻；部分患者可发生浆液性腹水，严重者可出现休克。猪感染此虫后，可出现消瘦，生长停滞，严重者可由于肠壁穿孔而致死亡。

2. 实验诊断 以排出成虫或手术取出虫体来确诊此病。但通常根据患者年龄、吃甲虫史及发病的地区性和季节性的特点，结合病程及肠穿孔临床症状进行诊断。本病常被误诊，尤其在早期。

（1）病原学诊断

1）查虫体：人感染棘头虫后，虫体偶尔可自然排出，或服驱虫药后排出。如合并肠穿孔，进行手术时亦能发现虫体。根据虫体的形态特征可以鉴别。

2）查虫卵：棘头虫在人体内大多在尚未发育到性成熟阶段之前即引起肠穿孔，除少数病例外，一般在粪便中很少查到虫卵，给本病的确诊带来一定困难。猪及野猪为本虫的适宜终宿主，其粪便中可检出虫卵。检查方法以汞碘醛离心沉淀法为最好，其次是自然沉淀法，直接涂片法检出率最低。

（2）免疫学诊断：用虫卵抗原做皮内试验有一定的诊断价值。

（三）流行与防治

1. 流行 猪巨吻棘头虫呈世界性分布。在国外，俄罗斯、印度、捷克、意大利、泰国、马达加斯加等有人体猪巨吻棘头虫病例报道。我国山东、辽宁、广东、河北、四川、天津、安徽、吉林、内蒙古等10多个省（区、市）有病例的报道。不同年龄、性别的人虽然对本病的易感性没有差异，但因有无捕食甲虫的习惯而使人群的发病年龄和性别出现显著差异。人体棘头虫病，男性多于女性，儿童较多见，主要是跟儿童特别喜爱捕食甲虫有关。本病的发病季节各地虽有不同，但均有明显的季节性，与各地区传播媒介的季节消长有密切关系。儿童吃甲虫后，早者30天，一般经50~70天后发病。在辽宁，本病发生于9~11月。在山东，本病出现时间较辽宁为早，发病时间集中于6~8月，至9~10月仅有少数病例发生。这是因为山东甲虫在5~6月开始羽化，而辽宁甲虫须在7~8月才能羽化。

猪是本病的重要传染源。不同龄的猪感染度不同，感染度越高，其传染源的作用也越大。因棘头虫在人体内多不能发育成熟，故人作为本病的传染源意义不大。鞘翅目的某些昆虫（天牛科和金龟甲科）既是本虫的中间宿主，又是传播媒介。人感染棘头虫病与生食或半生食甲虫类的习惯有密切关系。辽宁某些地区的居民有烧吃、炒吃甚至生吃大牙锯天牛成虫、幼虫和蛹的习惯；在山东的某些地区，也有捕食曲牙锯天牛及棕色鳃金龟的习惯，致使本病在人群中流行。

2. *防治*　　切断传播途径，禁食甲虫是预防本病最有效的方法。广泛进行卫生知识宣传教育，特别是加强对学龄前儿童和小学生的卫生宣传教育。加强对猪群的管理，禁止散放，提倡圈养猪。猪粪要通过泥封堆肥，高温发酵方法进行无害化处理，以杀死虫卵。疾病控制部门和兽医部门协同配合，开展对猪棘头虫病的普查、普治工作，以达到消除传染源、控制传染源的目的。有人或猪感染的地区积极进行防治，以消灭棘头虫病的传播媒介。目前，尚无理想的驱虫药物。因早期很难发现有本虫寄生，怀疑是本虫寄生时，可用盐酸四咪唑或甲苯咪唑驱虫。对出现各种外科并发症的患者应及时进行手术治疗，但施行肠切除要慎重，一般采用手术取虫为宜。

第二节　环节动物

环节动物门（Annelida）为两侧对称、分节的裂生体腔动物，分为多毛纲（Polychaeta）、寡毛纲（Oligochaeta）和蛭纲（Hirudinea）。已描述的约 17 000 种，常见有蚯蚓、水蛭、沙蚕等，栖息于海洋、淡水或潮湿的土壤，是软底质生境中最占优势的潜居动物。环节动物分节性身体由若干相似而沿其前后轴重复排列的体节或环节构成。相邻体节间外部有环形沟或体环，内部以隔膜分界。蛭纲体节数恒定为 34 节，其他环节动物有 5～1 000 节体节。环节动物的分节性既表现在体表，又表现在体内的重要器官（排泄器官、血管、生殖腺、神经节等）上。身体分为头部、躯干部和肛部；头部位于身体前端，多由口前叶和围口节组成；躯干部位于头部和肛部之间。肛部具肛门，位于体之后端由 1 节或若干节组成。除大部分蛭类外，多具几丁质刚毛、疣足。环节动物具真体腔，相邻的体腔由隔膜隔开。寡毛纲、蛭纲动物为雌雄同体，具卵茧，直接发育；多数多毛纲动物生殖产物直接排放在水中，受精卵经螺旋卵裂发育成倒梨形的担轮幼虫。

水蛭

水蛭（leech）俗名蚂蟥，属吸血环节动物，有水生、陆生和水陆两栖 3 种类型。全世界有 650 多种，我国已报道近 90 种。在中国南北方均可生长繁殖，它主要生活在淡水中的水库、沟渠、水田、湖沼中，以有机质丰富的池塘或无污染的小河中最多。生长的适宜温度为 10～40℃，北方地区低于 3℃时在泥土中进入蛰伏冬眠期，次年 3～4 月高于 8℃出蛰活动。水蛭为杂食性动物，以吸食动物的血液或体液为主要生活方式，常以水中浮游生物、昆虫、软体动物为主饵。此外，其在《神农本草经》中有记载，具有一定的药用价值。

（一）*形态与生活史*

1. *形态*　　体长稍扁，乍视之似圆柱形，体长 2～15 cm，宽 2～1.5 cm。背面绿中带黑，有 5 条黄色纵线，腹面平坦，灰绿色，无杂色斑，整体环纹显著，体节由 5 环组成，每环宽度相似。眼 10 个，呈“∩”形排列，口内有 3 个半圆形的颚片围成一“Y”字形，当吸着动物体时，用此颚片向皮肤钻进，吸取血液，由咽经食管而储存于整个消化道和盲囊中。身体各节均有排泄孔，开口于腹侧。雌雄生殖孔相距 4 环，各开口于环与环之间。前吸盘较易见，后吸盘更显著，吸附力也强（图 6－2，二维码 6－2）。

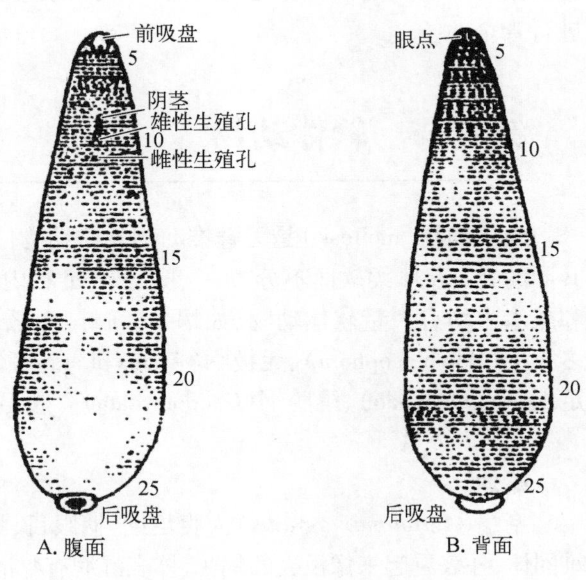

图 6－2　水蛭成虫模式图

数字代表体节数，共 34 体节

2. *生活史*　　水蛭雌雄同体，异体交配，体内受精，交配时互相反方向进行，生活史中有“性逆转”现象，存在着性别角色交换。交配后1个月左右,雌体生殖器分泌出稀薄的黏液中包被卵带,形如“蚕茧”,排出体外,在湿泥中孵化,温度适宜,经16~25天从茧中孵出幼蛭,便开始了独立的生活。

（二）致病与实验诊断

1. 致病　水蛭的危险性取决于有多少条水蛭正在吸食宿主的血液,通常水蛭会吸血20~30 min才从人身上掉下来。水蛭叮咬造成的血流不止持续10 h左右,有时能持续数天。在极少情况下,患者会因为被上百条水蛭叮咬,导致贫血和大量出血而被送医急救。

民间用水蛭来吸血治病,但殊不知其在人类中亦可以传播病原体。水蛭肠道中存在细菌,其在附着宿主吸血时,如果出现任何血液回流,细菌就会从它们的肠道进入宿主的伤口,从而传播疾病。尤其是当宿主尝试用拉拽、灼烧或其他暴力方法将水蛭从皮肤上弄下时,它可能会吐出含有大量病菌的血液。欧洲医蛭可能传播的疾病包括梅毒和丹毒。德国一个医疗小组曾发现水蛭能传播艾滋病,是由于水蛭叮咬人体时,吸入血液中所含的艾滋病病毒可在其体内存活几周,并由其再次叮咬传播给他人。水蛭还可以传播乙肝病毒、丙肝病毒等。

此外,水蛭在极少数情况下,它们会钻入体表的某个孔洞,在内部附着。水蛭能进入人体的眼睛、耳朵、喉咙、尿道、膀胱、直肠、阴道和胃里,从而造成该器官组织的损伤。

2. 实验诊断　根据虫体形态特征进行诊断,饮用生水、水中作业或游泳等接触农田水或河水、湖水的流行病学史有助于辅助诊断。

（三）流行与防治

1. 流行　中国大部地区的湖泊、池塘及水田中均有水蛭。

2. 防治　预防水蛭叮咬的方法主要包括以下几点。

(1) 在热带丛林中行走要穿长裤,将袜筒套在裤腿外面,以防水蛭钻附人体,应经常注意查看有无水蛭爬到脚上,在鞋面上涂些肥皂、防蚊油,可以防止水蛭上爬。

(2) 宿营的地方应选择在比较干燥、草不多的地方,不要在湖边、河边或溪边宿营。

(3) 休息时经常检查身上有无水蛭叮咬,如有水蛭应及时除去。

(4) 经过有水蛭的河流、溪沟时,应扎紧裤腿,上岸后应检查是否附有水蛭。

(5) 尽量喝开水,不喝有寄生水蛭的水,细小的幼水蛭不易发现,喝进后会在呼吸道、食管、尿道等处寄生。

水蛭叮咬后的处理应注意,水蛭叮咬时切勿用力硬拉,这易使水蛭口器断留在皮下并引起感染,可在叮咬处附近拍打,将其震落。可用肥皂液、浓盐水、烟油、乙醇滴在其前吸盘处,或用燃烧着的香烟烫,让其自行脱落,然后压迫伤口止血,并用碘酒涂搽伤口,以防感染。也可用烟汁、石灰水等撒在水蛭身上,或用柴火烤,使其松脱,也可用刀子将其刮下。有文献报道,石灰灭杀水蛭与卵块具有较好的效果。此外,亦可采取动物学诱捕水蛭法进行查杀。

第三节　软体动物

软体动物(mollusk)是无脊椎动物软体动物门动物,是除节肢动物外最大的类群,约13万种。软体动物有共同的特征:体柔软而不分节,一般分头-足和内脏-外套膜两部分。软体动物适应力强,分布广泛,陆地、淡水和咸水中均有大量软体动物,如蜗牛、河蚌、海螺、乌贼等。软体动物可分为8个纲:单板纲(Monoplacophora)、多板纲(Polyplacophora)、无板纲(Aplacophora)、腹足纲(Gastropoda)、双壳纲(Bivalvia)、掘足纲(Scaphopoda)、头足纲(Cephalopoda)、尾腔纲(Caudofoveata)。腹足纲的部分虫体可寄生于人体。

蛞蝓

蛞蝓(*Agriolimax agrestis*)为腹足纲,柄眼目,蛞蝓科动物的统称。中国南方某些地区称蜒蚰,俗称鼻涕虫。雌雄同体,外表看起来像没壳的蜗牛,体表湿润有黏液。种类多,主要是农业害虫,也有一些虫种偶然寄生于人体。

（一）形态与生活史

1. 形态　成虫(二维码6-3)伸直时体长30~60 mm,体宽4~6 mm;内壳长4 mm,宽2.3 mm。长梭形,柔软、光滑而无外壳，体表暗黑色、暗灰色、黄白色或灰红色。2对触角，暗黑色，下面一对较短，约1 mm，称前触角，有感觉作用；上面一对长约4 mm，称后触角，端部具眼。口腔内有角质齿舌。体背前端具外套膜，为体长的1/3，边缘卷起，其内有退化的贝壳（即盾板），上有明显的同心圆线，即生长线。同心圆线中心在外套膜后端偏右。呼吸孔在体右侧前方，其上有细小的色线环绕。黏液无色。其右触角后方约2 mm处为生殖孔。卵椭圆形，韧而富有弹性，直径2~2.5 mm。白色透明可见卵核，近孵化时色变深。幼虫初孵体长2~2.5 mm，淡褐色，体形同成虫。

2. 生活史　蛞蝓5~7月产卵，卵期16~17天，从孵化至成虫性成熟约需要55天。成虫产卵期可长达160天。野蛞蝓雌雄同体，异体受精，亦可同体受精繁殖。卵产于湿度大且隐蔽的土缝中，每隔1~2天产1次，1~32粒，每处产卵10粒左右，平均产卵量为400余粒。蛞蝓取食广泛，主要吃面包树、雀榕、血桐、蟛蜞菊、双花蟛蜞菊、蔬菜、蘑菇球根、蘑菇等植物、真菌及其果实等。蛞蝓以成体或幼体在作物根部湿土下越冬。5~7月在田间大量活动为害，入夏气温升高，活动减弱，秋季气候凉爽后，又活动为害。野蛞蝓怕光，强光下2~3 h即死亡，因此均夜间活动，从傍晚开始出动，晚上10~11时达高峰，清晨之前又陆续潜入土中或隐蔽处。耐饥力强，在食物缺乏或不良条件下能不吃不动。阴暗潮湿的环境适合其生活，当气温11.5~18.5℃，土壤含水量为20%~30%时，对其生长发育最为有利。

（二）致病与实验诊断

1. 致病　蛞蝓寄生于人体后，可直接威胁人类健康。生于人体的蛞蝓常从口腔、鼻、肛门排出，患者出现恶心、呕吐、腹疼、腹泻等症状。寄生于咽喉，引起咳嗽、咽喉肿痛等；寄生于阴道，引起阴道不规则流血、黏膜红肿、月经量多等症状。双线嗜黏液蛞蝓与其他腹足纲动物相比，对人的感染率更高。近年来，由蛞蝓引起的病例多有发生。有报道，一女性曾一次吐出活蛞蝓20多条。蛞蝓可作为广州管圆线虫的中间宿主，广州管圆线虫侵犯人体中枢神经系统，引起嗜酸性粒细胞增多性脑膜炎或脑膜脑炎。

2. 实验诊断　仔细询问病史，检获的虫体或虫卵显微镜下鉴定。

（三）流行与防治

1. 流行　蛞蝓几乎遍布全世界，在我国各省（区、市）均有分布，尤其是在长江流域、黄河流域棉区常见。以成体或幼体在棉田作物及其他春季作物根部、河沟边的草丛中越冬。南方冬季温暖的地方可不经过越冬阶段。翌年3月份越冬后开始活动，在早春作物上取食嫩叶。活动高峰期每年有2次，多见于4月中旬至6月中旬、10月上旬至11月中旬，喜在夜间活动。

2. 防治　由于蛞蝓生性畏光怕热，常生活在农田阴暗潮湿、多腐殖质的地方。因此，可以通过采取清洁田园、铲除杂草、及时中耕、排干积水、耕翻晒地等田间措施，降低土壤湿度，造成对其不利的田间环境条件来进行防治；此外，亦可采用地膜覆盖栽培，避免蛞蝓爬到地面上；铲除田间杂草，减少蛞蝓的食物来源；清除保护地内的垃圾、砖头、瓦片等物，避免蛞蝓躲藏。同时，利用蛞蝓对甜、香、腥气味有趋性这一特点，在保护地内栽苗前，可用新鲜的杂草、菜叶等有气味食物堆放在田间诱集，天亮前集中人工捕捉；在蔬菜生长期间，一旦发现害虫，可利用其在浇水后、晚间、阴天爬出取食活动的习性，人工诱杀。常用药物有6%四聚乙醛颗粒剂，用药时应注意选择在蛞蝓活动旺盛期用药。

本章数字资源

二维码6－1　猪巨吻棘头虫生活史（引自郑葵阳，2017）

二维码6－2　水蛭成虫

二维码6－3　蛞蝓成虫

（徐志鹏）

第七章 阿米巴检验

第一节 消化道阿米巴

消化道阿米巴以叶状伪足为运动细胞器，生活史一般分活动的滋养体期和不活动的包囊期，以二分裂方式进行繁殖。寄生于消化道的阿米巴主要有溶组织内阿米巴，以及不等内阿米巴、结肠内阿米巴、哈门内阿米巴、微小内蜒阿米巴、布氏嗜碘阿米巴和齿龈内阿米巴等消化道非致病阿米巴。

一、溶组织内阿米巴

溶组织内阿米巴（*Entamoeba histolytica*）又称痢疾阿米巴，其滋养体侵入宿主引起阿米巴病，包括肠阿米巴病和肠外阿米巴病。

（一）形态与生活史

1. 形态　溶组织内阿米巴可分为滋养体和包囊两个发育时期。

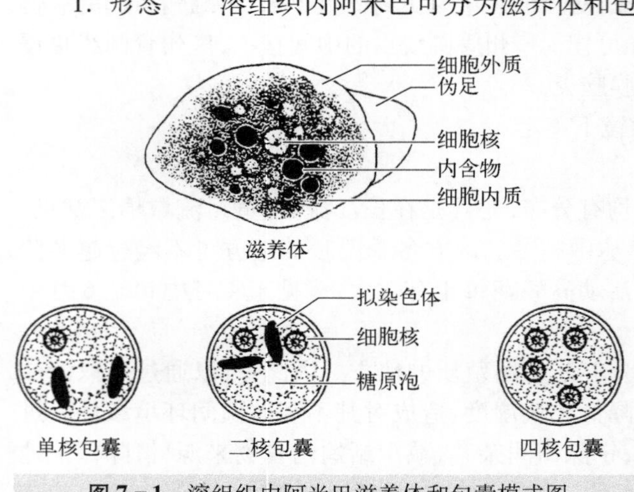

图7－1　溶组织内阿米巴滋养体和包囊模式图

（1）滋养体：直径为10~60 μm，外形多变，从阿米巴痢疾患者新鲜黏液粪便或阿米巴肝脓肿穿刺液中查到的滋养体较大，直径为20~60 μm，有透明的细胞外质和富含颗粒的细胞内质，常含有红细胞。在新鲜粪便生理盐水涂片中，适宜温度下（34℃），滋养体借助伪足做定向运动，运动活泼，即称阿米巴运动。铁苏木精染色可见一个球形的泡状核，直径4~7 μm，纤薄的核膜内缘有单层均匀分布、大小一致的染色质粒亦称核周染粒。核仁小，常居中，核仁与核膜之间可见网状核纤丝。铁苏木精染色下，被吞噬的红细胞染成蓝黑色，其大小、数目不等。从无症状带虫者粪便中查到的滋养体，体积较小，直径为10~30 μm，不含红细胞（图7－1，二维码7－1）。

（2）包囊：圆球形，直径10~20 μm，碘液染色后，包囊呈淡黄色，囊壁光滑，内有1个核、2个核或4个核，分别称单核包囊、双核包囊、四核包囊。在单核或双核包囊内有糖原泡和特殊的营养储存结构即拟染色体，其数目和形状具有鉴别虫种的意义。四核包囊为成熟包囊，糖原泡和拟染色体消失。铁苏木精染色后，包囊呈蓝黑色，核构造同滋养体，但稍小，拟染色体棒状，两端钝圆。糖原泡被溶解成空泡（图7－1，二维码7－1）。

2. 生活史　溶组织内阿米巴生活史的基本过程是包囊→滋养体→包囊。溶组织内阿米巴的感染期为四核成熟包囊。人食入被四核包囊污染的食物或水而感染，包囊能抵抗胃酸作用，在回肠末端或结肠的中性或碱性环境中，由于包囊中的虫体活动和肠道内酶的作用，囊壁变薄，囊内虫体活跃，脱囊而出形成滋养体，该过程称为脱囊。含有4核的虫体经过1次核分裂和3次胞质分裂发育成8个滋养体，至回盲部定居，寄生于结肠黏膜褶皱和肠腺窝内，以肠黏液、细菌及已消化的食物为营养，二分裂增殖，一般8~9 h分裂增殖1次。滋养体在肠腔内下移的过程中，随着肠内容物的水分和营养减少，虫体活动逐渐停止，排出未消化食物，团缩而形成近似球形的包囊前期，而后分泌出囊壁，核经二次分裂形成四核包囊，随粪便排出。包囊在外界潮湿环境中可存活并保持感染性数日至数月，具有重要的流行病学意义，但在干燥环境中易死亡。滋养体在肠腔里形成包囊的过程称为成囊。滋养体在肠腔以外的脏器或外界不能成囊。人为溶组织内阿米巴的适宜宿主，猫、犬和鼠等偶可作为宿主。滋养体具有侵袭性，借助其伪足运动及其分泌的酶和毒素的作用可侵入肠黏膜，吞噬红细胞，虫体增大，在肠壁组织中进行二分裂增殖，破坏肠壁，引起肠壁溃疡，肠壁组织内的滋养体也可进入肠黏膜下的血管随血流进入肝、肺、脑等组织器官，引起肠外阿米巴病。随坏死组织脱落进入肠腔的滋养体，通过肠蠕动随粪便排出体外，滋养体在外界自然环境中只能短时间存活，即使被宿主吞食也会在通过上消化道时被消化液杀灭（二维码 7－2）。

（二）致病与实验诊断

1. 致病　溶组织内阿米巴滋养体入侵宿主，聚集在结肠，可以穿过覆盖在结肠上皮的黏液层，引起阿米巴性结肠炎；或者随血液循环进入其他组织，引起肠外脓肿。溶组织内阿米巴滋养体的侵袭力主要表现为对宿主靶细胞的接触性溶解杀伤作用，该作用受宿主肠道共生菌群、肠道理化特性、宿主免疫力作用等多种因素影响。

溶组织内阿米巴有 3 种致病因子已被阐明起着重要作用，3 种致病因素为半乳糖/乙酰氨基半乳糖凝集素、阿米巴穿孔素、半胱氨酸蛋白酶。滋养体首先借助其伪足的机械运动以及表面的凝集素与宿主靶细胞膜黏蛋白中的半乳糖/乙酰氨基半乳糖残基结合而黏附在结肠上皮细胞、中性粒细胞和红细胞等表面，接着分泌穿孔素和半胱氨酸蛋白酶以破坏肠黏膜上皮屏障，杀伤肠上皮细胞，吞噬红细胞、触杀白细胞，同时，激活细胞凋亡途径的终末因子，使靶细胞凋亡并易被滋养体吞噬，引起溃疡。

肠阿米巴病多发于回盲部，也可累及阑尾、乙状结肠和升结肠。典型的病灶是口小底大的烧瓶样溃疡，溃疡间的黏膜正常或稍有充血水肿，这与细菌引起的弥漫性炎性病灶不同。肠外阿米巴病往往呈无菌性、液化性坏死，病灶周围以淋巴细胞浸润为主，极少伴有中性粒细胞，滋养体多在脓肿边缘。

肠阿米巴病临床过程可分为急性或慢性。急性阿米巴病的临床症状从轻度、间歇性腹泻到暴发性、致死性的痢疾。典型的阿米巴痢疾常有腹泻、一日数次或数十次，血性黏液样粪便呈果酱色、有腥臭，80%患者有局限性腹痛、不适、胃肠胀气、里急后重、厌食、恶心呕吐等。从急性可突然发展成急性暴发型，患者有大量的黏液血便、发热、低血压、广泛性腹痛、强烈而持续的里急后重、恶心、呕吐和出现腹水。慢性阿米巴病则长期表现为间歇性腹泻、腹痛、胃肠胀气、体重下降和贫血等，可持续一年以上甚至数年之久。有些患者出现阿米巴肿，亦称阿米巴性肉芽肿，病变呈团块状损害而无症状。在肠钡餐检查时酷似肿瘤，病理活检或血清阿米巴抗体阳性可鉴别。

肠外阿米巴病以阿米巴性肝脓肿最常见，脓肿多见于右叶。临床症状有右上腹痛或右下胸痛，并向右肩放射；发热和肝大、伴触痛；寒战、盗汗、厌食和体重下降，少数患者可出现黄疸。肝脓肿可破裂入胸腔、腹腔或心包，此时患者病死率很高。肺阿米巴病常发生于右肺下叶，多因肝脓肿穿破膈肌而继发，主要有胸痛、发热、咳嗽和咳巧克力酱样的痰。X 线检查可见渗出、实变或脓肿形成甚至肺支气管瘘。脓肿可破入气管引起呼吸道阻塞。1.2%～2.5%的患者可出现阿米巴性脑脓肿，临床症状有头痛、呕吐、眩晕、精神异常等。阿米巴性脑脓肿的病程进展迅速，如不及时治疗，病死率高。皮肤阿米巴病由直肠病灶播散引起，临常不常见。

2. 实验诊断

（1）病原学诊断：对肠阿米巴病而言，粪便检查仍为最有效的手段。急性期阿米巴痢疾患者检查滋养体，慢性患者及带虫者检查包囊。

1）直接涂片法：本法可以检出活动的滋养体。急性期阿米巴痢疾患者滋养体随黏液脓血便排出，活滋养体呈缓慢的定向阿米巴运动，容易检获。本法简单、便捷，是阿米巴痢疾的首选检查方法。使用本方法时需要注意下列事项：① 滋养体自粪便排出后迅速死亡，难以检获，故必须及时检查新鲜粪便；② 滋养体主要存在于脓血中，粪便取材应注意取黏液脓血便中黏液、脓血部分送检；③ 盛粪便容器必须洁净、干燥，无尿液、水混入，无药物残留，无泥土、杂质污染；④ 天气寒冷时，标本送检时需要注意保温，以防滋养体死亡。镜下检查应按一定顺序检查，全片未检获滋养体方可结束，以免漏检。

2）碘液染色法：主要用于检查慢性患者的软便及带虫者的成形粪便中的包囊。尽管生理盐水直接涂片可以观察到包囊，但由于包囊无色透明、内部结构不易观察等，通常采用 2%碘液染色涂片检查包囊或采用生理盐水直接涂片后再用碘液染色检查包囊。经碘液染色，包囊可被染成棕黄色，易于识别，且可以观察其内部结构，有利于虫种鉴定。2%碘液染色涂片法操作步骤基本同生理盐水直接涂片法，仅以 2%碘液代替生理盐水涂片。而碘液染色法则是在已完成的生理盐水直接涂片法的粪膜上滴加 1～2 滴碘液进行染色，加盖玻片后，直接置于显微镜下观察。因包囊的排出具间歇性，一次粪便检查阴性时，可在 1～3 周多次检查，以免漏诊。

3）铁苏木精染色法：该法染色后虫体结构清晰，标本可长期保存，此方法比较复杂，不宜作为常规检查，用于鉴别诊断。

4）体外培养法：培养法比涂片法敏感。培养物常为粪便或脓肿抽出物。用 Robinson 培养基，对亚急性或慢性病例检出率较高。但花费高，时间长，不宜用作常规检查。

5）脓肿穿刺液检查或活组织检查：溶组织内阿米巴可侵袭肝、肺、脑等器官，形成阿米巴脓肿，引起肠外阿米巴病，其中阿米巴性肝脓肿最为常见。可对脓肿进行穿刺，抽取穿刺液进行涂片，检查溶组织内阿米巴滋养体。由于滋养体多在脓肿壁的边缘，而脓肿中央极罕见，故应靠近脓肿壁的边缘抽取脓液送检。溶组织内阿米巴可引起肠壁及皮肤溃疡，故可取肠壁或皮肤溃疡边缘区组织做活检以检查滋养体。脓肿穿刺液检查或活组织中溶组织内阿米巴滋养体需要与宿主组织细胞相鉴别，其鉴别要点为：① 溶组织内阿米巴滋养体大于宿主细胞；② 胞核小于宿主细胞核；③ 滋养体为泡状核，核仁居中，核周染色质粒清晰；④ 滋养体胞质中可含红细胞。

（2）免疫学诊断：免疫学检查可用于阿米巴病临床诊断和流行病学调查；可从血液中检查溶组织内阿米巴特异性抗体，从粪便中检查溶组织内阿米巴特异性抗原，主要方法为 ELISA，已有商品化试剂。大约有 90%的患者可采用 ELISA 从血清检查到相应的特异性抗体。抗体在治疗后仍可持续存在多年，故抗体检测不宜用于现症感染的诊断。

（3）分子生物学诊断：分子生物学技术亦可用于检查溶组织内阿米巴，尤其在低密度感染的诊断、虫种鉴定等方面。可从脓液、穿刺液、粪便培养物、活检的肠组织、皮肤溃疡分泌物、脓血便甚至成形粪便中提取虫体的 DNA，以特异性的引物进行 PCR。针对病原学检查无法鉴定的溶组织内阿米巴包囊与迪斯帕内阿米巴包囊，可利用编码 29/30 kDa 的半胱氨酸抗原的基因进行 PCR 鉴定。PCR 是目前采用最多的分子生物学检测方法。

另外，对肠外阿米巴病，如肝脓肿可用 B 超、CT、MRI 等影像学检查，肺部病变可用 X 线检查。

（三）流行与防治

1. 流行　溶组织内阿米巴病呈世界性分布，常见于热带和亚热带地区。据 2015 年全国人体重点寄生虫病现状调查，国内感染率约为 0.06%。农村高于城市，夏秋季洪涝之后易出现流行。阿米巴病的发生主要与卫生条件、社会经济状况和气候的关系密切。阿米巴病的高危人群包括旅游者、流动人群、低智能人群、同性恋者。感染率较高的年龄主要为 10 岁以下的儿童和 25 岁以上的成人。

阿米巴病的传染源为粪便中带包囊者。包囊的抵抗力较强，在适当的温、湿度下可生存数周，并保持感染力，但对干燥、高温的抵抗力不强。通过蝇或蟑螂消化道的包囊仍具感染性。食用含有成熟包囊粪便污染过的食品、饮水或使用污染的餐具可导致感染。食源性暴发流行则是由于不卫生的用餐习惯、食用由包囊携带者制备的食品或居民点水源被污染而引起。近年来发现，阿米巴的感染率在男性同性恋中较高，阿米巴病在欧美日等地区被列为性传播疾病（sexually transmitted disease，STD），应引起重视。

2. 防治　应采取综合措施，包括及时查治患者和无症状带包囊者；对粪便进行无害化处理，以杀灭包囊；保护水源、食物免受污染，饮食行业人员应定期做粪便检查；搞好环境清洁卫生；灭蝇、灭蟑螂等；加强健康教育，饭前便后洗手，不吃不洁食物，不喝生水，以提高自我保护能力。甲硝唑为目前治疗阿米巴病的首选药物，适用于急性或慢性肠阿米巴病患者。替硝唑、奥硝唑和塞克硝唑也有一定作用。对于带包囊者的治疗应选择肠壁不易吸收且副作用轻的杀灭包囊药物，如巴龙霉素、喹碘方、二氯尼特等。肠外阿米巴病，如肝、肺、脑、皮肤脓肿的治疗应以甲硝唑为主，加用氯喹这一有效药物。肝脓肿者采用药物治疗配以肝穿刺抽出脓液，效果更好。中药大蒜、白头翁等也有一定作用。

二、其他

人体消化道内寄生的阿米巴，除溶组织内阿米巴外，均为肠腔共栖型原虫，一般不致病。这些原虫与溶组织内阿米巴有着相同或相似的形态特点，在粪便检查时易被误诊为侵袭性阿米巴感染，需要注意鉴别。

（一）迪斯帕内阿米巴

迪斯帕内阿米巴（*Entamoeba dispar*）又称不等内阿米巴，在形态和生活史上均与溶组织内阿米巴相似，但感染后一般无临床症状。在全世界约 5 亿感染内阿米巴的人中，大部分为迪斯帕内阿米巴。迪斯帕内阿米巴与溶组织内阿米巴鉴别主要采用同工酶分析、ELISA 和 PCR 等方法。溶组织内阿米巴表面半乳糖/乙酰氨基半乳糖凝集素靶抗原特异性高，已开发出 ELISA 法检测试剂盒。而 29/30 kDa 的半胱氨酸抗原的基因最为特异，可直接用 PCR 法从 DNA 水平鉴别两种内阿米巴。

（二）结肠内阿米巴

结肠内阿米巴（*Entamoeba coli*）是人体肠腔内常见的非致病性阿米巴原虫，多与溶组织内阿米巴平行感染。其形态与溶组织内阿米巴相似，滋养体直径为 15~50 μm，胞核内有大而偏位的核仁和大小不一、排列不整齐的核周染色质粒；胞质呈颗粒状，内含空泡、食物泡、细菌和酵母菌等，但不含红细胞（图 7－2）。滋养体以多个短小的伪足做迟缓移动。其包囊比溶组织内阿米巴包囊大，直径为 10~35 μm，核 1~8 个，核的结构与滋养体相似，成熟包囊含有 8 个泡状核，未成熟包囊的胞质内常含糖原泡和草束状的拟染色体（图 7－2）。结肠内阿米巴的生活史同溶组织内阿米巴，当成熟包囊被人吞食后，在小肠内脱囊，经数次胞质分裂后形成 8 个滋养体，在结肠黏膜皱褶内以二分裂繁殖，不侵入组织，感染者亦无临床症状。粪便检查时应注意与溶组织内阿米巴相鉴别。该虫呈世界性分布，但以热带、亚热带地区多见。人因食入被包囊污染的水或食物而感染。

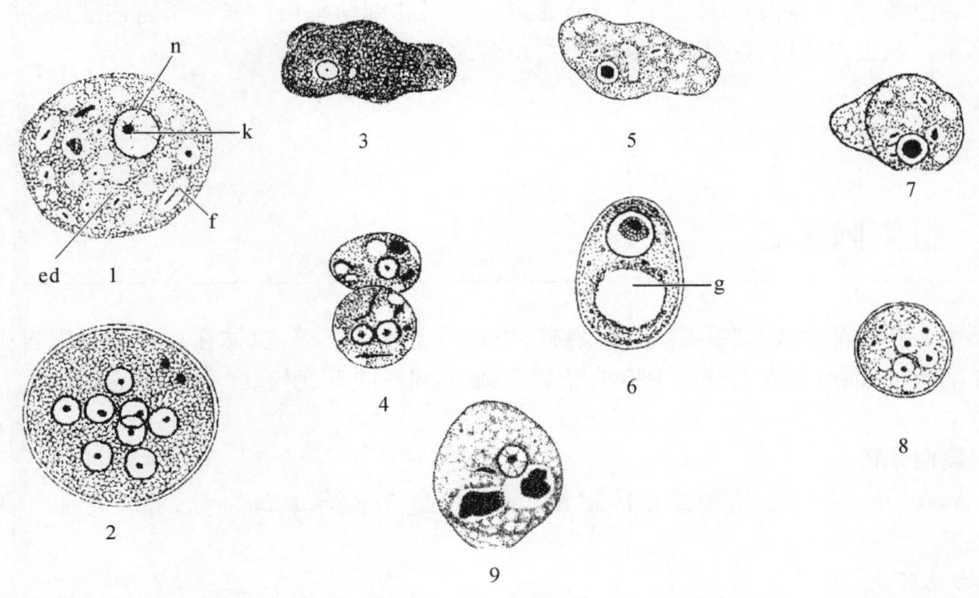

图 7－2　消化道非致病阿米巴滋养体和包囊模式图（引自陈艳、叶彬，2015）

1. 结肠内阿米巴滋养体；k. 核仁；n. 核周染粒；ed. 内质；f. 食物泡；2. 结肠内阿米巴包囊；3. 哈门内阿米巴滋养体；4. 哈门内阿米巴包囊；5. 布氏嗜碘阿米巴滋养体；6. 布氏嗜碘阿米巴包囊；g. 糖原泡；7. 微小内蜒阿米巴滋养体；8. 微小内蜒阿米巴包囊；9. 齿龈内阿米巴滋养体

（三）哈门内阿米巴

哈门内阿米巴（*Entamoeba hartmani*）的形态与溶组织内阿米巴的相似，因虫体较小，曾被称为小宗溶组织内阿米巴。滋养体直径为 4~12 μm，包囊直径 4~10 μm，糖原泡不明显，拟染色体细小呈棒状，成熟包囊含有 4 个核（图 7－2）。此虫滋养体不吞噬红细胞，对人不致病，仅在猫、犬引起阿米巴性结肠炎。在流行病学调查中，常以包囊小于 10 μm 为界线而与溶组织内阿米巴相区别。但是，溶组织内阿米巴包囊在治疗后或在营养不良的患者体内也可能会变小。为区别溶组织内阿米巴和哈门内阿米巴，可应用血清学或 PCR 作为辅助诊断。该虫呈世界性分布，感染方式同溶组织内阿米巴。

（四）微小内蜒阿米巴

微小内蜒阿米巴（*Endolimax nana*）寄生于人和猿、猴、猪等动物肠腔，为小型阿米巴。滋养体直径为 6~12 μm，核仁粗大明显偏于一侧，无核周染色质粒。胞质量少，有短小、钝性而透明的伪足做迟缓运动，食物泡内含细菌。在大肠中成囊，包囊直径为 5~10 μm，成熟包囊内含 4 个核（图 7－2）。一般不具致病性，但也有报道该虫可能与腹泻有关。诊断以粪便检查为主，但应与哈门内阿米巴和布氏嗜碘阿米巴相鉴别。微小内蜒阿米巴体积比哈门内阿米巴小，但核仁较粗大；与布氏嗜碘阿米巴相比，包囊较小，但胞核相似。该虫对甲硝唑敏感。

（五）布氏嗜碘阿米巴

布氏嗜碘阿米巴（*Iodamoeba butschlii*）寄生于结肠，以包囊期具有特殊的糖原泡而得名。该虫体稍大于微小内蜒阿米巴，滋养体直径为 8~20 μm，核仁大而明显，外围有一层几乎无色的颗粒，无核周染色质粒，这些结构是鉴别虫体的主要特征之一。胞质内含粗大的颗粒和空泡。包囊直径为 5~20 μm，糖原泡圆形或卵圆形，边缘清晰，常把核推向一侧(图 7－2)。碘染糖原泡呈棕色团块，铁苏木精染色为泡状空隙。布氏嗜碘阿米巴无致病性，特殊的糖原泡和核结构是鉴定本虫的主要依据。人因食入被包囊污染的水或食物而感染该虫。

（六） 齿龈内阿米巴

齿龈内阿米巴(*Entamoeba gingivalis*)主要寄生于人及许多哺乳动物齿龈部。生活史中无包囊期，仅有滋养体期，其形态与溶组织内阿米巴相似。滋养体直径 5~15 μm，内、外质分明的伪足活动迅速。食物泡中常含细菌、白细胞，偶有红细胞。核仁明显，居中或略偏位，有核周染色质粒(图 7－2)。此虫在口腔疾患者或正常人口腔中均可检获，以前者检出率较高。在牙周病、牙周炎的患者口腔中检出率达 50%以上，但病理切片中不曾发现虫体侵入组织。除齿龈部，齿龈内阿米巴可在置有宫内节育器和细菌感染时发生子宫内感染，也有可能引起肺部感染和胸腔感染。该虫主要以直接接触感染为主，也可通过飞沫传播。

（夏　惠　焦玉萌）

第二节　组织阿米巴

组织阿米巴主要有耐格里属和棘阿米巴属及狒狒巴拉姆希阿米巴等，虫体在自然界可以自生生活，又称为致病性自由生活阿米巴，偶可侵入人体的中枢神经系统、眼部和皮肤等，引起严重损害甚至死亡。

一、耐格里属阿米巴

耐格里属(*Naegleria*)阿米巴主要是福氏耐格里阿米巴(*Naegleria fowleri*)，偶可寄生于人体中枢神经系统。

（一） 形态与生活史

1. 形态　耐格里属阿米巴滋养体有阿米巴型和鞭毛型(图 7－3)。在人体组织中寄生的为阿米巴型，该型呈狭长或椭圆形，直径可达 10~35 μm。一端有钝形的伪足，使虫体形状可以快速连续变化。另一端为细小指状的伪尾区。滋养体内有一泡状核，核仁大而居中。胞质颗粒状，内含食物泡等，如侵入组织可见吞噬的红细胞，二分裂增殖，可形成包囊。在不适环境或蒸馏水中阿米巴滋养体从一端长出 2 根或多根鞭毛呈鞭毛型，直径 10~15 μm，长圆形或梨形，运动活泼，不取食，不分裂，不直接形成包囊，在 24 h 后又转为阿米巴型。滋养体在外界可因干燥形成包囊，呈圆形，直径 7~10 μm，囊壁光滑有孔，核与滋养体的核相似(图 7－3)。

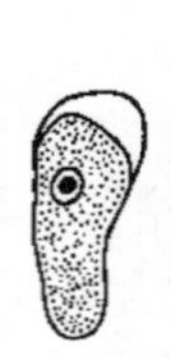

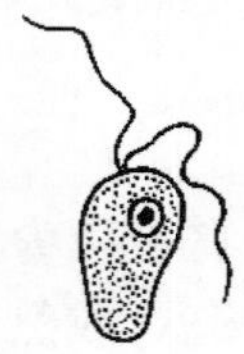

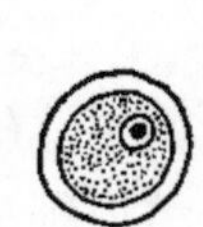

阿米巴型滋养体　鞭毛型滋养体　包囊

图 7－3　耐格里属阿米巴滋养体和包囊(引自罗恩杰，2020)

2. 生活史　福氏耐格里阿米巴生活在水体中，人们在接触受污染的水体时，滋养体可侵入鼻腔黏膜增殖，沿嗅神经通过筛状板入颅内寄生而致病(二维码 7－3)。

（二） 致病与实验诊断

1. 致病　福氏耐格里阿米巴在人体内繁殖，引起原发型阿米巴脑病，多见于健康儿童与青壮年。潜伏期 1~7 天，发病急，病程短，病症凶险，病死率高。早期以上呼吸道症状为主，伴高热、恶心，出现头痛和脑膜刺激症状，1~2 天即出现脑水肿征象，迅速转入瘫痪、谵妄、昏迷，常在 1 周内死亡。病理切片可见类似细菌性脑膜脑炎的特征，以中性粒细胞浸润为主，少数可见嗜酸性粒细胞、单核细胞或淋巴细胞。

2. 实验诊断

(1) 病原学诊断：可取脑脊液直接镜检，可见活动的滋养体。也可将其涂布于有大肠埃希菌的无营养琼脂平板上进行培养，一般 3~7 天可见滋养体或包囊。

（2）其他：可用单克隆抗体、DNA 探针、PCR 或同工酶分析辅助诊断。

（三）流行与防治

1. 流行　福氏耐格里阿米巴主要分布在美国，其余分布于捷克斯洛伐克、澳大利亚、新西兰、尼日利亚、英国和印度等国家，我国也有报道。

2. 防治　为预防感染，在温泉浸泡洗浴时应避免鼻腔接触水。中枢神经系统感染，可用两性霉素 B 静脉给药，但病死率仍高，可同时使用磺胺嘧啶，也有报道用利福平口服治疗。

二、棘阿米巴属阿米巴

棘阿米巴属(*Acanthamoeba*)阿米巴中主要是卡氏棘阿米巴(*Acanthamoeba castellanii*)导致人体致病。

（一）形态与生活史

1. 形态　滋养体呈长圆形，直径 15~45 μm，体表有细小的棘刺状伪足，可做无定向缓慢运动。胞核为泡状，胞质内布满细小颗粒，无鞭毛型。在不良条件下形成包囊，圆形，外壁有皱纹，内壁光滑，呈多形性(图 7－4)。

2. 生活史　棘阿米巴可经损伤的皮肤黏膜、角膜外伤、损伤的眼结膜等侵入人体，寄生于脑、眼、皮肤等部位，经血行播散至中枢神经系统(二维码 7－4)。

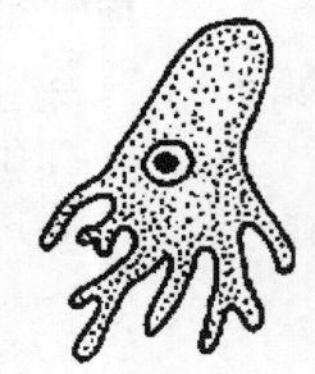

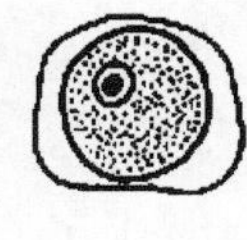

图 7－4　棘阿米巴属阿米巴模式图
(引自罗恩杰，2020)

（二）致病与实验诊断

1. 致病　棘阿米巴主要感染抵抗力低下的人群，引起阿米巴性脑膜炎或肉芽肿性阿米巴脑膜脑炎。病程呈亚急性或慢性过程，临床以脑部肉芽肿占位性病变为主，患者表现为精神障碍、乏力、发热、头痛、偏瘫等。棘阿米巴引起的皮肤损害，主要表现为溃疡、皮下结节或脓肿。棘阿米巴引起的角膜炎主要发生在健康人群，与佩戴角膜接触镜有关，患者眼部有异物感、畏光、疼痛、流泪、视物模糊等，反复发作可致角膜溃疡甚至角膜穿孔。

2. 实验诊断

（1）病原学诊断：取脑脊液、眼的排泄物、角膜刮取物或病变角膜直接镜检可见滋养体。也可将其涂布于有大肠埃希菌的无营养琼脂平板上进行培养，一般 3~7 天可见滋养体或包囊。

（2）其他：可用单克隆抗体检测抗原、DNA 探针、PCR 或同工酶分析辅助诊断。

（三）流行与防治

1. 流行　迄今，已报道棘阿米巴导致的肉芽肿阿米巴脑炎 170 余例，致盲性角膜炎 800 余例，角膜炎病例美国和英国较多，我国也有数十例报告。阿米巴性皮肤损害在艾滋病患者中十分常见。

2. 防治　角膜接触镜配戴者需要加强自我防护，游泳、淋浴时摘去镜片，防止污水入眼；对婴幼儿和免疫力低下人群应及时治疗。皮肤和眼部的感染应及时治疗，有助于防止诱发肉芽肿性阿米巴性脑炎。磺胺嘧啶和庆大霉素有一定疗效。

三、其他

狒狒巴拉姆希阿米巴(*Balamuthiamandrillaris*)主要感染抵抗力低下的人群。

1. 形态　滋养体直径 12~60 μm，有指状伪足，泡状核，核仁居中。成熟包囊呈圆形，直径 6~30 μm，具有不规则外壁和圆形内壁。

2. 生活史　与棘阿米巴相似，可经损伤的皮肤黏膜、角膜外伤、损伤的眼结膜等侵入人体，寄生于脑、眼、皮肤等部位，经血行播散至中枢神经系统。

3. 致病　狒狒巴拉姆希阿米巴可引起肉芽肿性阿米巴脑炎，与棘阿米巴相似，多见于身体衰弱、器官移植后的免疫治疗者或艾滋病患者，也可感染非免疫缺陷的儿童、幼儿或婴儿，呈急性过程。

4. 实验诊断　一般脑脊液中检测不到阿米巴，IFA 可以在患者血清中检测到抗体。

5. 流行　狒狒巴拉姆希脑炎常发生在免疫受累的人群，至今已报道狒狒巴拉姆希脑炎的患者大于 100 例。

6. 防治　与棘阿米巴相似，对中枢神经系统的感染，用两性霉素 B，同时可以使用磺胺嘧啶。

本章数字资源

二维码 7-1 溶组织内阿米巴滋养体和包囊

二维码 7-2 溶组织内阿米巴生活史（引自郑葵阳，2017）

二维码 7-3 耐格里属阿米巴生活史（引自陈艳、叶彬，2015）

二维码 7-4 棘阿米巴属阿米巴生活史（引自陈艳、叶彬，2015）

（田 芳）

第八章 鞭毛虫检验

第一节 腔道鞭毛虫

腔道鞭毛虫主要有蓝氏贾第鞭毛虫、阴道毛滴虫、人毛滴虫及口腔毛滴虫等,虫体主要寄生于人体小肠、泌尿生殖道、口腔等部位,引起相应组织器官损伤。

一、蓝氏贾第鞭毛虫(贾第虫)

蓝氏贾第鞭毛虫(*Giardia lamblia*)简称贾第虫,寄生于人体小肠,旅游者易感染并造成腹泻,也称"旅游者腹泻"。

(一) 形态与生活史

1. 形态　滋养体呈纵切为半的倒置梨形,长 9~21 μm,宽 5~15 μm,厚 2~4 μm。两侧对称,前端宽钝,后端尖细,腹面扁平,背部隆起。腹面前半部向内凹陷形成吸盘,分左右两叶。虫体前端 1/2 靠近吸盘部位有一对泡状细胞核,卵圆形。有 4 对鞭毛伸出虫体体外,分前鞭毛、后鞭毛、腹鞭毛和尾鞭毛各 1 对,均由位于两核间靠前端的基体发出,借助鞭毛摆动可做活泼的翻滚运动。1 对平行的轴柱纵贯虫体中部,向后连接尾鞭毛,不伸出体外,将虫体分为均等的两半。1 对半月形的中体与轴柱 1/2 处相交。包囊呈椭圆形,大小为(8~14) μm×(7~10) μm。碘液染色后呈黄绿色,囊壁与虫体间有明显的空隙。细胞核多偏于一端,未成熟包囊有 2 个核,成熟的包囊有 4 个核。囊内可见轴柱、中体和鞭毛的早期结构(图 8-1,二维码 8-1)。

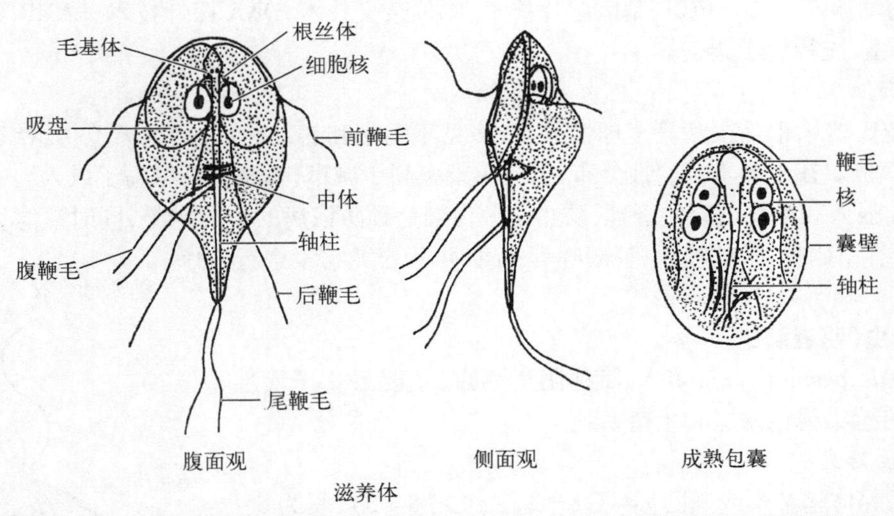

图 8-1　蓝氏贾第鞭毛虫模式图(引自陈艳、叶彬,2015)

2. 生活史　人或动物摄入被四核包囊污染的饮水或食物而被感染,在十二指肠内脱囊形成 2 个滋养体,滋养体主要寄生于十二指肠或小肠上段,借助吸盘吸附于小肠绒毛表面,以纵二分裂法繁殖。滋养体落入肠腔到达回肠下段或结肠腔后,在外界环境不利时,滋养体分泌成囊物质形成包囊并随粪便排出体外(二维码 8-2)。包囊在外界抵抗力较强,在水中和凉爽环境中可存活数天至 1 个月。

(二) 致病与实验诊断

1. 致病　主要致病阶段是滋养体。其致病机制与虫株毒力、宿主免疫力、营养状况有关。滋养体吸附、嵌入肠黏膜上皮细胞表面,阻隔了肠黏膜的吸收,并使小肠黏膜呈现典型的卡他性炎症病理改变,黏膜固有层中性粒细胞、嗜酸性粒细胞、多形核白细胞等浸润,绒毛变短变粗,上皮细胞坏死脱落等。蓝氏贾第鞭毛虫感染潜伏期为1~2周。急性期患者出现突发性腹泻,粪便水样、恶臭,偶有黏液,一般无血,常伴有腹胀和腹部痉挛性疼痛,一般3~4天,可自行消退。亚急性患者表现为间歇性排恶臭软便或粥样便,伴腹胀、腹部痉挛性疼痛,或有恶心、厌食、嗳气、便秘和体重减轻等。慢性期患者比较多见,表现为周期性腹泻,稀便,量少有恶臭,病程可达数年。儿童患者如感染严重或治疗不及时,病程可持续很长时间,并导致营养吸收不良和身体发育障碍。

2. 实验诊断

(1) 病原学诊断

1) 粪便直接涂片法:急性期患者粪便呈水样或糊状,用生理盐水直接涂片镜检,可查到翻滚运动的滋养体,采集新鲜粪便要及时检查,并且冬季标本需要保温。亚急性期或慢性期患者排成形粪便,用碘液染色法镜检,可查到包囊。由于包囊排出具有间断性,需要隔日查1次,连续查3次。

2) 浓集法:慢性期患者粪便,可选用硫酸锌离心浮聚法或醛醚沉淀法等浓集法,提高包囊的检出率。

3) 十二指肠液检查:多次粪便检查阴性,临床又不能排除本虫感染的病例,可用十二指肠引流液直接涂片镜下检查滋养体。

4) 肠内试验法(肠检胶囊法):禁食后,让受检者吞下一个特制的装有尼龙线的胶囊,将线的游离端固定于口外侧皮肤上。经3~8 h后尼龙线可到达小肠上段,缓缓拉出尼龙线,取线上的黏附物镜检,查到滋养体,即可确诊。此法较十二指肠液检查法简便易行,容易被患者接受,检出率高。

5) 小肠黏膜活检:借助内镜在小肠 Treitz 韧带附近摘取黏膜组织,先做压片初检,阴性者,将玻片室温干燥1 h,再用甲醛固定30 min后,用吉姆萨染色镜检滋养体,此法主要针对粪便检查和小肠液检查均阴性的可疑病例,但不易为患者接受,故很少应用。

(2) 免疫学诊断:常用方法包括 ELISA、IFA 和对流免疫电泳等。检测患者血清中特异性 IgG 抗体和唾液中的 IgA 抗体;还可以检测粪便中的包囊抗原,敏感性和特异性较高。其中 ELISA 简单易行、检出率高,适用于流行病学调查的检测。

(3) 分子生物学诊断:包括 PCR、基因芯片技术、原位杂交技术、DNA 探针技术、LAMP 等。主要用于蓝氏贾第鞭毛虫基因分型、流行病学调查等。

(三) 流行与防治

1. 流行　蓝氏贾第鞭毛虫病呈全球性分布,多见于温带和热带地区,据世界卫生组织估计,全世界每年约有50万新感染病例。在中国呈全国性分布,农村感染率高于城市,儿童感染率高于成人。

2. 防治　加强人和动物的粪便管理,防止水源污染是预防该病的重要措施,同时注意饮食卫生和个人卫生。常用治疗药物有甲硝唑、呋喃唑酮、替硝唑等;孕妇可用巴龙霉素进行治疗。

二、阴道毛滴虫(阴道滴虫)

阴道毛滴虫(*Trichomonas vaginalis*),简称阴道滴虫,主要寄生于女性阴道和泌尿道,也可感染男性泌尿和生殖系统。

(一) 形态与生活史

1. 形态　滋养体呈梨形或椭圆形(图8-2,二维码8-3),长为5~15 μm,宽10~15 μm。无色透明,有折光性,活动力强。染色后可见1个椭圆形的泡状细胞核位于虫体前端1/3处,核上缘有5颗排列成杯状的毛基体,发出4根前鞭毛和1根后鞭毛。后鞭毛向后伸展与虫体波动膜外缘相连,波动膜位于虫体外侧前1/2处。虫体借助鞭毛的摆动前进,以波动膜的波动做旋转式运动。1根轴柱,纤细透明,纵贯虫体,并于后端伸出体外。胞质内有深染的颗粒状物质,为本虫特有的氢化酶体。

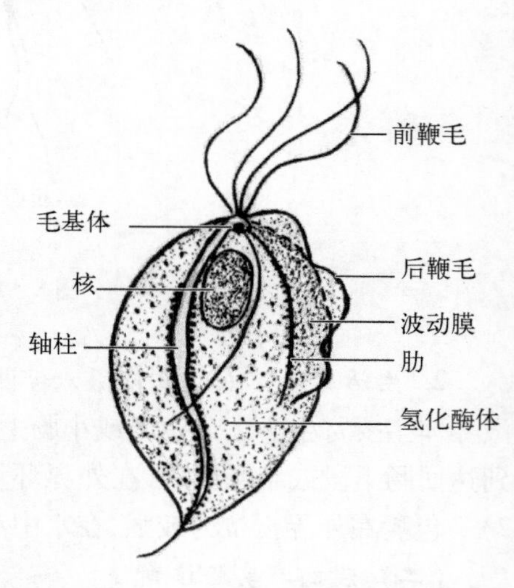

图8-2 阴道毛滴虫滋养体模式图(引自陈艳、叶彬,2015)

2. 生活史　生活史简单,滋养体主要以二分裂或多分裂法繁殖。滋养体既是感染阶段,又是致病阶段。通过两性直接性生活或间接接触方式在人群中传播。主要寄生于女性阴道,尤以后穹隆多见,偶可侵入尿道、膀胱、子宫和尿道旁腺等器官；男性感染部位多见于尿道或前列腺，也可侵及睾丸、附睾或包皮下组织。

（二）致病与实验诊断

1. 致病　致病力与宿主的生理状态、虫体致病力和阴道内菌群生态有关。健康女性阴道环境，因乳酸杆菌酵解阴道上皮细胞的糖原产生乳酸而保持酸性（pH 3.8～4.4），可抑制虫体和（或）其他细菌生长繁殖，此为阴道的自净作用。当泌尿生殖系统功能失调，如妊娠、月经后，阴道内 pH 接近中性，有利于滴虫生长，虫体消耗了糖原，妨碍了乳酸杆菌酵解作用，降低了乳酸浓度，使阴道内 pH 转为中性或碱性，使得滴虫大量繁殖，并促进继发性细菌感染，造成阴道黏膜发生炎性病变。多数女性感染者并无临床表现或症状不明显；有临床症状者，阴道壁可见弥散性黏膜充血和鲜红色的点状损害，或仅见片状充血或正常黏膜，阴道上皮细胞变性脱落，白细胞浸润。患者主诉阴道分泌物增多，外阴瘙痒或烧灼感。阴道内镜检查可见分泌物增多，呈灰黄色，泡状，有异味，或呈乳白色的液状分泌物。合并细菌感染时，白带呈脓液状或为粉红色黏液状。感染累及尿道时，出现尿频、尿急、尿痛等症状。

感染本虫的产妇，在阴道式分娩程中，可将滴虫传染给婴儿。婴儿主要表现为呼吸道和结膜的炎症病变。男性感染者虽常呈无临床表现的带虫状态，但可导致配偶连续重复感染。可出现尿痛、夜尿、前列腺肿大及触痛和附睾炎等症状。

2. 实验诊断

（1）病原学诊断：阴道穹后部分泌物、尿液沉淀物或前列腺液，用生理盐水涂片法或涂片染色法（瑞氏或吉姆萨染色）镜检，查得滋养体为确诊依据。也可采用培养法，常用培养基有 Diamond、改良 Diamond、肝浸培养基等；将上述标本加入培养基中，37℃培养 48 h 镜检，检出率高，可作为疑难病例确诊和疗效评价的依据。

（2）免疫学诊断：检测阴道分泌物中的虫体抗原，如酶免疫法、DFA 和 LAT。

（3）分子生物学诊断：包括 PCR、原位杂交技术、DNA 探针技术等。

（三）流行与防治

1. 流行　呈全球性分布，感染率为 10%～25%。在美国，每年有 200 万～300 万感染者。中国流行广泛，各地区感染率不等。滴虫性阴道炎患者和无症状带虫者是主要传染源，主要通过性交和使用公共浴池、浴具、坐式厕所感染。

2. 防治　应及时治疗无症状的带虫者和患者。对夫妻或性伴侣，双方应同时进行治疗方可根治。常用的首选口服药物为甲硝唑。局部治疗可用乙酰胂胺或 1∶5 000 高锰酸钾溶液冲洗阴道。注意个人卫生与经期卫生。不使用公用泳衣裤和浴具。在公共浴室，提倡使用淋浴，坐厕改为蹲厕。

三、其他

（一）人毛滴虫

人毛滴虫（*Trichomonas hominis*）寄生于人体盲肠和结肠。

1. 形态　仅有滋养体阶段。滋养体呈梨形或椭圆形。大小为（6～14）μm×（4～6.5）μm。有 3～5 根前鞭毛和 1 根后鞭毛。后鞭毛与波动膜外缘相连，游离于尾端。波动膜的内侧借助一弯曲、薄杆状的肋与虫体相连。肋与波动膜等长，染色后的肋是重要的诊断依据。活的虫体可做快速而无方向的运动，波动膜起旋转作用，前鞭毛起推进作用。单个细胞核位于虫体前端，靠近前鞭毛的起始处。核内染色质分布不均匀。1 根纤细的轴柱由前向后贯穿整个虫体。胞质内含食物泡和细菌（图 8－3）。

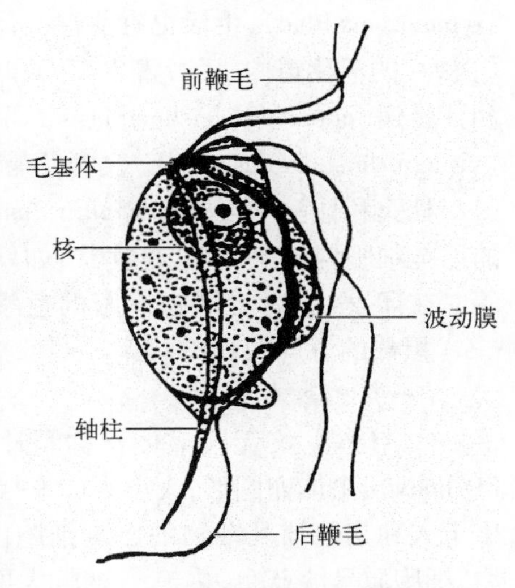

图 8－3　人毛滴虫滋养体模式图（引自陈艳、叶彬，2015）

2. 生活史　滋养体以二分裂法繁殖，滋养体污染食物或饮水，经口进入人体，寄生于盲肠和结肠，随粪便排出，滋养体在外界抵抗力较强。

3. 致病　患者一般无症状，有研究认为感染数量多可引起腹泻等症状，尤其是对于婴儿和免疫功能低下者，可引起滴虫性肠炎；但有人认为腹泻与本虫感染相伴，并非本虫所致。

4. 实验诊断　采用粪便直接涂片法可见活动的滋养体，也可使用

Bocek 和 Drobhla 二氏培养基分离培养虫体。

5. *流行* 该虫呈世界性分布，热带、亚热带地区较为常见。中国平均感染率为0.2%~9.4%，多见于儿童。本虫感染途径为粪—口传播。加强粪便和饮水管理、消灭苍蝇可有效预防该虫传播。

6. *治疗* 常用治疗药物为甲硝唑和中药丸。

（二）口腔毛滴虫

口腔毛滴虫（*Trichomonas tenax*）寄生于人体口腔，定居于齿龈脓溢袋和扁桃体隐窝内。

1. *形态* 仅有滋养体阶段。呈梨形或椭圆形。大小为（4~13）μm×（2~9）μm。有4根前鞭毛和1根后鞭毛。后鞭毛与波动膜外缘相连末端不游离。波动膜比阴道毛滴虫的长。虫体前中央部有1个椭圆形细胞核，核内有丰富深染的染色质粒。1根纤细的轴柱，自前向后伸出体外（图8-4）。

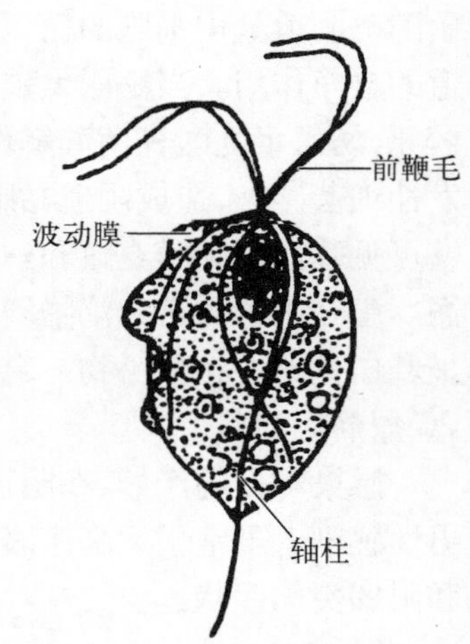

图8-4 口腔毛滴虫滋养体模式图

2. *生活史* 滋养体以二分裂法繁殖，通过接吻等直接传播，也可经飞沫、污染的食物等间接传播。

3. *致病* 有学者认为，该虫为口腔共栖性原虫，但也有人认为与牙周炎、牙龈炎、龋齿等口腔疾病有关。也曾有引起呼吸道感染、支气管炎的报道。

4. *实验诊断* 取齿龈刮拭物，做生理盐水直接涂片镜检或培养即可确诊。镜下可见由鞭毛和波动膜摆动而做活跃运动的滋养体。培养可用 Noguchi 和 Ohira 二氏的腹水培养基。

5. *流行* 该虫呈世界性分布，口腔卫生不良者感染率高。我国平均感染率为17.4%，本虫一旦感染即难以消除。

6. *防治* 常用药物为甲硝唑。

（田 芳）

第二节 组织鞭毛虫

一、杜氏利什曼原虫

利什曼原虫属于动基体目（Order Kinetoplastida）、锥体亚目（Suborder Trypanosomatina）、锥体科（Family Trypanosomatidae），生活史有前鞭毛体（promastigote）和无鞭毛体（amastigote）两个时期。前者寄生于节肢动物（白蛉）的消化道内，后者寄生于人和脊椎动物的细胞内，通过白蛉传播。根据临床表现，利什曼病可分为皮肤利什曼病（cutaneous leishmaniasis，CL），黏膜皮肤利什曼病（mucocutaneous leishmaniasis，MCL），内脏利什曼病（visceral leishmaniasis，VL）。利什曼原虫分类复杂，在我国，杜氏利什曼原虫是主要的致病虫种。

杜氏利什曼原虫（*Leishmania donovani Laveran & Mesnil*）的无鞭毛体主要寄生在肝、脾、骨髓、淋巴结等器官的巨噬细胞内，常引起全身症状，如发热、肝脾肿大、贫血、鼻出血等。在印度，患者皮肤常有暗的色素沉着，并有发热，故称 kala-azar（黑热的意思），即黑热病。

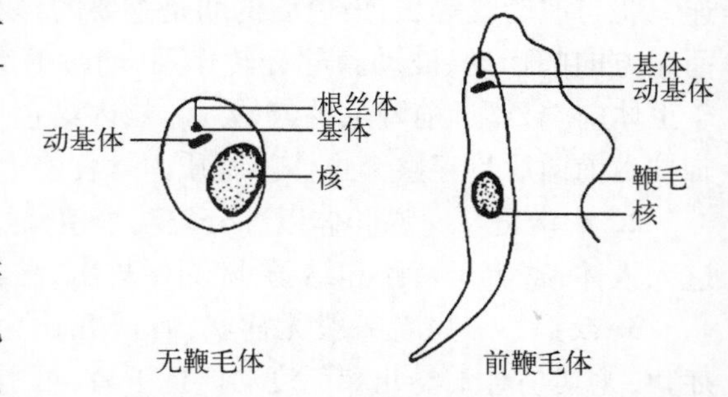

图8-5 杜氏利什曼原虫模式图
（引自罗恩杰，2020）

（一）形态与生活史

1. *形态* 无鞭毛体又称利杜体（Leishman-Donovan body，LD body），虫体卵圆形，大小为（2.9~5.7）μm×（1.8~4.0）μm，寄生于人和其他哺乳动物的巨噬细胞内。吉姆萨或瑞氏染液染色后，细胞质呈淡蓝色，内有一个较大的圆形核，呈红色或淡紫色。动基体（kinetoplast）位于核旁，着色较深，细小杆状。在高倍镜下有时可见虫体从前端颗粒状的基体（basal body）发出一条根丝体

(rhizoplast)。基体靠近动基体,在普通光镜下不易区分。前鞭毛体寄生于白蛉消化道内。成熟的虫体呈梭形,大小为(14.3~20) μm×(1.5~1.8) μm,核位于虫体中部,动基体在前部。瑞氏染液染色后,细胞质呈淡蓝色,胞核和动基体呈红色。基体在动基体之前,由此发出一根鞭毛游离于虫体外,为虫体运动器官。前鞭毛体运动活泼,在培养基内常以虫体前端聚集成团,排列成菊花状。前鞭毛体的形态和发育程度有关,可见到粗短形前鞭毛体和梭形前鞭毛体(图 8-5,二维码 8-4)。

2. 生活史　当雌性白蛉叮刺患者或被感染的动物时,血液或皮肤内含无鞭毛体的巨噬细胞被吸入白蛉胃内,经 24 h,无鞭毛体发育为早期前鞭毛体。此时,虫体呈卵圆形,部分虫体的鞭毛伸出体外。发育为短粗前鞭毛体或梭形前鞭毛体,鞭毛由短变长。至第 3~4 天出现大量成熟前鞭毛体。前鞭毛体活动明显加强,并以纵二分裂法繁殖。虫体逐渐向白蛉前胃、食管和咽部移动。一周后具感染力的前鞭毛体大量聚集在口腔及喙。当白蛉叮刺健康人时,前鞭毛体即随白蛉唾液进入人体。进入人体或哺乳动物体内的前鞭毛体部分被多形核白细胞吞噬消灭,其余则进入巨噬细胞。前鞭毛体进入巨噬细胞后逐渐变圆,失去其鞭毛的体外部分,转化为无鞭毛体。此时,巨噬细胞内形成纳虫泡(parasitophorous vacuole),虫体在纳虫泡内不但可以存活,而且还能进行分裂繁殖,最终导致巨噬细胞破裂。游离的无鞭毛体又可被其他巨噬细胞吞噬,重复上述增殖过程(二维码 8-5)。

前鞭毛体侵入巨噬细胞的机制目前尚未完全阐明。体外实验研究结果表明,前鞭毛体侵入细胞过程经历了黏附与吞噬两步,前鞭毛体首先附着于巨噬细胞后,随巨噬细胞的吞噬活动而进入,并非原虫主动侵入巨噬细胞。黏附的途径可分为两种:一种为配体-受体结合途径,另一种为前鞭毛体黏附的抗体和补体与巨噬细胞表面的 Fc 或 C3b 受体结合途径。原虫质膜中的分子量为 63 kDa 的糖蛋白(GP63)能与巨噬细胞上 C3b 受体结合,通过受体介导的细胞内吞作用使前鞭毛体进入巨噬细胞。

(二) 致病与实验诊断

1. 致病　无鞭毛体在巨噬细胞内繁殖,使巨噬细胞大量破坏和增生,巨噬细胞增生主要见于脾、肝、淋巴结、骨髓等器官。浆细胞也大量增生。细胞增生是脾、肝、淋巴结肿大的根本原因,其中脾大最为常见,脾大也是黑热病最主要的体征。出现率在95%以上。后期则因网状纤维组织增生而变硬。

贫血是黑热病另一重要症状,血液中红细胞、白细胞及血小板都减少,即全血细胞减少,这是由于脾功能亢进,血细胞在脾内遭到大量破坏所致。此外,免疫溶血也是贫血的重要原因。有实验表明:患者的红细胞表面附有利什曼原虫抗原,此外杜氏利什曼原虫的代谢产物中有 1~2 种抗原与人红细胞抗原相同,因而机体产生的抗利什曼原虫抗体有可能直接与红细胞膜结合,在补体参与下破坏红细胞造成贫血。患者血浆内白蛋白明显减少,球蛋白增加,由于肝脏受损,白蛋白合成减少,经尿排出的白蛋白增加,尿蛋白及血尿的出现可能与患者发生肾小球淀粉样变性及肾小球内有免疫复合物的沉积有关。再加上浆细胞大量增生使球蛋白量增加,最终导致白蛋白与球蛋白的比例倒置。

2. 临床表现

(1) 内脏利什曼病:本病潜伏期一般为 4~7 个月,最长可达 11 个月。典型临床表现为长期不规则发热,多缓慢起病,呈双峰热,病程较长,可达数月,全身中毒症状不明显。脾、肝及淋巴结肿大,尤以脾大明显,起病后半个月即可触及质软的肿大的脾脏,以后逐渐增大,可达脐部甚至盆腔。贫血及营养不良在病程晚期可出现,有精神萎靡、心悸、气短、面色苍白及水肿,晚期患者面颊可出现皮肤色素沉着。由于全血细胞减少、免疫功能受损,患者易并发各种感染性疾病,肺炎和急性粒细胞缺乏症是常见的并发症,是导致黑热病患者死亡的主要原因,患者可因血小板减少而有鼻出血、牙龈出血及皮肤出血点等症状。

长期不规则发热,脾、肝及淋巴结肿大,全血细胞减少性贫血是内脏利什曼病的三大症状,若治疗不及时,患者多在发病 1~2 年死亡。

(2) 皮肤型黑热病:部分黑热病患者在治疗过程中或在内脏病变治愈多年之后,发生皮肤病变。皮肤损伤除少数为褪色型外,多数为结节型。结节呈大小不等的肉芽肿,或呈暗色丘疹状,常见于面部及颈部,在结节内可查到无鞭毛体。皮肤型黑热病易与瘤型麻风混淆。此型黑热病常见于印度、苏丹。在我国多出现在平原地区,至 2022 年已报道 100 余例。

(3) 淋巴结型黑热病:此型患者无黑热病病史,病变局限于淋巴结的内脏利什曼病又称淋巴结型黑热病。主要临床表现是淋巴结肿大,其大小不一,较表浅,无压痛,无红肿,腹股沟和股部淋巴结肿大最常见。淋巴结活检可查见无鞭毛体。常见嗜酸性粒细胞增多，此型患者多数可以自愈。本病在北京、新疆曾有报道，在内蒙古额济纳旗地区黑热病疫区较常见。

3. 实验诊断

（1）病原学诊断：检出病原体即可确诊。常用的方法如下：

1）穿刺涂片法：可进行骨髓、淋巴结或脾脏穿刺，以穿刺物涂片，染色、镜检。骨髓穿刺涂片最为常用，又以髂骨穿刺简便安全，检出率为 80%～90%。淋巴结穿刺应选取表浅、肿大的淋巴结，如腹股沟、肱骨上滑车、颈淋巴结等，检出率为 46%～87%。也可做淋巴结活检。脾脏穿刺检出率较高，达 90.6%～99.3%，但不安全，很少使用。

2）穿刺物培养法：将上述穿刺物接种于 3N 培养基中，置 22～25℃温箱内。1 周后若培养物中查见运动活泼的前鞭毛体，则判为阳性结果。此法较涂片更为敏感，但需时较长，近年来改用 Schneider 培养基，效果更好，3 天即可出现前鞭毛体。

3）动物接种法：把穿刺物接种于易感动物（如金黄地鼠、BALB/c 小鼠等），1～2 个月后取肝、脾做印片或涂片，吉姆萨或瑞氏染液染色镜检。

4）皮肤活组织检查：在皮肤结节处用消毒针头刺破皮肤，取少许组织液，或用手术刀刮取少许组织做涂片，染色后镜检。

（2）免疫学诊断

1）检测血清抗体：可采用 ELISA、IHA、对流免疫电泳、IFA 等，阳性检出率高，但假阳性时有发生。近年来，用分子生物学方法可获得纯抗原，如重组抗原 rk39 的使用，以及免疫层析试纸法快速诊断出内脏利什曼病，显示其操作简便、敏感性高的特点。因抗体短期内不易消失，不宜用于疗效考核。

2）检测血清循环抗原：可用单克隆抗体-抗原斑点试验（McAb－AST）检测血内循环抗原诊断黑热病，阳性率可达 97.03%，敏感性、特异性、重复性均好，需要血清量少（2 μL）。可用于疗效评价。

（3）分子生物学诊断：PCR 法检测黑热病效果好，阳性率为 95.5%，具有敏感性高、特异性强的特点，还具确定虫种的优点。

黑热病的诊断应综合考虑以下几个方面：① 曾于白蛉活动季节（5～9 月）在流行区居住过；② 临床表现呈起病缓慢，长期不规则发热、肝脾肿大、贫血、鼻出血、牙龈出血等症状；③ 实验室检查，全血细胞减少，球蛋白试验阳性，免疫学检查出抗原或骨髓、淋巴结或脾脏穿刺涂片查见利什曼原虫无鞭毛体。

（三）流行与防治

1. 流行

（1）分布：杜氏利什曼原虫分布很广，主要流行于印度及地中海沿岸国家。在我国，黑热病流行于长江以北。经过多年大规模的防治工作，黑热病得到了有效控制。近年来，主要散发在甘肃、四川、陕西、山西、新疆和内蒙古等地区，并证实新疆、内蒙古还有黑热病的自然疫源地存在。

（2）流行环节

1）传染源：患者、病犬及某些野生动物均可为本病的传染源。

根据传染源的差异，黑热病在流行病学上可大致分为 3 种不同的类型，即人源型、犬源型和自然疫源型。我国幅员辽阔，黑热病的流行又广，从流行区的地势、地貌区分，可分成平原、山丘和荒漠 3 种不同的疫区。① 人源型：多见于平原，患者为主要传染源，常出现大的流行。患者以年龄较大的儿童和青壮年占多数，婴儿极少感染，成人得病比较多见。② 犬源型：多见于西北、华北和东北的丘陵山区，犬为主要传染源，患者散在，一般不会形成大的流行。患者多数是 10 岁以下的儿童，婴儿发病率较高；成人很少感染。③ 自然疫源型：分布在新疆和内蒙古的某些荒漠地区，亦称荒漠型。人进入这些地区可发生黑热病，传染源可能是野生动物，患者主要是婴幼儿。

2）传播途径：主要通过白蛉叮刺传播。在我国，传播媒介有以下 4 种白蛉：① 中华白蛉（*Phlebotomus chinensis*），为我国黑热病的主要媒介，分布很广，除新疆、甘肃西南和内蒙古的额济纳旗外均有存在；② 长管白蛉（*P. longiductus*），仅见于新疆；③ 吴氏白蛉（*P. wui*），为西北荒漠内最常见的蛉种，野生野栖；④ 亚历山大白蛉（*P. alexandri*），分布于甘肃和新疆吐鲁番的荒漠。

3）易感人群：人群普遍易感，但易感性随年龄增长而降低。黑热病愈后人群免疫力持久。

2. 防治

（1）治疗患者：首选药物为葡萄糖酸锑钠，疗效可达97.4%。对抗锑患者可用喷他脒（pentamidine）、二脒替（stilbamidine）等治疗，或两者合用效果更佳。对于药物治疗无效、高度脾大，伴有脾功能亢进者，可考虑脾切除治疗。

（2）杀灭病犬：捕杀和控制病犬对犬源型疫区尤其重要，应定期查犬，对病犬要早发现、早捕杀。

（3）消灭白蛉：在平原地区，采用杀虫剂滞留喷洒或闭门烟熏杀灭中华白蛉，可有效阻断传播途径。在山区、丘陵及荒漠地区对野栖型或偏野栖型白蛉，采取避蛉、驱蛉措施，注意个人防护，避免白蛉的叮刺。

其他利什曼原虫如热带利什曼原虫和墨西哥利什曼原虫，主要寄生于皮肤的巨噬细胞，引起皮肤利什曼病。此病潜伏期长，发展慢，皮肤丘疹小，溃疡面有薄痂，常见于面部，诊断可从溃疡处取材查找无鞭毛体。治疗药物可选用葡萄糖酸锑钠。

二、布氏锥虫

布氏冈比亚锥虫（*Trypanosoma brucei gambiense*）与布氏罗得西亚锥虫（*T. b. rhodesiense*）简称布氏锥虫，同属于人体涎源性锥虫，是非洲锥虫病（African trypanosomiasis）或称非洲睡眠病（African sleeping sickness）的病原体。这两种锥虫的形态、生活史、致病及临床表现都有共同特征。主要流行于非洲，通过舌蝇吸血传播。

（一）形态与生活史

1. 形态　两种锥虫在人体内寄生，皆为锥鞭毛体（trypomastigote），具多型性的特点，可分为细长型、中间型和粗短型（图8－6）。细长型大小为（20～40）μm×（1.5～3.5）μm，游离鞭毛长可达6 μm，动基体位于虫体近末端。粗短型大小为（15～25）μm×3.5 μm，游离鞭毛短于1 μm，或者鞭毛不游离，中间型形态则介于细长型和粗短型之间，动基体位于虫体近后端，为腊肠型，含DNA。鞭毛起自基体，伸出虫体后，与虫体表膜相连。当鞭毛运动时，表膜伸展，即成波动膜。血涂片经吉姆萨或瑞氏染色后，虫体胞质呈淡蓝色，核居中，呈红色或红紫色。动基体为深红色，点状。波动膜为淡蓝色。胞质内有异染质颗粒，呈深蓝色。

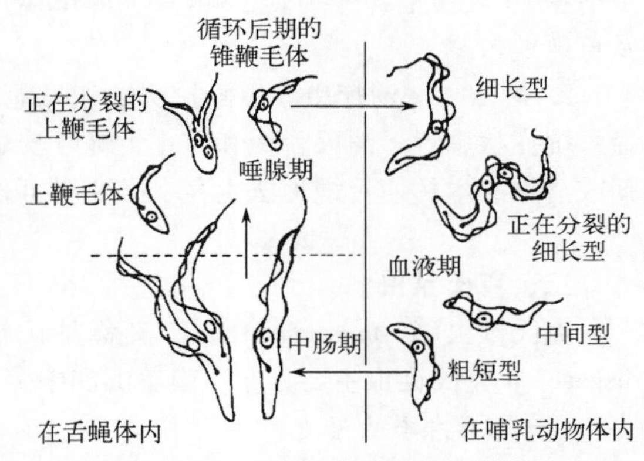

图8－6　布氏锥虫锥鞭毛体模式图
（引自罗恩杰，2020）

2. 生活史　舌蝇是其传播媒介，当受染舌蝇刺吸人血时，锥鞭毛体随涎液进入皮下组织，转变为细长型，繁殖后进入血液，在病程的早期锥鞭毛体存在于血液、淋巴液内，晚期可侵入脑脊液。三型锥鞭毛体中，仅粗短型对舌蝇具感染性。舌蝇吸入含粗短型锥鞭毛体的血液，锥鞭毛体在中肠内进行繁殖，并转变为细长的锥鞭毛体，以二分裂法繁殖。约在感染10天后，锥鞭毛体从中肠经前胃到达下咽，然后进入唾液腺。在唾液腺内，锥鞭毛体附着于细胞上，并转变为上鞭毛体（epimastigote）。经过增殖最后转变为循环后期锥鞭毛体（metacyclic trypomastigote），其外形粗短，大小约15 μm×2.5 μm，无鞭毛，对人具感染性（二维码8－6）。

（二）致病与实验诊断

1. 致病　两种锥虫侵入人体后所致疾病基本相同，但病程不同，布氏冈比亚锥虫病为慢性过程，病程可持续数年，症状较轻，可见中枢神经系统异常，布氏罗得西亚锥虫病呈急性过程，病程为3～9个月。有些患者在中枢神经系统未受侵犯以前即死亡。

（1）初发反应期：两种锥虫病的临床表现基本相似。患者被舌蝇叮咬后，锥虫在侵入的局部增殖，引起淋巴细胞、少数嗜酸性粒细胞和巨噬细胞浸润，局部红肿，形成锥虫下疳（trypanosomal chancre）。锥虫下疳约在感染后第6天出现，初为结节，以后肿胀形成硬结，有痛感，约3周后消退。

（2）血淋巴期：感染后5～12天，出现锥虫血症。患者出现发热、头痛、关节痛、肢体痛等症状。发热持续数天后，自行下降，进入无热期，隔几天后再次上升。这种现象与虫体的抗原变异密切相关。锥虫进入血液和组织间淋巴液后，引起广泛淋巴结肿大，肿大淋巴结中的淋巴细胞、浆细胞和巨噬细胞增生。颈部后三角区淋巴结肿大（温特博特姆征）是布氏冈比亚锥虫病的特征。有些患者还可以出现深部感觉过敏（克朗德尔征）、心肌炎、心外膜炎及心包积液等。

（3）脑膜脑炎期：发病数月或数年后，锥虫侵入中枢神经系统，引起弥漫性软脑膜炎。脑皮质充血和水肿、神经元变性、胶质细胞增生。患者主要表现为个性改变，无欲状态，以后出现异常反射、深部感觉过敏、共济失调、震颤、痉挛、嗜睡，最后昏睡。

2. 实验诊断

（1）病原学诊断

1）涂片检查：以患者血液、脑脊液、淋巴穿刺液、下疳渗出液和骨髓做涂片镜检，可检出细长型或粗短型锥鞭毛体。

2）动物接种：将上述体液接种于大、小鼠或豚鼠。此法适用于布氏罗得西亚锥虫，但不适用于布氏冈比亚锥虫。

（2）免疫学与分子生物学检测：锥虫病患者血清和脑脊液中 IgM 增高，检测 IgM 常用方法有 IFA 和 ELISA。DNA 探针和 PCR 已开始应用于锥虫病的诊断，具有敏感性高、特异性强等优点。

（三）流行与防治

1. 流行　布氏冈比亚锥虫分布于西非和中非，而布氏罗得西亚锥虫则分布于东非和南非。布氏冈比亚锥虫的传染源主要是患者及带虫者，牛、猪、山羊、绵羊、犬等动物可能是储存宿主。主要传播媒介为须舌蝇（*Glossina palpalis*），在河边或植物稠密地带滋生。布氏罗得西亚锥虫的传染源为人，非洲羚羊、牛、狮等为其保虫宿主，主要传播媒介为刺舌蝇（*G. morsitans*）、淡足舌蝇（*G. pallidipes*）等，滋生在东非热带草原和湖岸矮林地带及草丛地带。

2. 防治　治疗患者用舒拉明钠和喷他脒，对两种非洲锥虫病早期皆有效。硫砷嘧啶用于晚期有中枢神经系统症状患者。消灭舌蝇和防止舌蝇叮咬是防治本病的关键。水源附近的草木是须舌蝇栖居处，可喷洒杀虫剂或清除灌木林使舌蝇无法生存。必要时可采用穿长袖衣和长腿裤、涂抹避虫油等方法进行个人防护。

三、克氏锥虫

克氏锥虫（*Trypanosoma cruzi*）又称枯氏锥虫，属人体粪源性锥虫，引起枯氏锥虫病即恰加斯病（Chagas disease）。克氏锥虫主要分布于南美洲和中美洲。

（一）形态与生活史

1. 形态　生活史中因寄生环境不同，有 3 种不同形态：无鞭毛体、上鞭毛体和锥鞭毛体（图 8－7）。

（1）无鞭毛体：存在于细胞内，圆形或椭圆形，直径为 2.4～6.5 μm，有核和动基体，鞭毛很短或无。

（2）上鞭毛体：存在于锥蝽的消化道内，纺锤形，长 20～40 μm，动基体在核的前方，游离鞭毛自核的前方发出。

（3）锥鞭毛体：存在于宿主血液或锥蝽的后肠内（循环后期锥鞭毛体），大小为（11.7～30.4）μm×（0.7～5.9）μm。游离鞭毛自核的后方发出。在血液内，外形弯曲如新月状。

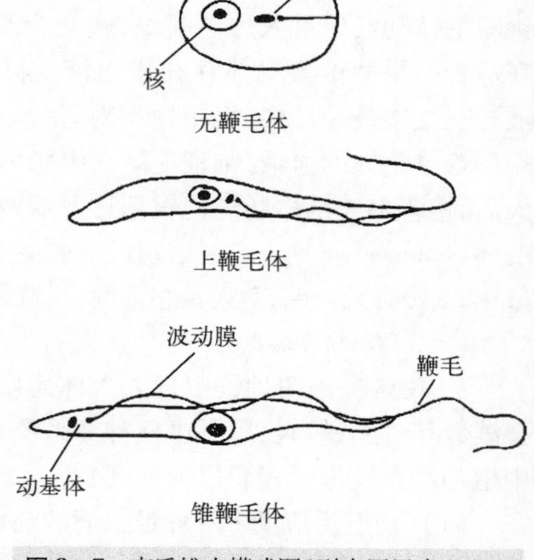

图 8－7　克氏锥虫模式图（引自罗恩杰，2020）

2. 生活史　锥蝽是其传播媒介，当锥蝽自人体或哺乳动物吸入含有锥鞭毛体的血液数小时后，锥鞭毛体在前肠内失去游离鞭毛，转变为无鞭毛体，在细胞内以二分裂增殖。然后进入中肠，发育为上鞭毛体。约在吸血第 5 天后体形变圆，发育为循环后期锥鞭毛体，为感染阶段。当受染的锥蝽吸血时，循环后期锥鞭毛体随锥蝽粪便经皮肤伤口或黏膜进入人体。血液内的锥鞭毛体侵入组织细胞内转变为无鞭毛体，进行增殖后形成假包囊，约 5 天后，锥鞭毛体破假包囊而出进入血液，再侵入新的组织细胞。此外，还可通过输血、母乳、胎盘或食入被锥蝽粪便污染的食物而感染(二维码 8－7)。

（二）致病与实验诊断

1. 致病 无鞭毛体是主要致病阶段，锥鞭毛体在细胞之间传播。

(1) 急性期：此期病变以淋巴细胞浸润和肉芽肿为特点。锥虫侵入部位的皮下结缔组织出现炎症反应，局部出现结节，称为恰加斯肿(Chagoma)。如侵入部位在眼结膜，则出现一侧性眼眶周围水肿、结膜炎及耳前淋巴结炎(Romana 征)。主要临床表现为头痛、倦怠和发热、广泛的淋巴结肿大和肝脾肿大，面部或全身水肿，伴有呕吐、腹泻等症状。还可有心动过缓、心肌炎或脑膜脑炎等症状。此期持续 4~5 周，大多数患者可自急性期恢复进入隐匿期，有些患者则转为慢性期。

(2) 慢性期：临床表现常在感染后 10~20 年出现，主要病变为心脏增大、心肌菲薄，表现为心律失常、心悸、胸痛、呼吸困难等症状。也常见食管与结肠肥大和扩张，继之形成巨食管和巨结肠。患者可有吞咽困难，并出现严重便秘。在慢性期，血中及组织内很难找到锥虫。

2. 实验诊断 急性期，血中锥鞭毛体虫数多，易于检获病原体。可用血涂片吉姆萨染色镜检。慢性期，血中锥虫少，可用血液接种鼠体或 3N 培养基中培养。也可用人工饲养的锥蝽幼虫吸食受检者血，10~30 天后检查该虫肠道内有无锥虫。对于检测虫数极低的血标本，有很高的检出率，但因操作较烦琐、价格较高，目前尚难用于常规检查。IFA、IHA 及 ELISA 等免疫学方法，PCR 及 DNA 探针技术等分子生物学诊断方法也可使用。

（三）流行与防治

1. 流行 克氏锥虫病主要流行于中美洲和南美洲的农村，多种野生动物和家养哺乳动物都是本病的保虫宿主，如狐、松鼠、食蚁兽、犰狳、家鼠、犬、猫等。克氏锥虫通过媒介锥蝽在野生动物之间、野生动物和家养动物之间以及在人群之间传播，属人兽共患寄生虫病。

传播媒介锥蝽，多夜间吸血。主要虫种为骚扰锥蝽、长红锥蝽、大锥蝽、泥色锥蝽。人在睡眠时因锥蝽吸血时排出含锥虫的粪便而感染。各年龄组人群均可感染，但主要为儿童。

2. 防治 本病尚无特效治疗方法，硝基莫司对急性期有一定效果，可减轻症状和缩短锥虫血症持续的时间，但清除血中原虫的作用有限。

改善居住条件和房屋结构，防止锥蝽在室内滋生；滞留喷洒杀虫剂杀灭室内锥蝽可有效防止感染；加强对孕妇和献血者的锥虫检查。

四、其他

蠊缨滴虫

蠊缨滴虫(*Lophomomasblattarum*)属于鞭毛虫纲、超鞭毛虫目、缨滴虫科。该虫通常寄生于白蚁和蜚蠊肠内，可能通过食入或吸入方式侵入人体肺部及上呼吸道，引起肺部及上呼吸道感染。

1. 形态 蠊缨滴虫滋养体呈梨形或椭圆形，体长 10~45 μm，半透明，有圆形衣壳并有核状内容物，细胞核在虫体前端，大而明显。胞核前方有一个环状的生毛体，由此发出成簇多根鞭毛(40~80 根)。虫体借助鞭毛运动。虫体中部有一束纵行的轴丝，可伸出体外(二维码 8－8)。经吉姆萨或瑞氏染色后，胞质呈紫红色，核为紫褐色，鞭毛染成深紫红色。

2. 生活史 该虫通常寄生于白蚁或东方蜚蠊肠内，生活史尚不完全清楚。滋养体以主要由二分裂增殖，病原体可随蜚蠊和白蚁粪便及呕吐物排出，污染食物或周围环境，可能通过食入或吸入侵入人体，原虫进入呼吸道后，主要黏附于支气管黏膜上生长繁殖。蠊缨滴虫主要侵袭人体的呼吸系统，以支气管、气管、肺等组织多见。

3. 致病 该虫感染人体的方式及致病机制尚不清楚。蠊缨滴虫进入呼吸道后，紧紧黏附于支气管黏膜上，当人体抵抗力下降时虫体迅速繁殖，虫体及其分泌物可引发Ⅰ型超敏反应，患者常表现为发热、胸闷、气短、咳嗽、有白色黏液丝样痰。如果合并细菌、病毒和真菌感染，可进一步导致支气管扩张和肺脓肿的形成。

4. 实验诊断 取痰液用生理盐水湿涂片法，在显微镜下找到蠊缨滴虫可确诊，经支气管镜检和支气管肺泡灌洗液取材镜检的阳性率高于痰液检查。

目前，国内还未建立抗原、抗体检测或分子生物学鉴定方法。

5. 流行 蠊缨滴虫病于20纪90年代才见报道,进入21世纪以来,随着支气管镜肺灌洗这一新型检测手段的应用,肺部灌洗液检查蠊缨滴虫的检出率明显升高,该病报道的病例也明显增多。国内外报道的蠊缨滴虫病的病例多在中国,国外已在秘鲁和西班牙有报道。国内发现的病例主要分布于长江以南的广东、江苏、浙江、上海、安徽等省(市),长江以北的山东、辽宁等地亦见报道。

蠊缨滴虫的分布与蜚蠊、白蚁等宿主的分布相关。据美国调查,德国小蠊的蠊缨滴虫感染率高达47.62%。我国大部分地区适于蜚蠊、白蚁滋生,尤其南方地区温暖潮湿,四季都适宜蜚蠊和白蚁生长繁殖,容易造成蠊缨滴虫传播和流行。

6. 防治 对于有类似症状、使用抗生素效果不佳的肺部感染患者,应考虑蠊缨滴虫感染的可能性,早期发现并给予甲硝唑或替硝唑治疗有效。部分感染蠊缨滴虫严重的患者常需要呼吸机辅助呼吸治疗。注意饮食、饮水卫生和开展灭蜚蠊和白蚁活动等对防治本病十分重要。

本章数字资源

二维码8-1 蓝氏贾第鞭毛虫滋养体和包囊

二维码8-2 蓝氏贾第鞭毛虫生活史(引自郑葵阳,2017)

二维码8-3 阴道毛滴虫滋养体

二维码8-4 杜氏利什曼原虫无鞭毛体和前鞭毛体

二维码8-5 杜氏利什曼原虫生活史(引自罗恩杰,2020)

二维码8-6 布氏锥虫生活史(引自陈艳、叶彬,2015)

二维码8-7 克氏锥虫生活史(引自陈艳、叶彬,2015)

二维码8-8 蠊缨滴虫滋养体

(夏超明)

第九章 孢子虫检验

第一节　消化道孢子虫

消化道孢子虫主要有隐孢子虫、等孢球虫、环孢子虫等，是广泛存在于哺乳类、爬行类和鸟类动物肠道内的寄生性原虫，引起腹泻为主的消化道症状。

一、隐孢子虫

隐孢子虫(*Cryptosporidium*)是一种机会致病性原虫，寄生于人和大多数哺乳动物的主要是微小隐孢子虫(*Cryptosporidium parvum*)。

(一) 形态与生活史

1. 形态　　隐孢子虫有滋养体、裂殖体、配子体、合子和卵囊5个阶段的发育，卵囊随粪便排出体外。卵囊呈圆形或椭圆形，直径4~8 μm。囊壁光滑、无色，内含4个子孢子。子孢子月牙形，核1个。卵囊内含残留体1个，由成堆颗粒状物和一空泡组成。粪便中的卵囊经改良抗酸染色后，卵囊呈玫瑰色，残留体呈暗黑色颗粒状，粪膜背景为蓝绿色，易于辨认(图9-1，二维码9-1)。

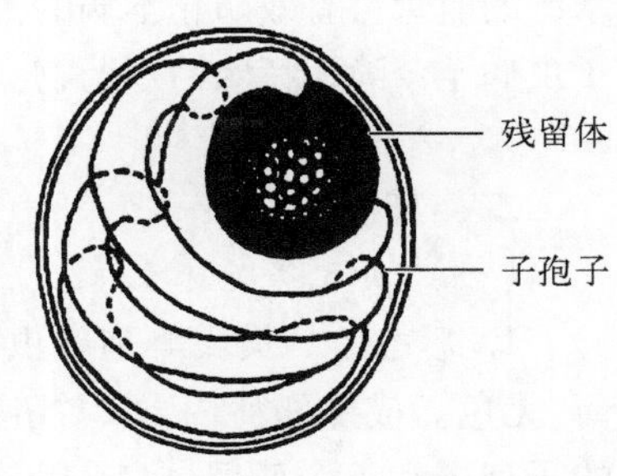

图9-1　隐孢子虫卵囊模式图（引自陈艳、叶彬，2015）

2. 生活史　　隐孢子虫生活史整个发育过程均在同一宿主的小肠上皮细胞内进行(二维码9-2)。随宿主粪便排出的卵囊具感染性，通过食物或水被人和其他易感宿主吞食，子孢子在小肠消化液的作用下脱囊而出，侵入肠上皮细胞微绒毛区，形成纳虫泡。虫体在纳虫泡内进行裂体增殖，发育为滋养体。滋养体经3次核分裂发育为Ⅰ型裂殖体，成熟的Ⅰ型裂殖体含8个裂殖子。裂殖子释出后可侵入其他肠上皮细胞，一部分重新发育为Ⅰ型裂殖体，进行裂体增殖；另一部分经2次核分裂成为Ⅱ型裂殖体，成熟的Ⅱ型裂殖体含4个裂殖子。此裂殖子释出后侵入肠上皮细胞，发育为雌、雄配子体，进一步发育为雌、雄配子，进行有性生殖。雌、雄配子结合形成合子，合子发育成卵囊，成熟卵囊含4个子孢子。卵囊有薄壁和厚壁两型。薄壁卵囊的囊壁仅一层单位膜，其内的子孢子逸出后直接侵入肠上皮细胞进行裂体增殖，导致宿主自体内重复感染；厚壁卵囊在宿主细胞内孢子化，随宿主粪便排出体外。完成整个生活史需要5~11天。

(二) 致病与实验诊断

1. 致病　　隐孢子虫主要寄生于宿主肠上皮细胞的刷状缘形成的纳虫泡内，以空肠近端感染最严重，可扩展到整个消化道，甚至累及呼吸道、扁桃体、胰腺、胆囊等。隐孢子虫寄生的肠黏膜表面可出现凹陷或呈火山口状。肠绒毛萎缩、变短变粗，或融合、脱落，影响肠道的吸收功能，出现腹泻。隐孢子虫病的临床表现和严重程度与宿主的免疫、营养等多种因素有关。免疫功能正常者，感染后主要表现为自限性腹泻，其特点是急性水样便，量大，一般无脓血，日排便2~20次，可伴腹痛、恶心、厌食、发热和全身不适等症状。严重感染的婴幼儿可出现喷射性水样便、腹痛、腹胀、呕吐、厌食、发热等。病程短者1~2天，长者达数年，多数持续1~2周后，临床症状逐渐减轻或消失。免疫功能受损者感染隐孢子虫后，症状较为严重，表现为持续性霍乱样水泻，每日数次至数十次，粪便量每日可达5~10 L，造成严重脱水、电解质紊乱及营养不良等，甚至累及肠外器官，导致全身生理功能衰竭而死亡。本病是艾滋病患者死亡的主要原因之一。

2. 实验诊断

(1) 病原学诊断：从粪便中或肠黏膜刮拭物中查见隐孢子虫卵囊即可确诊。

1) 改良抗酸染色法：染色后，在蓝绿色背景上可见玫瑰红的卵囊。囊内有子孢子及颗粒状残留体。不足之处是标本中存在非特异性红色抗酸颗粒易与卵囊混淆，应加以鉴别。

2）金胺-酚染色法：染色后标本需要在荧光显微镜下观察。卵囊呈圆形，发出乳白色略带绿色的荧光，中央淡染，似环状。本法便捷、敏感，适用于批量样本初筛，阳性或可疑阳性者再用改良抗酸染色法检查。

3）金胺-酚改良抗酸复染法：先用金胺-酚染色法，再用改良抗酸染色法复染。标本在光学显微镜下观察，卵囊形态同改良抗酸染色法，而非特异性颗粒则被染成蓝黑色，极易鉴别。

（2）免疫学诊断：主要有 ELISA 和 IFA。两法均具高度特异性和敏感性。可用于隐孢子虫病的辅助诊断和流行病学调查。

（3）分子生物学诊断：可用核酸探针或 PCR 检测粪便中的卵囊，最低可检出 0.1 pg 的隐孢子虫 DNA，相当于每克粪便中含有 5 个卵囊。该法特异性和敏感性很高，适用于粪便样本中极少量卵囊的检测。

（三）流行与防治

1. 流行　隐孢子虫病呈世界性分布，本病夏秋季节多发，农村感染率高于城市。与牲畜密切接触者如屠宰工人、兽医、医务人员、实验工作者及同性恋者感染机会较多。5 岁以下婴幼儿、艾滋病患者、先天及后天免疫功能低下者及接受免疫抑制剂治疗者更易感染。

2. 防治　作为经粪—口途径传播的机会性致病寄生虫病，加强人畜粪便管理，注意个人饮食卫生，完善水源的监管可有效防止本病的传播。改善机体的免疫状态、增进个人健康并提高抵抗力是主要的预防措施。隐孢子虫病至今尚无特效治疗药物。螺旋霉素或巴龙霉素等治疗可改善临床症状，国内试用大蒜素治疗有一定效果。

二、其他

（一）贝氏等孢球虫

1. 形态　贝氏等孢球虫（*Isospora belli*）卵囊呈长椭圆形，壁薄，无色。成熟卵囊内含 2 个孢子囊，每个孢子囊含有 4 个半月形的子孢子和 1 个残留体（图 9－2，二维码 9－3）。

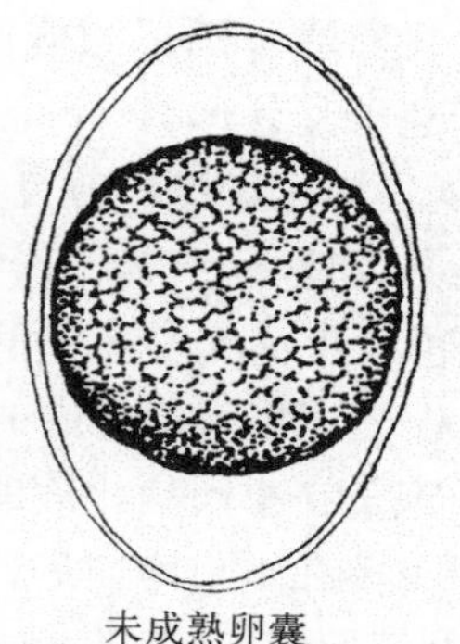

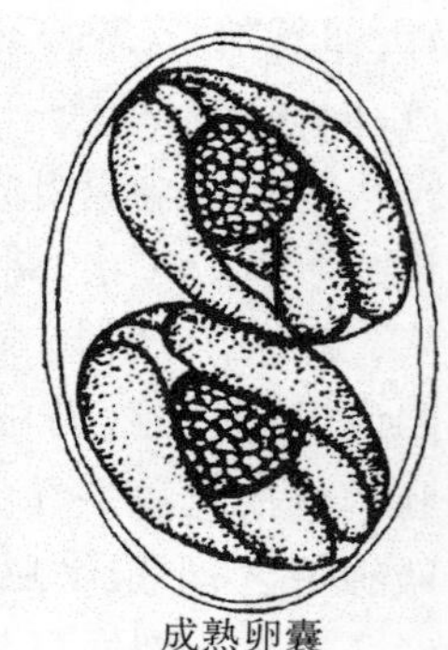

图 9－2　贝氏等孢球虫卵囊模式图
（引自陈艳、叶彬，2015）

2. 生活史　贝氏等孢球虫生活史（二维码 9－4）属直接发育型，不需要中间宿主。成熟卵囊为感染期，宿主食入被成熟卵囊污染的食物或饮水后，卵囊内的子孢子在肠腔内逸出，侵入肠上皮细胞，子孢子进行裂体增殖发育为裂殖体，裂殖体成熟后释放出裂殖子，重新进入肠上皮细胞，进行下一轮的裂体增殖或发育为大、小配子体。配子体结合形成合子，合子发育为卵囊，卵囊随宿主粪便排出体外。

3. 致病　人感染贝氏等孢球虫后，一般无明显症状或呈自限性腹泻，该病在婴幼儿或免疫功能障碍者的症状比较严重，可出现持续性水样腹泻伴严重脱水、发热、体重减轻甚至引起死亡。

4. 实验诊断　该病的诊断主要是粪便中检测卵囊，可用直接涂片法、改良抗酸染色法。改良抗酸染色后卵囊呈现红色。

5. 流行　等孢球虫呈世界性分布，在热带亚热带地区及卫生条件差的地区较多见。免疫功能低下者发病率较高。

6. 防治　预防本病应注意饮水及饮食卫生，搞好环境卫生，阻断粪—口传播途径。治疗本病，采用复方磺胺甲噁唑和乙胺嘧啶，有一定疗效。

（二）环孢子虫

1. 形态　环孢子虫（*Cyclospera*）卵囊为不折光、玻璃样的球体，直径 8~10 μm，新鲜卵囊内含一个淡绿色桑椹胚，其内部含有 3~9 个折光颗粒，呈中空的簇状排列。成熟卵囊内含 2 个孢子囊，每个孢子囊内含有 2 个子孢子。

2. 生活史　关于环孢子虫的生活史尚未完全阐明，现认为，该虫可在单一宿主内完成生活史过程。成熟卵囊是感染期，随食物进入小肠，脱囊后的子孢子进入小肠上皮细胞发育为裂殖子，经数代增殖后，部分裂殖子发育为雌雄配子进行配子生殖形成卵囊，卵囊随宿主粪便排出体外。

3. 致病　环孢子虫病的主要症状是腹泻，发病突然，呈水样腹泻、食欲减退，伴腹痛、恶心、呕吐等。免疫功能正常者多为自限性感染，多数在 2 周内症状缓解。

4. 实验诊断　　诊断依据是从粪便中检获卵囊，经改良抗酸染色后的虫体，呈暗淡的粉红色或深红色。环孢子虫卵囊在波长 365 nm 光照激发下，外观呈现强烈的蓝色环状荧光，此为该虫所特有。

5. 流行　　该病呈世界性流行，多为散发病例，农村高于城市。春末至夏末为高发季节，主要经水源和食物传播。

6. 防治　　防治该病主要应加强水源监测，减少环境污染，养成良好的个人卫生习惯。治疗以复方磺胺甲噁唑为首选，大蒜素有一定效果。

第二节　血液孢子虫

血液孢子虫主要有疟原虫、巴贝虫等，主要寄生于人或哺乳动物的红细胞内，引起贫血等症状。

一、疟原虫

疟原虫（*Plasmodium*）可寄生于人及多种哺乳动物，少数寄生于鸟类和爬行类动物，目前已知有 130 余种。疟原虫有严格的宿主选择性，仅极少数的种类可寄生在亲缘相近的宿主。疟原虫是引起疟疾（malaria）的病原体，寄生于人体的疟原虫共有 5 种，即间日疟原虫（*Plasmodium vivax*）、恶性疟原虫（*Plasmodium falciparum*）、三日疟原虫（*Plasmodium malariae*）、卵形疟原虫（*Plasmodium ovale*）和诺氏疟原虫（*Plasmodium knowlesi*），分别引起间日疟、恶性疟、三日疟、卵形疟和诺氏疟。间日疟原虫、恶性疟原虫和卵形疟原虫均专性寄生人体，三日疟原虫和诺氏疟原虫可感染人及猿类。在我国主要流行的是间日疟原虫和恶性疟原虫，三日疟原虫少见，卵形疟原虫罕见。

（一）形态与生活史

1. 形态　　疟原虫的形态包括人体肝细胞内的形态和红细胞内的形态及按蚊体内的各期形态。红细胞内期疟原虫的基本构造为胞质和胞核，以及消化分解血红蛋白后的代谢产物——疟色素。用瑞氏或吉姆萨染液染色后，胞质为天蓝或深蓝色，胞核呈紫红色，疟色素呈棕黄色、棕褐色或黑褐色。5 种人体疟原虫的基本结构相同，但各期形态又有差异。除了疟原虫本身的形态特征不同之外，被不同种的疟原虫寄生的红细胞在形态上也会发生变化，这种变化的有无及特点，可鉴别疟原虫的种类。例如，被间日疟原虫和卵形疟原虫寄生的红细胞可以胀大、变形、颜色变浅，常有明显的鲜红色薛氏点；而被恶性疟原虫寄生的红细胞大小正常或略小，有粗大的紫红色茂氏点；被三日疟原虫寄生的红细胞可有齐氏点。

（1）疟原虫在红细胞内发育各期形态：疟原虫在红细胞内生长、发育、繁殖，形态变化很大，按发育先后顺序一般分为 3 个主要发育期。

1）滋养体：为疟原虫在红细胞内最早出现的摄食、生长和发育阶段。按发育先后，又分为早期滋养体和晚期滋养体。早期滋养体胞核小胞质少，中间有空泡，虫体多呈环状，故又称环状体（ring form）。以后虫体长大，胞质均匀，有伪足伸出，胞质中开始出现疟色素。并且被寄生的红细胞形态发生相应的变化，此时称为晚期滋养体，亦称为大滋养体（图 9－3，二维码 9－5）。

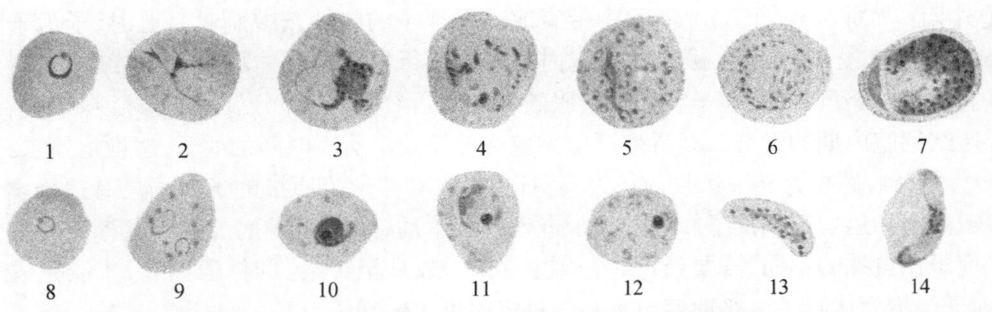

图 9－3　薄血膜间日疟原虫和恶性疟原虫形态鉴别模式图

1～7. 间日疟原虫；8～14. 恶性疟原虫；1、8、9. 环状体；2、3、10. 大滋养体；4、11. 未成熟裂殖体；5、12. 成熟裂殖体；6、13. 雄配子体；7、14. 雌配子体

2）裂殖体：大滋养体发育成熟，虫体变圆，胞质内空泡消失，核开始分裂，称未成熟裂殖体，又称早期裂殖体。之后核继续分裂，胞质随之分裂，每一个核都被部分胞质包裹，形成裂殖子，疟色素渐趋集中，含有裂殖子的虫体称为成熟裂殖体（图 9－3，二维码 9－5）。

3）配子体：疟原虫经过数次裂体增殖后，部分裂殖子侵入红细胞中发育长大，核增大而不再分裂，胞质增多而无伪足，最后发育为圆形、卵圆形或新月形的个体，称为配子体。配子体有雌、雄（或大小）之分；雌（大）配子体虫体较大，胞质致密，疟色素多而粗大，核致密而偏于虫体的一侧或居中；雄（小）配子体虫体较小，胞质稀薄，疟色素少而细，核疏松，常位于虫体中央（图 9－3，二维码 9－5）。

（2）薄血膜中人体疟原虫的形态比较：表 9－1。

表 9-1　薄血膜人体主要疟原虫形态鉴别

	间日疟原虫	恶性疟原虫	三日疟原虫	卵形疟原虫
被寄生的红细胞变化	除环状体外，其余各期均胀大，常呈长圆形或多边形，色淡；滋养体期开始出现鲜红色的薛氏点	大小正常或略缩小，颜色正常或略深；可有数颗粗大紫红色的茂氏点	大小正常或略缩小，颜色无改变；偶见少量、淡紫色、微细的齐氏点	多数为卵圆形，部分变长形，色淡、边缘呈锯齿状；薛氏点较间日疟粗大，且环状体期已出现
环状体（早期滋养体）	胞质淡蓝色，环较大，约为红细胞直径的 1/3；核 1 个，偶有 2 个；红细胞内只含 1 个原虫，偶有 2 个	环纤细，约为红细胞直径的 1/5；核 1～2 个；红细胞内可含 2 个以上原虫；虫体常位于红细胞边缘	胞质深蓝色，环较粗壮，约为红细胞直径的 1/3；核 1 个；红细胞内很少含有 2 个原虫	似三日疟原虫
大滋养体（晚期滋养体）	核 1 个；胞质增多，形状不规则，有伪足伸出，空泡明显；疟色素棕黄色，细小杆状，分散在胞质内	一般不出现在外周血液，主要集中在内脏毛细血管。体小，圆形，胞质深蓝色；疟色素黑褐色，集中	体小，圆形或带状，空泡小或无，亦可呈大环状；核 1 个；疟色素深褐、色粗大、颗粒状，常分布于虫体边缘	体较三日疟原虫大，圆形，空泡不显著；核 1 个；疟色素似间日疟原虫，但较少、粗大
未成熟裂殖体	核开始分裂，胞质随着核的分裂渐呈圆形，空泡消失；疟色素开始集中	外周血不易见到。虫体仍似大滋养体，但核开始分裂；疟色素集中	体小，圆形，空泡消失；核开始分裂；疟色素集中较迟	体小，圆形或卵圆形，空泡消失；核开始分裂；疟色素集中较迟
成熟裂殖体	虫体充满胀大的红细胞，裂殖子 12～24 个，排列不规则；疟色素集中	外周血不易见到。裂殖子 8～36 个，排列不规则；疟色素集中成团	裂殖子 6～12 个，常为 8 个，排成一环；疟色素常集中在中央	裂殖子 6～12 个，通常 8 个，排成一环；疟色素集中在中央或一侧
雌配子体	虫体圆形或卵圆形，占满胀大的红细胞，胞质蓝色；核小致密，深红色，偏向一侧；疟色素分散	新月形，两端较尖，胞质蓝色；核结实，深红色，位于中央；疟色素黑褐色，分布于核周围	如正常红细胞大，圆形；胞质深蓝色；核较小致密，深红色，偏于一侧；疟色素多而分散	虫体似三日疟；疟色素似间日疟原虫
雄配子体	虫体圆形，胞质蓝而略带红色；核大，疏松，淡红色，位于中央；疟色素分散	腊肠形，两端钝圆，胞质蓝而略带红色；核疏松，淡红色，位于中央；疟色素分布核周	略小于正常红细胞，圆形；胞质浅蓝色；核较大，疏松，淡红色，位于中央；疟色素分散	虫体似三日疟原虫，疟色素似间日疟原虫

2. **生活史**　寄生于人体的 5 种疟原虫生活史基本相同，需要人和按蚊两个宿主（二维码 9－6）。

（1）在人体内的发育：分为红细胞外期（肝细胞内）和红细胞内期（红细胞内）两个时期。

1）红细胞外期：简称红外期，当唾液腺中带有成熟子孢子的雌性按蚊刺吸人血时，子孢子随唾液进入人体，约经 30 min 后随血流侵入肝细胞，摄取肝细胞内的营养进行发育并裂体增殖，形成红外期裂殖体。成熟的红外期裂殖体内含有数以万计的裂殖子。裂殖子胀破肝细胞后释出，一部分裂殖子被巨噬细胞吞噬，其余部分侵入红细胞，开始红细胞内期的发育。间日疟原虫完成红外期发育所需时间约 8 天，恶性疟原虫约 6 天，三日疟原虫为 11～12 天，卵形疟原虫为 9 天。目前认为，间日疟原虫和卵形疟原虫的子孢子具有遗传学上不同的两种类型，即速发型子孢子和迟发型子孢子。当子孢子进入肝细胞后，速发型子孢子继续发育完成红外期的裂体增殖，而迟发型子孢子视虫株的不同，需要经过一段或长或短（数月至年余）的休眠期后，才能完成红外期的裂体增殖。此种子孢子被称为休眠子。恶性疟原虫和三日疟原虫无休眠子。

2）红细胞内期：简称红内期。4 种疟原虫对红细胞的选择性不同，间日疟原虫和卵形疟原虫主要寄生于网织红细胞，三日疟原虫多寄生于较衰老的红细胞，而恶性疟原虫可寄生于各发育期的红细胞。

红内期裂体增殖：红外期的裂殖子从肝细胞释放出来，进入血液后很快侵入红细胞。先形成环状体，摄取营养，生长发育，经大滋养体、未成熟裂殖体，最后形成含有一定数量裂殖子的成熟裂殖体。成熟裂殖体破裂后，裂殖子释出，一部分被巨噬细胞吞噬，其余再侵入其他正常红细胞，重复红内期的裂体增殖过程。完成一代红内期裂体增殖所需要的时间称红内期裂体增殖周期。间日疟原虫约需要48 h，恶性疟原虫需要36~48 h，三日疟原虫为72 h，卵形疟原虫为48 h。恶性疟原虫的环状体在外周血液中经十几个小时的发育后，逐渐隐匿于内脏和皮下脂肪的毛细血管中，继续发育成大滋养体和裂殖体，故这两个时期在外周血液中一般不易见到。

配子体形成：疟原虫经过几代红内期裂体增殖后，部分裂殖子侵入红细胞后不再进行裂体增殖，而是发育为雌、雄配子体。恶性疟原虫的配子体主要在肝、脾、骨髓等器官的血窦或微血管里发育，成熟后始出现于外周血液中，在无性体出现后7~10天才见于外周血液中。配子体在人体内可存活30~60天，其进一步发育需要在蚊胃中进行。

（2）在按蚊体内的发育：包括在按蚊胃腔内进行的有性生殖，即配子生殖和在按蚊胃壁进行的无性生殖，即孢子增殖两个阶段。

1）配子生殖：当雌性按蚊刺吸患者或带虫者血液时，在红细胞内发育的各期疟原虫随血液进入蚊胃，仅雌、雄配子体能在蚊胃内继续发育，其余各期原虫均被消化。在蚊胃内，雄配子体核分裂为4~8块，胞质也向外伸出4~8条细丝，然后，每一小块核进入一条细丝中，在蚊胃中形成雄配子。雄配子在蚊胃腔中游动，钻进雌配子体内，受精形成合子。合子变长，能动，成为动合子。动合子穿过蚊胃壁上皮细胞或其间隙，在蚊胃基底膜下形成圆球形的卵囊。卵囊长大，囊内的核和胞质反复分裂进行孢子增殖。

2）孢子增殖：从成孢子细胞表面芽生子孢子，形成数以万计的子孢子。子孢子随卵囊破裂释出或由囊壁钻出，经血淋巴集中于按蚊的唾液腺，发育为成熟子孢子。当受染按蚊再吸血时，子孢子即可随唾液进入人体，又开始在人体内发育。在最适条件下，疟原虫在按蚊体内发育成熟所需时间：间日疟原虫为9~10天，恶性疟原虫为10~12天，三日疟原虫为25~28天，卵形疟原虫约为16天。

（3）人体主要疟原虫生活史的比较：见表9-2。

表9-2 人体主要疟原虫生活史比较

	间日疟原虫	恶性疟原虫	三日疟原虫	卵形疟原虫
红外期发育时间	8天（速发型），数月至年余（迟发型）	6天	11~12天	9天
红外期裂殖体大小	42 μm	60 μm	48 μm	70~80 μm
红外期裂殖子数目	12 000个	40 000个	15 000个	15 400个
红内期裂体增殖周期	48 h	36~48 h	72 h	48 h
寄生红细胞的种类	网织红细胞	各期红细胞	衰老红细胞	网织红细胞
红内期发育场所	周围血	环状体及成熟配子体在周围血，其余各期均在皮下脂肪及内脏毛细血管	周围血	周围血
无性体与配子体出现于周围血中的相隔时间	2~5天	7~11天	10~14天	5~6天
蚊体内发育的温度与时间	25℃，9~10天	27℃，10~12天	24℃，25~28天	25℃，16天

（二）致病与实验诊断

1. 致病　疟原虫生活史中主要致病阶段是红内期的裂体增殖期。红细胞外期的疟原虫对肝细胞虽有损害，但常无明显临床症状。致病力的强弱与侵入的虫种、虫株、数量和人体免疫状态有关。红细胞内的裂体增殖可引起周期性寒战、发热，若干次发作后，可出现贫血及脾大；严重者还可引起凶险型疟疾，常见于恶性疟。从疟疾病程来看，子孢子侵入人体后到临床发作前，需要经过一段潜伏期，继之为疟疾发作期。若未彻底治疗又可出现再燃。间日疟原虫和卵形疟原虫还可出现疟疾复发。潜伏期指从疟原虫侵入人体到出现疟疾发作的时间。

它包括疟原虫红外期发育成熟所需时间，与疟原虫经数代红内期裂体增殖，使血液中达到一定数量的疟原虫所需时间的总和；若经输血感染疟疾则只是红内期裂体增殖的时间。潜伏期的长短主要取决于疟原虫的种、株生物学特性，但与子孢子的数量、机体免疫力以及服用抗疟药等有关系。一般间日疟短者 11~25 天，长者 6~12 个月，个别可长达 625 天。恶性疟潜伏期为 7~27 天，三日疟为 18~35 天。当侵入人体的疟原虫数量多，或经输血输入大量无性体，或机体免疫力降低时，潜伏期通常较短；服抗疟药者潜伏期可能延长。

（1）疟疾发作：疟疾发作的前提是血液中疟原虫必须达到一定的数量。引起疟疾发作的血液中疟原虫数量的最低值称为发热阈值。此阈值因疟原虫种株的不同、宿主免疫力和耐受力的差别有一定差异。例如，间日疟原虫达到的数量为每 1 μL 血液中 10~500 个，恶性疟原虫则为 500~1 300 个。疟疾的寒热发作是由于疟原虫红内期裂殖体成熟，将寄生的红细胞胀裂，释放的裂殖子、代谢产物及红细胞碎片进入血流，其中一部分被巨噬细胞吞噬，刺激这些细胞产生肿瘤坏死因子、IL－1 等内源性热原，与疟原虫代谢产物共同作用于下丘脑体温敏感中枢，释出前列腺素和单胺等物质。信息传递至后下丘脑和血管调节中枢，体温调定点上移，指令交感神经纤维收缩周围血管，降低散热，引起典型的寒战，产生热量，从而使体温上调。体温上升后数小时，随着病理性刺激物（虫源性热原及肿瘤坏死因子、IL－1 等）的作用逐渐消失，体温调定点下移，舒张血管，大量出汗散发热量，体温又由高热降为正常。疟原虫代谢产物中引起机体发热等症状的成分称为疟疾毒素。

典型的疟疾发作表现为周期性的寒战、发热和出汗退热 3 个连续阶段。这种周期性特点与疟原虫红内期裂体增殖周期一致。典型的间日疟和卵形疟为隔日发作 1 次；三日疟为隔 2 天发作 1 次；恶性疟隔 36~48 h 发作 1 次。若寄生的疟原虫增殖不同步，发作间隔则无规律，如初发患者；不同种的疟原虫混合感染时或有不同批次的同种疟原虫重复感染时，发作也多不典型；此外，儿童病例的发作也不典型。疟疾发作初期，机体外周血管收缩以减少散热，此时全身颤抖、皮肤呈鸡皮样、面色苍白、口唇与指甲发绀，为寒战期，即使在盛夏，盖多床棉被也觉得冷。经 1~2 h 后，体温上升，可达 39~40℃，外周血管扩张，颜面绯红，皮肤灼热，进入发热期。体温高低与疟原虫的种株特性、原虫密度及机体免疫力有关。发热期患者可伴有剧烈头痛，全身酸痛。小儿或病重成人有时可发生惊厥、谵妄或昏迷。经 4~6 h 或更长时间后，进入多汗期，大汗淋漓，体温急剧下降，患者感乏力。发作的次数主要取决于治疗适当与否，以及人体免疫力增长的速度。未经治疗的一个无免疫力的初发患者，可连续发作数次或十余次。若无重复感染，随着发作次数的增多，人体对疟原虫产生免疫力，大部分原虫被消灭，发作自行停止。

（2）疟疾的再燃与复发：疟疾初发停止后，患者若无再感染，仅由于体内少量残存的红内期疟原虫，在一定条件下重新大量繁殖起来，再一次引起的疟疾发作，称为疟疾再燃。再燃与疟原虫发生抗原变异及宿主的免疫力下降有关。疟疾初发后，红内期疟原虫已被消灭，未经蚊媒传播感染，但经过数周至年余，又出现疟疾发作，称为疟疾复发。至于复发机制，迄今尚有争论，子孢子休眠学说虽能较好地解释疟疾的复发，但什么因素引起休眠子的复苏尚不清楚。不论再燃还是复发，都与不同种、株疟原虫的遗传特性有关。例如，恶性疟原虫和三日疟原虫都不引起复发，只有再燃，因为它们无迟发型子孢子；而间日疟和卵形疟既有再燃，又有复发。间日疟原虫的不同地理株，在复发表现型上有很大差别。一般在初发后 2~3 个月出现复发称为近期复发，经 3 个月以上的复发称为远期复发。我国某些地区的间日疟也具有近期复发和远期复发。

（3）贫血：疟疾发作数次后，可出现贫血症状，尤以恶性疟为甚。孕妇和儿童最为常见。发作次数越多，病程越长，贫血越重，流行区的患者高死亡率与严重贫血有关。红内期疟原虫直接破坏红细胞，是疟疾患者发生贫血的原因之一。但是，疟疾患者贫血的程度往往超过被疟原虫直接破坏红细胞所造成的后果。这种情况与脾巨噬细胞吞噬红细胞的功能亢进、骨髓造血功能受到抑制、免疫病理损害等因素有关。

（4）脾大：初发患者多在发作 3~4 天后脾脏开始肿大，长期不愈或反复感染者，脾大十分明显，可达脐下，其重量由正常人的 150 g 增加到 500 g 甚至 1 000 g 以上。主要原因是脾充血与单核吞噬细胞增生。早期经积极治疗，脾可恢复正常大小。慢性患者因脾脏高度纤维化，包膜增厚，故质地坚硬，虽经抗疟药根治，也不能缩小到正常体积。

（5）重症疟疾：是指血液中查见疟原虫又排除了其他疾病的可能性而表现出典型临床症状者，如脑型疟、肾衰竭、重症贫血、水电解质失衡、黄疸、高热等。其中常见的是脑型疟疾。常发生在恶性疟高度地方性流行区的儿童、少年及疟区无免疫力的外来人群，由延误治疗或治疗不当而致。我国偶尔发现间日疟患者发生脑型疟者。脑型疟的临床表现为剧烈头痛、谵妄、急性神经紊乱、高热、昏睡或昏迷、惊厥。因为含有成熟红内期疟原虫的红细胞多在深部血管中聚集，且以脑部为主，所以患者常有昏迷症状。昏迷并发感染、呕吐和惊厥是常见的死因。儿童脑型疟的病死率为5%~6%。脑型疟的发病机制主要有机械阻塞学说、炎症学说、弥散性血管内凝血学说等。大多数学者支持机械阻塞学说和炎症学说。重症疟疾时，局部脑组织微循环血流受到3方面的影响：含虫红细胞与血管内皮细胞的滞留、受感染红细胞与未受感染红细胞的粘连即玫瑰花结形成和红细胞变形能力下降。这3方面的作用互相配合，使微血管被阻塞，组织缺氧，导致重要器官发生器质性病变，临床上表现为重症疟疾。

（6）疟性肾病：多见于三日疟感染长期未愈者，以非洲儿童患者居多。主要表现为全身性水肿、腹水、蛋白尿和高血压，可导致肾衰竭。而且转变为慢性后，抗疟药治疗无效。此综合征是由Ⅲ型超敏反应所致的免疫病理性改变，多发生在有高效价疟疾抗体和高水平 IgM 的人。重症恶性疟患者也可发生此症状，但临床表现较轻，药物治疗易治愈。

（7）其他类型疟疾：如先天疟疾、婴幼儿疟疾、输血疟疾等。可根据疟原虫的生活史逐一分析这几种疟疾的感染方式和致病特点。

2. 实验诊断

（1）病原学诊断：从患者周围血液中检出疟原虫，是确诊疟疾的依据。一般从受检者耳垂或指尖采血做薄血膜和厚血膜涂片，以吉姆萨染液或瑞氏染液染色后镜检，最好在服药以前取血检查。恶性疟应在发作开始时，间日疟在发作后数小时至10 h采血能提高检出率。恶性疟初发时只能查到环状体，配子体在周围血液中出现的时间是在查到环状体之后10天左右。除重症患者外，一般在周围血液中难以查到恶性疟的大滋养体和裂殖体。薄血膜涂片经染色后疟原虫形态结构完整，清晰，可辨认原虫的种类和各发育阶段的形态特征，适用于临床诊断，但因虫数较少容易漏检。厚血膜涂片在处理过程中疟原虫皱缩、变形，而且红细胞已经溶解，鉴别有困难，但原虫较集中，易被发现，熟悉其形态特征后可提高检出率，因此常用于流行病学调查。

（2）免疫学诊断

1）抗体检测：疟疾抗体在感染后2~3周出现，故检测抗体对初发患者无早期诊断价值。患者治愈后，体内的抗体仍可维持阳性反应1年，所以抗体检测亦无法区分现症和既往感染，也不适合用于疗效考核。常用检测抗体的方法有 IFA 和 ELISA 法，适于群体的疟疾抗体检测，目前主要用于流行病学调查。

2）循环抗原检测：检测疟原虫循环抗原比检测抗体更能说明受检对象是否有现症感染。可用于临床诊断、疗效考核。目前，疟原虫相对特异的富组氨酸蛋白-2（HRP-2）和乳酸脱氢酶作为诊断的靶抗原已经被应用于疟疾诊断，显示出了较好的效果。在抗体标记及其检测系统上采用了不同的方法，其中包括胶体金、酶、放射性同位素标记等检测系统，有直接法、竞争抑制法和双抗体夹心法等，其中自20世纪90年代以来基于免疫层析技术开发出了一些适合疟疾流行区现场诊断的检测疟原虫特异性靶抗原的快速免疫诊断试剂（rapid diagnostic tests，RDT），非常适合于基层医院、防疫部门及边远落后地区应用。这些 RDT 试剂检测恶性疟的敏感性、特异性已接近薄、厚血膜染色镜检法。目前，我国研制的层析法快速检测恶性疟抗原获得成功，已商品化。

（3）分子生物学诊断：随着疟原虫基因研究的进展，分子生物学技术为疟疾诊断提供了新的手段，尤其在疟原虫虫种的鉴定、基因分型和确定抗药基因等方面具有其他诊断方法不可比拟的优势。因基因杂交检测的敏感性较低，现已基本不被采用。PCR 是目前采用最多的分子生物学检测方法，此外，还有 LAMP、基因芯片等技术用于疟疾检查。

（三）流行与防治

1. 流行　疟疾在世界上的分布广泛，大致处于北纬60°和南纬40°之间，但主要流行于热带非洲、东南亚、大洋洲和南美亚马孙河流域。全球208个国家中有104个国家或地区存在疟疾流行，全世界34亿人有感染疟疾的风险，多数在非洲和东南亚地区。每年疟疾临床发病人数约2.07亿（1.35亿~2.87亿），其中80%的疟疾病例发生在非洲地区。每年全世界疟疾死亡人数约62.7万例（47.3万~78.9万），其中大部分（77%）为5岁以下的非洲儿童。全世界已有欧洲各国、美国、加拿大、澳大利亚、日本等30多个国家和地区实现了消除疟疾的目标，但多数国家仍有不同程度的疟疾流行。疟疾曾是我国严重危害人民健康的一种寄生虫病，估计中华人民共和国成立前全国每年有疟疾病例 3 000 万以上，分布于全国各省区，特别是云南、海南和黄淮平原 5 省。1954 年，疟疾病例占全国 25 种传染病的 61.8%；在最严重的地方性疟疾流行区，居民感染率曾高达 97%。中华人民共和国成立后，在党和政府的领导下，大力开展抗疟的群防群治运动，经过 60 多年的不懈努力，疟疾防治已取得巨大的成就，2008 年底，全国 23 个疟疾流行省（区、市）中，95%以上的县（区、市）疟疾发病率已降至 1/10 000 以下，仅有 87 个县（市、区）超过 1/10 000。2012 年，全国全年疟疾发病人数已降至 3 000 以下。2021 年，我国疟疾疫情已达到消除标准。

末梢血液中存在配子体的疟疾患者或无症状带虫者为疟疾的传染源。疟疾的传播媒介是按蚊，全世界有 450 多种按蚊，能够传播疟疾的不到 20%。不同种族、性别和年龄的人对疟原虫一般均易感，但儿童的易感性比成人高。少数遗传素质异常的人，其易感性有明显差异。Duffy 血型阴性者对间日疟不易感；镰状细胞贫血者、地中海贫血者、6-磷酸葡萄糖脱氢酶缺乏者等不易感染恶性疟或感染后表现的症状轻微。妊娠期的妇女免疫力较低，对疟疾更为易感。

自然因素如温度、湿度和雨量都对疟疾流行过程有重要影响。疟原虫孢子增殖期的长短取决于温度条件。在 16~30℃，温度越高，疟原虫在蚊体内发育越快。在低于 15℃，高于 30℃时，疟疾不能传播，称为休止期。所以，疟疾具有明显的季节性。疟疾的地理分布也是由温度决定的。世界上在全年最高气温月（7 月份）平均温度低于 15.6℃等温线的两极或高寒地带没有疟疾发生。按蚊的活动亦受温度支配，冬季由于按蚊有滞育现象，一般不发生疟疾的传播，亦不出现新感染。社会因素如政治、经济、文化、卫生水平及人类的社会活动等均可以直接或间接影响疟疾的传播与流行；战争可加剧人员流动，大量无免疫力人群进入疟区，或从外地输入传染源，加剧疟疾流行，甚至导致疟疾暴发。交通运输事业的发展使疟疾的分布地域扩大，而文化和经济的发达使得卫生水平提高，进而采取有效的防治措施之后，疟疾的散布变慢，流行区缩小。

2. *防治*　疟疾的预防指对易感人群的防护，预防措施有蚊媒防治、预防服药或疫苗预防。常用药物为氯喹，对于抗氯喹的恶性疟，可用哌喹或哌喹加乙胺嘧啶或乙胺嘧啶加伯氨喹。疫苗接种是疟疾防治的最理想手段。根据作用时期的不同，疟疾疫苗主要有红前期疫苗、红内期疫苗和蚊期传播阻断疫苗。根据疫苗形式，疟疾疫苗主要有亚单位疫苗和全虫减毒疫苗两种。目前进入临床研究阶段的红前期、红内期和蚊期传播阻断疫苗已有近 40 种。

疟疾治疗不仅是解除患者的疾苦，同时也是为了控制传染源、防止传播。现症患者要及时发现，及时根治。间日疟采用氯喹和伯氨喹（8 日疗法）治疗。恶性疟可单服氯喹。对间日疟患者，抗复发治疗可用伯氨喹。在恶性疟对氯喹产生抗性的地区宜采用几种抗疟药合并治疗，如青蒿素、咯萘啶与磺胺多辛和乙胺嘧啶配伍合用。

流动人口增加曾是导致我国南部地区疫情波动、恶性疟扩散、引起点状疟疾暴发流行的另一个重要原因。所以，要加强流动人口疟疾管理工作。可按卫生部等颁发的《流动人口疟疾管理暂行办法》的精神，根据情况制定相应的实施办法或条例。建立、完善国家和地方各级疟疾监测网络，加强疟疾疫情、媒介、人群抗体水平和抗疟药、杀虫剂的敏感性监测，及时、准确地掌握人群发病、媒介种群密度和防治措施落实，以及效果情况，预测发病趋势，为及时调整防治策略、技术方案提供依据。在流行区要根据当地人群特点、受教育程度、知识掌握情况，采取群众喜闻乐见的形式，加强健康教育，普及疟疾防治知识，提高群众及时就诊、配合治疗、自我防护和主动参与预防控制工作的意识。

（付琳琳）

二、巴贝虫

巴贝虫（*Babesia*）是一种寄生于人及多种哺乳类及鸟类等脊椎动物红细胞内的原虫，主要通过硬蜱在人与动物间传播或输血传播，引起巴贝虫病（babesiosis）。

（一）形态与生活史

1. *形态*　巴贝虫在红细胞内寄生时形态具有多样性。常见的虫体形态有环形、圆形、杆形、点状、梨形、阿米巴形等。典型形态为梨形，往往多个虫体寄生在同一红细胞内，以 1~4 个虫体居多，且可为不同发育时期的虫体(图 9－4,二维码 9－7)。经瑞氏或吉姆萨染色后,胞质呈蓝色,核呈红色。根据虫体大小分为:① 大型虫,体长 2.5~5 μm,包括牛巴贝虫、吉氏巴贝虫;② 小型虫,体长 1~2.5 μm,包括微小巴贝虫、邓氏巴贝虫、卵形巴贝虫、鼠巴贝虫。

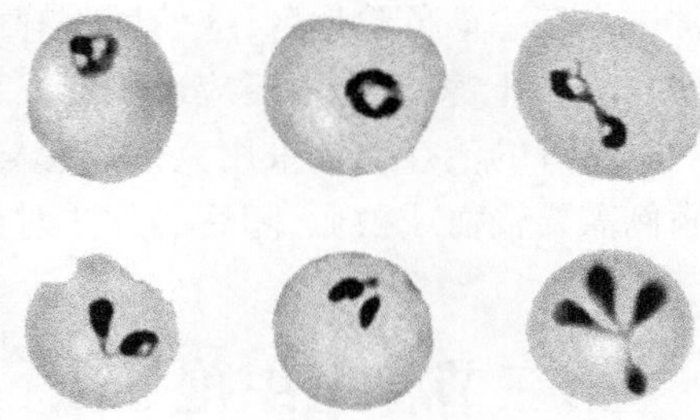

图 9－4　巴贝虫红内期模式图

2. 生活史　巴贝虫的生活史尚不完全清楚,主要包括人或脊椎动物的红细胞发育和媒介硬蜱体内发育两个阶段。当受感染的硬蜱叮咬脊椎动物或人时,子孢子随硬蜱唾液进入脊椎动物或人组织液、血液,然后黏附并侵入红细胞,以二分裂或出芽方式进行增殖,产生裂殖子。随着红细胞的破裂,裂殖子释出,并侵入新的红细胞,反复分裂增殖,部分滋养体不发育成裂殖子,而形成配子体,硬蜱吸食受感染的脊椎动物血液后,配子体在蜱肠管内发育为雌、雄配子,进行配子生殖,之后结合形成合子,穿透肠腔发育为动合子。动合子随血淋巴到达蜱全身器官,在宿主细胞内动合子再分裂形成许多新的动合子。新动合子从宿主细胞释放出来后侵入唾液腺细胞,经孢子增殖形成大量子孢子,随着叮咬宿主进入血液完成 1 个生活周期。

巴贝虫在蜱间的传播方式有 2 种,一种是经卵传播,雌蜱吸血后,巴贝虫在蜱内繁殖发育,进入蜱卵巢,经卵传给下一代蜱。另一种是期间传播,幼蜱吸食含有巴贝虫的血液后发育,将虫体传给下一个发育阶段。

(二) 致病与实验诊断

1. 致病　巴贝虫的致病作用不仅与虫种引起宿主红细胞的溶解作用有关,还与宿主的免疫状态有关。巴贝虫在红细胞内寄生繁殖,不仅能分泌毒素,激活血管活性酶类和影响出凝血机制,导致宿主微循环障碍;还可以直接破坏红细胞,导致红细胞损伤、黏聚、溶解,黏聚的红细胞阻塞毛细血管和小静脉,综合因素下,引起患者出现弥散性血管内凝血,最终导致脏器缺血和坏死。常见的病理改变有肝脏淤血,肝细胞肿胀及坏死,脾大,骨髓增生,脑膜和脑实质充血及水肿,肾脏肿胀及出血,血小板减少等。

巴贝虫病潜伏期一般为蜱叮咬后的 1~4 周或输血后的 1~9 周,轻度感染症状有低热、疲惫和不适感、轻微头痛、虚弱乏力及食欲缺乏等,伴有恶心、呕吐。重症患者起病急,症状有持续性高热、寒战、头痛剧烈、肌痛、周身关节痛等。患者同时会出现不同程度的贫血、黄疸及蛋白血尿,肝、脾有轻度肿大,淋巴结无异常。危重患者多为脾切除术或艾滋病患者,可出现肝、肾衰竭,昏迷甚至死亡。

2. 实验诊断

(1) 病原学诊断:本病的诊断常采用外周血制备薄血膜涂片,经吉姆萨或瑞氏染色后镜检,在成熟红细胞内,有多个环状或梨形小体,颇似恶性疟原虫,但常排列成“十”字形四联小体,细胞内无色素颗粒、无配子体,受染红细胞不胀大,需要与疟原虫鉴别。此法适用于巴贝虫病急性期的病原体检测,但亚临床感染或慢性感染时检出率较低,易出现漏诊。

(2) 免疫学诊断:免疫学方法如 IFA、ELISA、Dot－ELISA 等检测,血清抗体多用于流行病学调查、血液筛查。

(3) 分子生物学诊断:可采用分子核酸检测技术如 PCR、实时定量 PCR、LAMP 等,扩增巴贝虫 18S rRNA 基因、热休克蛋白或微管蛋白等保守基因并行测序,可以鉴定感染的虫种。

凡有脾切除史,近期内未到过疟疾流行区,无近期输血史和血涂片检查发现有独特的细胞学特征者,应考虑巴贝虫病。

(三) 流行与防治

1. 流行　全球迄今已有 200 多例人体巴贝虫感染病例报道,死亡 20 余例。我国曾在云南、浙江、内蒙古和台湾等地报道数例人体巴贝虫感染病例,除台湾 1 例和浙江 1 例确定由微小巴贝虫引起外,其余的虫种不详。我国在家畜、实验动物及鼠类均发现有巴贝虫的感染。巴贝虫宿主广泛,包括啮齿类动物、牛、鹿、犬、浣熊、鸟类等动物,虫种通常具有严格的宿主选择性,但某些虫种可以感染人类。主要传播途径为蜱叮咬,其次为输血传播及经胎盘传播,硬蜱是巴贝虫的传播媒介。

人对巴贝虫普遍易感,脾切除者、免疫缺陷者及老年人更为易感。

2. 防治　预防巴贝虫感染主要是避免被硬蜱叮咬,加强公共卫生设施管理,消灭蜱滋生环境。如果要经常进入有感染危险地区，应使用驱蜱剂，离开时仔细检查是否有硬蜱附着。宠物在带入家庭之前，应检查是否有蜱。除防止蜱传播外，还应避免带虫者献血，以防经输血传播。

患者的治疗通常采用克林霉素与奎宁联合应用，治疗失败者可联合应用阿奇霉素和奎宁。出现溶血的严重病例需要输血或换血，随后静脉注射克林霉素，口服奎宁防止溶血和肾衰竭的发生。

第三节 组织孢子虫

组织孢子虫主要以刚地弓形虫为主，其他还有微孢子虫。这类寄生虫寄生在人体各组织器官，会引起相应器官组织的损害。

一、刚地弓形虫(弓形虫)

刚地弓形虫(*Toxoplasma gondii*)简称弓形虫，1908 年由法国学者 Nicolle 和 Manceaux 在刚地梳趾鼠的单核细胞内发现，是一种专性有核细胞内寄生原虫，广泛寄生于人、鸟类和多种哺乳动物体，引起人兽共患的弓形虫病(toxoplasmosis)。

(一) 形态与生活史

1\. 形态 包括滋养体、包囊、裂殖体、配子体和卵囊 5 个时期，但对人体致病及传播有关的发育期为滋养体、包囊和卵囊(图 9-5，二维码 9-8)。

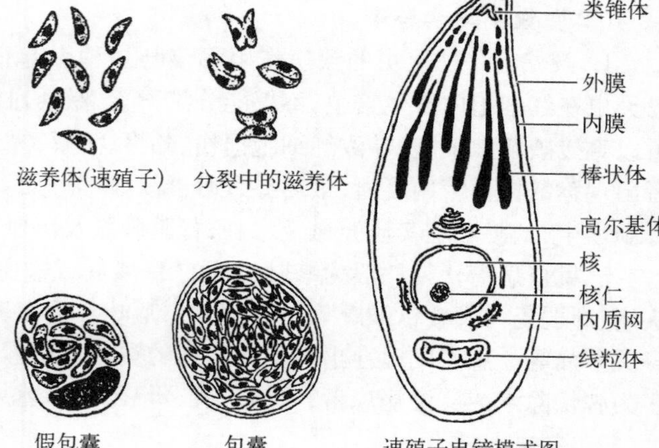

图 9-5 刚地弓形虫模式图(引自陈艳、叶彬，2015)

(1) 滋养体：在弓形虫病急性期，快速增殖的滋养体又称为速殖子。速殖子呈香蕉形或月牙形，一端较尖，一端圆钝，长 4~7 μm，最宽处 2~4 μm。游离的活虫体较透明，做螺旋样运动。经瑞氏或吉姆萨染色后，胞质呈淡蓝色，位于虫体宽处末端的胞核呈红色，颗粒状，以内二芽殖、二分裂及裂体增殖方式进行繁殖。被宿主有核细胞膜包裹的数个速殖子集合称为假包囊。速殖子快速增殖至一定数目时，引起宿主细胞膜破裂，速殖子释出，再侵入其他细胞继续繁殖。

(2) 包囊：为慢性感染阶段虫体在宿主组织内的存在形式，呈圆形或椭圆形，大小不等，直径为 5~100 μm，多见于脑、心肌、眼及骨骼肌内，外包一层坚韧而富有弹性的囊壁，囊内含有数个至数百个滋养体，称为缓殖子。缓殖子形态与速殖子相似，但虫体较小，增殖缓慢，包囊可长期在组织内生存，在一定条件下破裂后释放出缓殖子，可再侵入新的细胞形成包囊，或形成假包囊进行快速增殖。

(3) 裂殖体：在猫科动物小肠绒毛上皮细胞内发育增殖，成熟的裂殖体呈长椭圆形，内含 4~29 个裂殖子，呈扇状排列，裂殖子形如新月状，前尖后钝，较滋养体小。

(4) 配子体：由游离的裂殖子侵入另一个肠上皮细胞发育而成配子母细胞，进而发育为配子体，有雌雄之分。雌配子体呈圆形，成熟后发育为雌配子，其体积可不断增大至 10~20 μm。雄配子体呈卵圆形，成熟后形成 8~21 个雄配子，两端尖细，长约 3 μm，雌雄配子受精结合发育为合子，随后发育为卵囊。

(5) 卵囊：通过猫粪便排出，呈圆形或椭圆形，直径 10~12 μm，具有两层光滑透明的囊壁，内含均匀的颗粒物质。成熟卵囊内含有 2 个孢子囊，每个孢子囊内含有 4 个子孢子，相互交错在一起，呈新月形。

2\. 生活史 弓形虫生活史包括有性生殖和无性生殖两个阶段(二维码 9-9)。有性生殖只限于在猫科动物小肠上皮细胞内进行，称为肠内期发育。无性生殖阶段可在肠外其他组织、细胞内进行，称为肠外期发育。故猫科动物是弓形虫的终宿主兼中间宿主。弓形虫对中间宿主的选择性极不严格，除哺乳动物外，鸟类、鱼类等均可成为中间宿主。弓形虫对寄生宿主组织的选择亦不严格，可寄生于除红细胞外的其他有核细胞。

(1) 在终宿主体内的发育：猫科动物摄取被卵囊污染的水或食物；或通过捕食中间宿主而感染弓形虫。卵囊内子孢子、缓殖子和速殖子在小肠内逸出，侵入肠上皮细胞，进行分裂增殖，经数代增殖后，部分裂殖子发育为雌、雄配子体，继续发育为雌、雄配子，雌、雄配子进行配子生殖形成合子，继而发育成为卵囊，破出上皮细胞进入肠腔，随猫粪便排出体外，在适宜温度、湿度的环境中，卵囊经 2～4 天即发育成熟，并具有感染性。被感染的猫一般一天可排出 1 000 万个卵囊，排囊可持续 10～20 天。

（2）在中间宿主体内的发育：当猫科动物粪便内卵囊或动物肉类中的包囊或假包囊被中间宿主如人、猪、牛、羊等摄入后，在肠内逸出子孢子、缓殖子或速殖子，随即侵入肠壁，经血液循环和淋巴循环扩散至肠外各器官组织，如脑、淋巴结、肌肉、心、肝、肺等，进入组织细胞内增殖，并形成假包囊，当速殖子增殖到一定数量，细胞破裂，速殖子逸出后侵入新的组织、细胞，如此反复。在免疫功能正常的机体，部分速殖子侵入宿主细胞，虫体增殖速度减慢，并分泌成囊物质形成包囊，包囊在宿主体内可存活数月、数年或更长。当机体免疫功能低下或缺陷时，如艾滋病、肿瘤化疗或长期使用免疫抑制剂时，可诱发组织内包囊破裂，释出缓殖子，进入血液或其他新的组织细胞继续发育成为速殖子。

（二）致病与实验诊断

1. 致病

（1）致病机制：弓形虫是一种机会致病性原虫，弓形虫致病的严重程度与虫体毒力和宿主的免疫状态有关。根据虫株的侵袭力、繁殖速度、包囊形成与否及对宿主的致死率等，刚地弓形虫可分为强毒株系和弱毒株系，具有基因多态性。强毒株侵入机体后迅速增殖，可引起急性感染和死亡。弱毒株侵入机体后，增殖缓慢，在组织中主要形成包囊，宿主可带虫生活，很少引起死亡。人和动物均可感染弓形虫，但不同种类动物易感性有显著差别，小鼠高度易感，而大鼠和人则具有一定的抗性。

速殖子期是弓形虫的主要致病阶段，虫体在细胞内寄生并迅速增殖，导致大量细胞被破坏，速殖子逸出后又侵入新的细胞，如此反复破坏，引起组织的炎症反应、水肿、单核细胞及巨噬细胞浸润，损害组织器官。

包囊内缓殖子是引起慢性感染的主要形式。因缓殖子增殖而体积不断增大，挤压器官，可致器官功能障碍。此外，包囊增大到一定程度，可因多种因素而破裂，释出缓殖子，引起慢性炎症，诱导机体产生迟发型超敏反应，并形成肉芽肿病变，后期的纤维钙化灶多见于脑、眼部，导致宿主出现慢性脑炎症状或眼睛视网膜炎甚至失明。宿主感染弓形虫后，在免疫功能正常情况下，可产生有效的保护性免疫，多数无明显症状。而当宿主免疫缺陷或免疫功能低下时，包囊容易破裂并释出缓殖子，缓殖子进入血液或侵入新的组织细胞，转化为速殖子形成全身播散，引起弓形虫病。

弓形虫的毒力大小与其分泌的毒素有关，已发现的弓形虫毒素有以下几种。

1）弓形虫毒素：被感染的小鼠腹腔液中存在此毒素，且将此毒素静脉注射小鼠，可致小鼠在数分钟内死亡。

2）弓形虫素：是弓形虫的提取物，对鸡胚有明显的致畸作用。

3）弓形虫因子：是一种从弓形虫感染的细胞培养上清中分离出的毒素，将此毒素静脉或腹腔注射小鼠后，可致小鼠肝脾肿大、胸腺缩小、流产、发育停滞和中枢神经系统损害。

（2）临床表现：人体感染弓形虫绝大多数为隐性感染，没有明显的症状和体征。少数引起弓形虫病，分为先天性弓形虫病和获得性弓形虫病两类。

先天性弓形虫病是指母体在妊娠期急性感染弓形虫后，经胎盘血流传播弓形虫给胎儿的弓形虫病。在妊娠期的前 3 个月感染，症状较严重，可致流产、早产、死胎或脑积水、畸胎等，还会增加妊娠合并症。妊娠后期感染，胎儿多表现为隐性感染，有的出生数月甚至数年才出现症状，存活的儿童常因脑部先天性损害而致智力发育不全或癫痫，有的成年后出现视网膜脉络膜炎。此外，还可伴有发热、皮疹、贫血、心肌炎、肺炎、肝脾肿大、黄疸、消化道症状等临床表现。

获得性弓形虫病是指出生后由外界获得的感染，占弓形虫病绝大多数。无特异性症状和体征，需要与有关疾病鉴别。最常见的临床表现是淋巴结肿大，多见于颌下和颈后淋巴结。弓形虫还常损害脑部，引起中枢神经系统损害，如脑炎、脑膜炎、癫痫和分裂症等精神异常。弓形虫眼病以视网膜脉络膜炎为多见，也有出现斜视、虹膜睫状体炎、葡萄膜炎等，多为双侧病变。当感染者免疫力降低或缺陷时（如患艾滋病、恶性肿瘤等），隐性感染活化可导致严重的全身性弓形虫病。

2. 实验诊断

（1）病原学诊断：由于弓形虫多为无症状隐性感染，且寄生于细胞内，无组织选择性，病原检查较困难。对可疑患者的体液及病变组织可用以下方法检查。

1）涂片染色法：急性期患者的腹水、胸腔积液、羊水、脑脊液等经离心，沉淀物涂片，或制作血涂片，或采用活组织穿刺物涂片，经瑞氏或吉姆萨染色后镜检，查找弓形虫滋养体。此法简单但检出率较低，易漏检。

2）动物接种分离法或细胞培养法：用患者体液或者病理材料接种小鼠，一周后剖杀，取腹水镜检速殖子，阴性者需盲传至少三代。

（2）免疫学诊断：由于弓形虫病原学检查存在检出率不高、培养时间长等不足，免疫学检测是目前广泛应用的诊断依据，包括特异性抗原和抗体检测。

1）染色试验：为经典的特异血清学方法，采用活滋养体在有致活因子的参与下与样本内特异性抗体作用，使虫体表膜破坏而不为染色剂亚甲蓝所染。镜检时60%虫体不被亚甲蓝染者为阳性，虫体多数被染者为阴性，本法因需要活虫，现已少用。

2）ELISA：可检测抗弓形虫 IgM、IgA、IgG、IgE 及循环抗原。本法特异性高，敏感性强，简易快速，操作易自动化，广泛用于弓形虫病的辅助诊断。

3）IFA：以整虫为抗原，采用荧光标记的二抗检测特异抗体。本法可检测同型及亚型抗体，其中检测 IgM 适用于临床早期诊断。此法特异性高，敏感性强，稳定性高，简单快速，有早期诊断价值。

4）IHA：本法有较好的特异性、灵敏度，操作简单，适用于流行病学调查及临床抗体筛选性检测，应用广泛。

（3）分子生物学诊断：PCR 及 DNA 探针技术可测定体液和组织中的弓形虫 DNA，具有高度的特异性和敏感性、简易快速、重复性好等优点，已被广泛用于早期诊断或食品卫生监督。

另外，弓形虫病引起的脑部病变可借助 CT 扫描或 MRI 辅助诊断。大多数免疫缺陷伴弓形虫脑炎的患者，CT 扫描可显示双侧脑的多发性病变，也可能为独立性病变。

（三）流行与防治

1. 流行　弓形虫病呈世界性分布，许多哺乳动物、鸟类及爬行动物都有自然感染。人群感染相当普遍，主要与饮食习惯、生活条件、接触猫科动物、职业等有关。

（1）传染源：受染动物是本病的主要传染源，猫科动物最为重要。人类只有经胎盘的垂直传播才具有传染源意义。

（2）传播途径：有先天性和获得性两种。前者指胎儿在母体经胎盘血而感染，导致先天性弓形虫病，后者为由外界获得感染，主要是经口食入未煮熟的含弓形虫的肉制品或被卵囊污染的食物、水源而感染，经损伤的皮肤和黏膜也是一种传播途径，因此，弓形虫实验室人员、肉类加工者需要注意，经输血或器官移植也可感染。

（3）易感人群：人类普遍易感，尤其是胎儿、婴幼儿、恶性肿瘤和艾滋病患者、长期化疗和免疫抑制治疗等免疫功能受损的人群更易感。

2. 防治　防止弓形虫病流行重在预防。应加强对家畜及可疑动物的监测和隔离，严格执行肉类食品卫生检验检疫制度，加强饮食卫生管理，不食未煮熟肉类。定期对孕妇实行妊娠早期血清弓形虫特异性抗体检测，预防宫内感染，减少垂直传播。治疗弓形虫病目前尚无理想的特效药，目前推荐的药物有乙胺嘧啶、磺胺嘧啶和螺旋霉素等。

对于感染弓形虫的孕妇，尚无理想的治疗方法，妊娠早期可考虑终止妊娠，妊娠期 5 个月以上者，可选用螺旋霉素、乙酰螺旋霉素做全程治疗，但不能用有致畸作用的乙胺嘧啶等药物。艾滋病患者合并弓形虫感染时，建议使用乙胺嘧啶加磺胺嘧啶联合治疗，为防止复发，需要用全剂量长期维持治疗。

二、其他

微孢子虫

微孢子虫（*microsporidia*）属于微孢子虫门，广泛寄生于节肢动物、鸟类、哺乳动物和人类。目前已发现的微孢子虫超过 1 000 种，其中可寄生在人类的微孢子虫至少有 15 种，最常见的是脑炎微孢子虫属（*Encephalitophora*）与肠上皮细胞微孢子虫属（*Enterocytozoon*），可引起人类微孢子虫病（microsporidiosis）。现在普遍认为，微孢子虫属于机会致病原虫，免疫受损及免疫抑制的人群是其主要感染对象。

1. 形态　微孢子虫包括孢子、分裂体、母孢子、成孢子细胞等发育阶段。成熟的孢子通常为卵圆形，对外界环境有较强的抵抗力，为孢子虫最经典的发育阶段。孢子大小因种属不同而异，一般长 2~3 μm，宽 1.5~5 μm，因为微孢子虫形体较小，光镜下难以识别其微细结构。

透射电镜下观察，孢子壁有 3 层结构组成：① 外孢子层，即电子致密层，组成成分为蛋白质；② 内孢子层，电子透明层，即几丁质层；③ 质膜层，包绕孢子质。孢子内含有极管，极管为细长的带状结构，呈螺旋状盘绕在孢子体后 2/3 处，并包绕胞核。胞核呈圆形，一般 1~2 个，位于孢子体中后 2/3 处。在孢子的后极端，有一空泡区，称后极空泡（图 9－6，二维码 9－10）。孢子大小、极管的螺旋数及行走角度、胞核数量等因种属不同而有差异。因此，常用这些作为微孢子虫分类的依据。

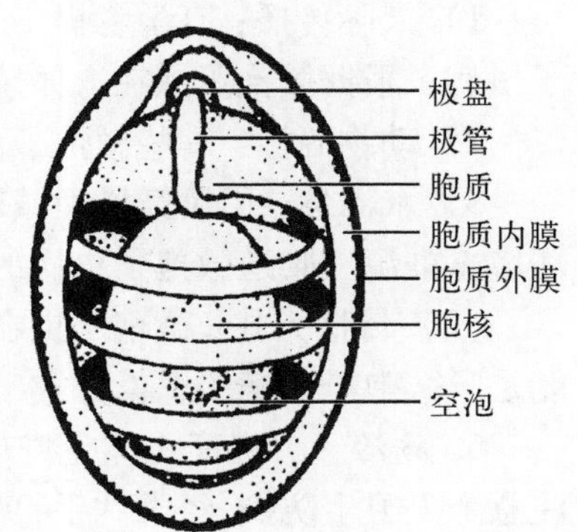

图 9－6　微孢子虫孢子模式图
（引自陈艳、叶彬，2015）

2. 生活史　微孢子虫孢子对外界环境有较强的抵抗力，在干燥环境中数周后仍有感染性。感染途径尚不十分清楚，一般认为是经口进入人体，通过血液循环到达不同部位，但也有可能通过呼吸道感染。不同种属的微孢子虫发育过程有所不同，但都以无性增殖方式进行繁殖，包括裂体增殖和孢子增殖两个阶段，且在宿主的同一细胞内进行（二维码 9－11）。一般 3~5 天为一周期，包括 3 个阶段：第一阶段为感染阶段，具有感染性的成熟孢子被易感宿主经口或呼吸道进入体内，在周围环境的作用下，盘绕的极丝由孢子体内翻出，刺入适宜的宿主细胞内，同时将孢子内的感染性孢子质通过中空的极管注入宿主细胞内；第二阶段是增殖阶段（分裂期），又称裂殖体期，注入宿主的孢子质在宿主细胞内发育为分裂体，以二分裂或多分裂方式进行增殖，形成多个核的原生质团；第三阶段为孢子形成期，裂殖体的孢膜增厚形成母孢子，母孢子经连续分裂形成孢子母细胞，并进一步发育成孢子。成熟孢子聚集在感染的细胞内，最终导致细胞破裂，释出孢子完成生活史。释出的孢子可感染宿主的其他细胞，并开始新的生活周期。微孢子虫的寄生部位和在宿主体内发育的场所因种属不同而异。

3. 致病　微孢子虫属于机会性致病寄生虫，其致病性与宿主的免疫状态密切相关，虫体对人体的致病性、组织嗜性及临床表现因种属和感染部位而异。微孢子虫引起的典型病理损害为局灶性肉芽肿、血管炎及血管周围炎。

以毕氏肠微孢子虫为例，其感染主要部位是十二指肠及空肠，主要侵袭部位是小肠上皮细胞，偶尔也感染乙状结肠和直肠。临床表现主要以慢性间歇性腹泻为主，可以引起艾滋病患者长达数月的慢性腹泻，而免疫功能正常的患者，腹泻多为自限性。其他种属的微孢子虫也可在胆道系统、呼吸道、泌尿道及肌肉组织内引起不同程度的病理损害。

4. 实验诊断

（1）病原学诊断：根据病变部位采集不同标本（粪便或体液），制成涂片，染色检查。

1）吉姆萨染色：经吉姆萨染色后镜检可见孢子质被染成灰蓝色，核染成深粉色，近核处可见一空白区，孢子呈卵形，应注意在有杂菌污染时，孢子不易识别。此法用于体液标本检查，识别率比粪便标本高。

2）改良三色法：经本法染色后镜检可见孢子被染成粉红色，标本中的细菌和杂质被染成绿色或蓝色，检出率高于吉姆萨染色，本法可提高孢子与背景间的分辨率，该法要求标本新鲜。

3）化学荧光法：化学荧光试剂如荧光增白剂 2B、卡尔科弗卢尔荧光增白剂等对微孢子虫孢子壁中几丁质有高度亲和性，故可用于微孢子虫的荧光检测。上述试剂敏感性好但不具有特异性，细菌、真菌和其他粪便杂质亦可显荧光，因此需要有经验的检查者来鉴别微孢子虫。

4）其他染色方法：可采用复染法或抗酸染色等，但不同方法的敏感性和特异性不同，可依据实验室条件选择，均有一定的检出率。

（2）免疫学诊断：因目前对微孢子虫抗体研究较少，用这种方法检测微孢子虫受到一定限制。

（3）分子生物学诊断：此法目前应用较少，但其敏感度高、特异性好，可用于微孢子虫病的诊断和虫种鉴定。

5. 流行　微孢子虫宿主范围十分广泛，主要感染节肢动物及鱼类，在昆虫体内的感染尤为普遍，是一种呈世界性分布的人畜共患性病原体。

（1）传染源：人类微孢子虫的感染来源仍未完全明确，可能存在以下3种来源。

1）人际传播：有学者提出微孢子虫可能是人体固有寄生虫，只在免疫抑制的人群中呈显性感染，引起微孢子虫病。根据微孢子虫在人体感染的部位，无症状携带者可能是传染源之一。

2）动物源性：一些微孢子虫的宿主特异性不强，因此具有动物—人传播的可能。

3）水源性：用氯气处理城市供水，可有效控制水域环境中微孢子虫的感染，说明表层水可能是微孢子虫的环境感染源。肠道微孢子虫病的暴发流行的回顾性研究结果也支持水源传播的观点。

（2）传播方式：微孢子虫在动物中以垂直方式传播，但在人群中尚无报道。经粪—口途径感染微孢子虫可能是肠微孢子虫病的感染方式。

6. 防治　提高机体免疫功能是重要支持疗法，此外，饮水要煮沸消毒，避免食用未煮熟的肉类及其制品，注意个人卫生防护，经常洗手，免疫功能低下的人群避免与敏感动物接触。

目前对微孢子虫病的治疗尚无理想药物，甲硝唑、依曲康唑及阿苯达唑等药物对不同患者有一定的疗效。

本章数字资源

二维码9-1　隐孢子虫卵囊

二维码9-2　隐孢子虫生活史（引自陈艳、叶彬，2015）

二维码9-3　贝氏等孢球虫卵囊

二维码9-4　贝氏等孢球虫生活史（引自陈艳、叶彬，2015）

二维码9-5　薄血膜间日疟原虫和恶性疟原虫形态

二维码9-6　疟原虫生活史（引自陈艳、叶彬，2015）

二维码9-7　巴贝虫红内期

二维码9-8　刚地弓形虫滋养体

二维码9-9　刚地弓形虫生活史（引自罗恩杰，2020）

二维码9-10　微孢子虫孢子

二维码9-11　微孢子虫生活史（引自陈艳、叶彬，2015）

（安　然）

第十章 纤毛虫及其他原虫检验

第一节 纤毛虫

多数纤毛虫的外表都被覆纤毛，以纤毛作为运动细胞器。多数纤毛虫营自生生活，少数可寄生于无脊椎动物和脊椎动物的消化道内。与医学有关的有结肠小袋纤毛虫。

结肠小袋纤毛虫

结肠小袋纤毛虫(*Balantidium coli*)是寄生于人体的最大的原虫。该虫寄生于人体盲肠及结肠内，可侵犯宿主的肠壁组织引起结肠小袋纤毛虫痢疾。

（一） 形态与生活史

1. 形态 结肠小袋纤毛虫生活史有滋养体和包囊2个时期(图10-1)。滋养体椭圆形，无色透明，大小为(30~150) μm×(25~120) μm，腹面略扁平，背面隆起。虫体外被表膜，全身披有等斜长的纤毛，滋养体可借纤毛的摆动呈螺旋式快速旋转运动。表膜下为透明的外质。滋养体具弹性，极易变形，前端有一凹陷的胞口，下接胞咽，靠胞口处的纤毛摆动收集环境中的颗粒状食物，被收集的食物在胞咽底部形成食物泡进入虫体被消化，不能消化的残渣经后端的胞肛排出体外。虫体中、后部各有一伸缩泡，具有调节渗透压的功能。苏木精染色后可见一肾形的大核和一个圆形的小核，小核位于大核的凹陷处，有时不易观察到。包囊呈圆形或椭圆形，直径为40~60 μm，新鲜标本呈淡黄或淡绿色，囊壁厚而透明，两层，染色后可见肾形大核。

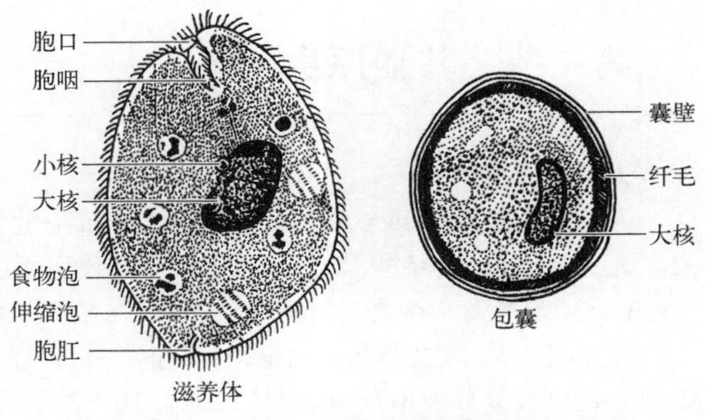

图10-1 结肠小袋纤毛虫模式图

2. 生活史 包囊随污染的食物或饮水经口进入人或猪等宿主体内，在胃肠道受消化液作用，虫体脱囊转变为滋养体，并下行至结肠内定居，以淀粉颗粒、细菌及肠壁脱落的细胞为食，以二分裂法进行繁殖，在一定条件下滋养体可侵犯肠壁，侵入肠黏膜及黏膜下组织。一部分滋养体随肠蠕动下行至结肠下段时，由于肠内理化环境的变化，滋养体变圆，并分泌囊壁将虫体包裹成囊，包囊随粪便排出体外(二维码10-1)。滋养体若随粪便排出，也有可能在外界形成包囊。

（二） 致病与实验诊断

1. 致病 正常情况下结肠小袋纤毛虫以宿主肠腔内的颗粒状食物为食，不侵犯宿主肠壁组织，对宿主无明显致病性。但在宿主营养不良、肠道存在致病菌或免疫力受损时，滋养体大量增殖，可导致疾病，引起肠道溃疡，严重病例可出现大面积结肠黏膜的破坏和脱落甚至导致肠穿孔。结肠小袋纤毛虫病的病理学特征酷似阿米巴痢疾。病变部位以盲肠和直肠多见，也可侵犯整个大肠及阑尾。本虫滋养体偶可经血管和淋巴管侵入肠外的组织，如肝、肺等器官。肛门附近的滋养体可扩散到泌尿生殖系统。粪便呈粥样或水样，常带黏液，无脓血，腹泻与便秘交替出现，上腹部不适或有阵发性腹痛、腹胀、回盲部及乙状结肠部有压痛，体重逐渐下降。急性型又称痢疾型，临床表现发病突然，可有腹痛、腹泻和黏液血便，较慢性型腹泻次数增加，伴有里急后重。患者可有脱水、营养不良及显著消瘦。严重时可导致患者死亡。

2. 实验诊断

病原学诊断：查见滋养体或包囊是确诊的主要依据。

（1）直接涂片法：检查滋养体和包囊。活动的虫体有利于显微镜观察检出，所以送检的粪便标本必须新鲜。而且，虫体排出呈间歇性，所以需要反复送检以提高检出率。对虫体鉴定有疑问时可进行苏木精染色。注意与阿米巴包囊区别。

（2）病理检查：以乙状结肠镜取病变组织，切片镜检，或刮取结肠壁上的分泌物涂片镜检。鉴别特征是虫体呈椭圆形，前端有纵裂的胞口及 1 个大核和 1 个小核。

（3）培养法：可用培养溶组织内阿米巴的培养基培养本虫后显微镜检查。

（三）流行与防治

1. 流行　结肠小袋纤毛虫呈世界性分布，热带、亚热带较多。我国多省都有过病例报道。已知 30 多种动物能感染此虫，其中猪的感染较普遍，感染率为 14.2%～72.2%，是最重要的传染源。我国目前已报道结肠小袋纤毛虫病 500 余例，患者多与猪有密切接触史。人体主要是吞食被包囊污染的食物或饮水感染。

2. 防治　结肠小袋纤毛虫病的发病率不高，重点在于预防，应加强卫生宣传教育，注意个人卫生和饮食卫生，管好人粪、猪粪，避免虫体污染食物和水源。治疗可用四环素或甲硝唑等。

（付琳琳）

第二节　其他原虫

人芽囊原虫

人芽囊原虫（*Blastocystis hominis*）广泛分布于世界各地，是一种寄生在高等灵长类动物和人体肠道内的原虫。人芽囊原虫是导致人类腹泻的重要机会致病原虫。

（一）形态与生活史

1. 形态　该虫形态结构复杂，大小不一，直径为 6～40 μm，光镜观察有 5 种基本形态类型：空泡型、颗粒型、阿米巴型、复分裂型及包囊型（二维码 10－2）。

（1）空泡型：亦称中央体型，在碘液涂片中，呈圆球形或卵圆形，多数直径为 6～15 μm，虫体特征为含有一个透亮的中央空泡，内含数量不等的糖原物质。周围的细胞质形成一个月牙状薄带，内含 1～4 个细胞核和细胞器。该型常见于培养基和粪便中。

（2）颗粒型：虫体由空泡型发育而成，虫体中心充满圆形颗粒状物质，主要为代谢颗粒、脂肪颗粒和生殖颗粒。该型很少出现在粪便中，当培养基中马血清增高时可见到此型。

（3）阿米巴型：又称变形型，有空泡型的特征，形似溶组织内阿米巴滋养体，外形多变，具有 1 个或 2 个大的伪足突起，胞质中含细菌和许多颗粒状物质。少数虫体的泡状结构中充满大量致密颗粒，周围胞质密度低，含大小、形态不同的小泡沫状结构，该型主要见于培养物中，偶见于腹泻患者的水样便中。

（4）复分裂型：虫体含多个核，核与核之间有胞质相连，将泡状结构分隔成多个"小泡状结构"，内含糖原、脂类沉淀物及 4 个核，具有增殖现象，一个虫体可以分裂成多个。

（5）包囊型：形态较单一，呈圆形或卵圆形，直径为 2～8 μm，囊壁 5～100 nm，内无中央空泡，含 1～4 个细胞核，胞质中有 1～3 个线粒体和多个大小不一的糖原泡。

2. 生活史　人芽囊原虫为专性厌氧性原虫，可单独寄生于宿主肠道，亦可同时合并其他肠道原虫感染，以肠腔内容物为营养来源，包囊不断随粪便排出，其生活史尚不完全清楚。在成形便中的典型形态为空泡型虫体，空泡中含有碳水化合物和脂肪。在腹泻患者粪便中存在阿米巴型虫体。一般认为阿米巴型为致病阶段，包囊是感染阶段，包囊具有薄壁与厚壁之分，薄壁包囊可在肠腔内增殖，造成自体感染，而厚壁包囊则与粪—口传播的肠外途径有关。

在体外培养中观察，推测其基本过程为包囊—空泡型—阿米巴型—包囊。虫体的生殖方式包括：① 二分裂生殖，为主要的增殖方式；② 内芽生殖，阿米巴型虫体可见；③ 孢子生殖，偶尔可在空泡型虫体见到；④ 裂体生殖，空泡型虫体可见（二维码 10－3）。

（二）致病与实验诊断

1. 致病 人芽囊原虫主要寄生于宿主的回盲部，具有共栖生活和潜在致病力。其致病机制尚不清楚，可能是当人芽囊原虫在肠内环境适宜时繁殖，在大量繁殖过程中引起肠黏膜损伤，导致消化吸收障碍及肠功能紊乱，以至形成肠蠕动亢进与抑制失调的恶性循环。组织病理检查显示，人芽囊原虫会引起盲肠和结肠炎症细胞浸润、黏膜脱落、肠壁绒毛水肿，但无溃疡。部分患者血液中嗜酸性粒细胞增高，肠道内大肠埃希菌过度增高，同时念珠菌增多、乳酸杆菌减少。

人芽囊原虫的致病与机体免疫力和抵抗力下降有关。多数为无症状带虫者或仅有轻微症状。腹泻为最常见的症状，粪便多呈稀汁样，可检出白细胞和黏液。轻微症状者表现为间歇性腹泻，腹泻数天即可自限，其他症状轻。重症者出现经常性腹泻，难以自限，呈水样便，亦可为黏液样或血样便，伴有痉挛性腹痛、腹胀、畏食、嗳气、恶心、呕吐甚至出现发热、寒战等全身症状，且有些症状可持续或反复出现，持续时间较长。慢性迁延性病程多于急性病程。此外，已发现一半以上的感染者伴有免疫功能低下，如艾滋病患者容易感染人芽囊原虫，并且症状严重，治疗困难。

2. 实验诊断

（1）病原学诊断：本病的临床表现缺乏特异性，诊断依靠病原学检查，常规的粪便检查即可检出虫体。首先将新鲜粪便标本制成涂片，染色检查。应注意与溶组织内阿米巴、哈门内阿米巴、微小内蜒阿米巴的包囊和隐孢子虫卵囊及一些真菌相鉴别。

1）碘液染色法：将新鲜粪便制成生理盐水涂片经碘液染色后镜检。此法操作简单，适合大面积普查。

2）浓集法：用甲醛-乙醚或乙酸乙酯-甲醛浓集新鲜粪便标本中的虫体，制成涂片经碘液染色后镜检，可大大提高虫体的检出率。

3）染色法：直接涂片或浓集法制成的涂片经吉姆萨染色法、瑞氏染色法、铁苏木精染色法、三色染色法或改良抗酸染色法染色后镜检，有利于虫体的鉴定。

4）培养法：用新鲜粪便标本进行人芽囊原虫体外培养，此法可提高检出率，应注意与阿米巴包囊和隐孢子虫卵囊区别。

（2）免疫学诊断：目前，临床较少采用免疫学方法检测人芽囊原虫。

（三）流行与防治

1. 流行 人芽囊原虫感染呈世界性分布，不同国家甚至同一国家不同地区人群感染率差异较大。经截至2021年1月的文献统计，全球人芽囊原虫人群感染率为1.26%~70.00%，我国不同地区人群感染率为2.56%。

本病的传染源为粪便中排出人芽囊原虫的患者、带虫者或保虫宿主，包括犬、猫、猪等多种动物。我国婴幼儿人芽囊原虫的感染率较高，成人及儿童均可单独或合并感染。

人芽囊原虫的传播途径主要是粪便污染水源、食物等，通过污染的水源及食物或用具经口感染，人与动物的密切接触也可能是感染人芽囊原虫的主要原因之一。蜚蠊和苍蝇有可能是重要的媒介。

2. 防治 预防本虫的关键是消灭传染源和切断传播途径。注意个人卫生和饮食卫生，不与动物密切接触，做好粪便无害化处理，保护好水资源，消灭蜚蠊和苍蝇，对从事饮食行业人员定期体检，对感染者及时治疗等。

免疫功能正常和有轻微症状者无须治疗，对虫体寄生量较多或出现严重症状者，应及时用甲硝唑、甲氟喹或碘化奎宁等药物治疗，连续7天，患者症状可完全消失，对耐甲硝唑的虫株，可改用氯碘喹或复方磺胺甲噁唑等。

本章数字资源

二维码10－1 结肠小袋纤毛虫生活史（引自陈艳、叶彬，2015）

二维码10－2 人芽囊原虫

二维码10－3 人芽囊原虫生活史（引自陈艳、叶彬，2015）

（安 然）

第十一章 医学节肢动物检验

第一节 致病性节肢动物

将有1个或1个以上阶段或某些种类直接在人体组织或器官寄生或仅直接致病的节肢动物归类为致病性节肢动物，如蝇、蚤、虱、疥螨、蠕形螨、粉螨、尘螨、舌形虫和隐翅虫等。

一、蝇(蛆)

蝇(fly)属于昆虫纲、双翅目，其幼虫俗称蝇蛆，寄生于人和脊椎动物的组织器官中，引起蝇蛆病。

(一) 形态、生活史与生态

1. 形态　成蝇全身被有鬃毛，体长5~10 mm。色泽与蝇种有关，呈暗灰、黑、黄褐、暗褐等色，有些带有金属光泽。头部近似半球形，有1对大而明显的复眼，头顶有3个排成三角形的单眼。颜面中央有1对触角，分3节，第3节最长且基部外侧有1根触角芒。非吸血蝇的口器为舐吸式，由基喙、中喙和1对唇瓣组成。口器可伸缩折叠，以唇瓣舐吸食物。吸血蝇类的口器为刺吸式，能刺入人、畜的皮肤吸血。胸部分3节，前胸和后胸退化，中胸特别发达。中胸背板和侧板上的鬃毛、斑纹等特征是分类的根据。有1对前翅，后翅退化为平衡棒。足3对较短，跗节分5节，末端有爪和爪垫各1对，中间有1个爪间突，爪垫发达，密布黏毛，可携带多种病原体(图11-1)。腹部可见前5节，其余演化为外生殖器。雌蝇的外生殖器通常藏于腹部，产卵时伸出。雄蝇的外生殖器是蝇种鉴定的重要依据。卵呈椭圆形或香蕉状，约1 mm，乳白色。幼虫俗称蛆，圆柱形，前尖后钝，无足无眼，乳白色，幼虫腹部有后气门1对，是主要的呼吸孔道。后气门由气门钮、气门裂和气门环组成，其形状是幼虫分类的重要依据(二维码11-1)。蛹呈圆筒形，长5~8 mm，棕褐色至黑色。

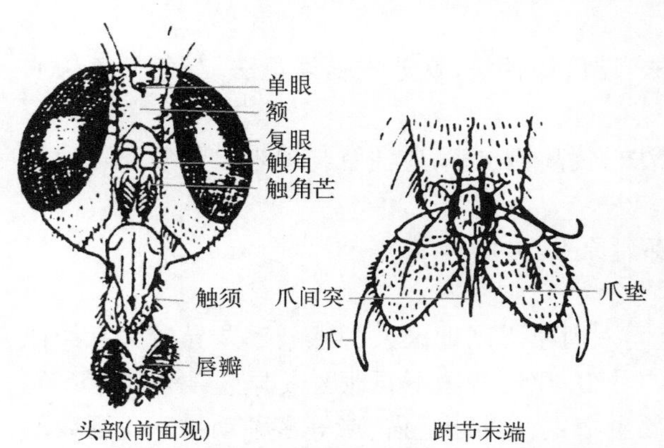

图11-1　蝇头部及跗节末端模式图(引自罗恩杰,2020)

2. 生活史　蝇的生活史为全变态，包括卵、幼虫、蛹和成虫4个时期。少数蝇类(如麻蝇)为卵胎生，直接产幼虫。羽化1~2天的成虫即可进行交配，交配后2~3天产卵。在夏季，卵产出后1天即可孵化。幼虫分3龄，一龄幼虫长约2 mm，经两次蜕皮发育至三龄幼虫，体长达到8~10 mm。蛹一般3~6天羽化为成蝇(二维码11-1)。成蝇寿命视蝇种的不同而不同，多为1~2个月。

3. 生态

(1) 滋生地：蝇幼虫以有机物为食，根据滋生地性质的不同，可将其分为粪便类、垃圾类、植物质类、动物质类和寄生类。

(2) 食性：多数蝇为非吸血蝇，具有舐吸式口器，以腐败的动植物、人和动物的食物、排泄物、分泌物和脓血等为食，且边吃、边吐、边排粪，该习性利于疾病的传播。吸血蝇类以动物与人的血液为食。

(3) 栖息与活动：蝇夜间常停落于天花板、电线或绳索上，白天活动频繁，善飞翔，家蝇每小时可飞行6~8 km，通常活动范围在1~2 km，可随车、船等交通工具扩散。

(4) 受环境影响：蝇类的生长发育受温度影响，如大头金蝇32℃从卵发育至成虫所需的时间为11天，25℃为13天，22℃约需20天。蝇对气候有相对严格的选择性，我国蝇类分为春秋型(如巨尾阿丽蝇)、夏秋型(如大头金蝇、丝光绿蝇、尾黑麻蝇)、夏型(如厩螫蝇)和秋型(如舍蝇)，其中以夏秋型和秋型蝇类与夏秋季肠道传染病的关系尤为密切。大部分蝇类以蛹越冬，少数蝇类以幼虫和成虫越冬，家蝇幼虫、蛹或成虫均可越冬。越冬的幼虫多在滋生物底层；蛹在滋生地附近的表层土壤中；成虫蛰伏于墙缝、屋角、地下室等温暖隐蔽处。

（二）致病与实验诊断

1. 致病　　蝇可骚扰人，寄生于人体引起蝇蛆病，还可以传播多种疾病。

（1）蝇蛆病：是蝇幼虫寄生人体和动物的组织和器官而引起的疾病。根据寄生部位分为胃肠道蝇蛆病，口腔、耳、鼻咽蝇蛆病，眼蝇蛆病，泌尿生殖道蝇蛆病和皮肤蝇蛆病。胃肠蝇蛆病是由于误食蝇卵或蛆污染的食物或水，幼虫在肠内寄生，患者出现消化道功能紊乱、食欲减退等。口腔、耳、鼻咽蝇蛆病多由于这些部位分泌物引来蝇产卵或排蛆。眼蝇蛆病最常见，蝇蛆多寄生于结膜，患者有眼部异物感、痒痛、流泪等症状。泌尿生殖道蝇蛆病多由于人赤身在野外排便，蝇飞至肛周产卵或幼虫，随后幼虫移行至阴道、尿道寄生所致，患者常出现泌尿生殖系统炎症。皮肤蝇蛆病常发生于牛，偶见于人，寄生于皮内或皮下，引起幼虫结节或皮下匐形疹。上述症状通常取出幼虫后症状即消失。

（2）传播疾病：蝇通过机械性和生物性方式传播多种疾病。

1）机械性传播：蝇通过停落、舐食、呕吐和排泄等活动来传播扩散病原体。蝇可传播消化道疾病（如痢疾、霍乱、伤寒、脊髓灰质炎和肠道蠕虫病）、呼吸道疾病（如肺结核和肺炎）、皮肤疾病（如皮肤利什曼病、细菌性皮炎、炭疽和破伤风）、眼病（如沙眼和结膜炎）等。

2）生物性传播：舌蝇（采采蝇）能传播非洲锥虫病（睡眠病），某些蝇类可作为结膜吸吮线虫的中间宿主。

2. 实验诊断　　在患处取出蝇蛆，即可确诊。也可将幼虫培养至蛹和成虫，进行鉴定，这样结果更可靠。

（三）流行与防治

1. 流行　　蝇呈世界性分布，夏秋季为蝇活动的高峰期。蝇蛆病属人兽共患寄生虫病，多分布于我国西北地区，如甘肃和青海等地，儿童的感染率高于成人。

2. 防治　　蝇蛆病可通过手术取出或使用甲苯咪唑等杀虫药物治疗。灭蝇的根本措施是搞好环境卫生，清除蝇的滋生场所。对幼虫（蛆）及蛹可进行淹、闷杀或依靠堆肥发酵产生的热及有害气体来杀死粪中的蛆及蛹，对成蝇可直接拍打或黏蝇纸诱杀。在蝇活动、栖息和滋生地喷洒倍硫磷、辛硫磷或氯氰菊酯等杀虫剂。另外，自然界中蝇类天敌种类很多，如寄生蜂作用于蝇蛹，或应用苏云金杆菌对家蝇及丝光绿蝇的幼虫的毒素作用来防治。积极开展宣传教育，注意个人卫生。

二、蚤

蚤（flea）属于昆虫纲、蚤目，是哺乳动物和鸟类的体外寄生虫。潜蚤寄生于人体。

（一）形态、生活史与生态

1. 形态　　成虫（图 11－2，二维码 11－2）两侧扁平，棕黄至深褐色，体长约 3 mm，雄蚤较雌蚤略短。体表有鬃、刺和毛等结构，利于其在宿主毛发中穿行。头部呈三角形，腹面有刺吸式口器，中央为触角窝。触角分 3 节，藏于触角窝内。眼位于触角窝前方，其形状、大小和发育程度因种而异。胸部分 3 节，每节均由背板、腹板及 2 块侧板构成。3 对足长而发达，利于跳跃。腹部分 10 节，前 7 节为正常腹节，每节由背板和腹板构成。雄蚤 8、9 腹节和雌蚤 7~9 腹节变形为外生殖器，第 10 腹节为肛节。卵呈椭圆形，长 0.4~1.0 mm，初产时白色、有光泽，以后逐渐变成暗黄色。幼虫为白色或淡黄色，连头共 14 节，头部有咀嚼式口器和 1 对触角，无眼、无足，每个体节上有 1~2 对鬃。蛹呈黄白色，外面常黏着一些灰尘或碎屑，有伪装作用。发育的蛹已具成虫雏形，头、胸、腹及足均已形成，并逐渐变为淡棕色。

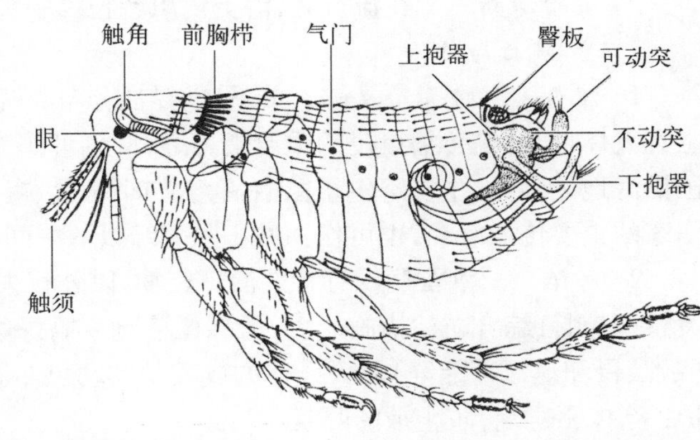

图 11－2　蚤成虫（雄）模式图（引自陈艳、叶彬，2015）

2. 生活史　　蚤的生活史为全变态（二维码 11－3），包括卵、幼虫、蛹和成虫 4 个时期。羽化后的成虫交配、吸血，并在 1~2 天后产卵。雌蚤通常在宿主皮毛上和窝巢中产卵，由于卵壳缺乏黏性，卵最终散落到其窝巢及活动场所，如鼠洞、畜禽舍、屋角、墙缝等阴暗潮湿的地方，约经 5 天孵出幼虫。幼虫有 3 龄期，以尘土中宿主脱落的皮屑、成虫排出的粪便及未消化的血块等有机物为食，经 2~3 周，蜕皮 2 次变为成熟幼虫。成熟幼虫吐丝作茧，在茧内经历第 3 次蜕皮，然后化蛹。蛹期一般为 1~2 周，也长达 1 年，其长短与温度与湿度有关。蚤的寿命为 1~2 年，雌蚤一生可产卵数百个。

3. 生态

（1）滋生地：蚤常滋生于阴暗、温湿的环境，如鼠洞、畜禽舍、屋角、墙缝、床下及土坑等。

（2）吸血与产卵：雄蚤、雌蚤都吸血，通常一天需要吸血数次，每次吸血 2~3 min，然后离去。雌蚤的生殖活动与吸血密切相关。

（3）宿主选择：蚤的宿主范围很广，包括兽类和鸟类，但主要是小型哺乳动物，尤以啮齿目（鼠）为多。由于善跳跃，蚤可在宿主体表和窝巢内外自由活动，个别种类可固着甚至钻入宿主皮下寄生，如潜蚤。宿主选择性随种而异，传播疾病者大多是选择性不严的种类。

（4）受环境影响：蚤发育和繁殖均受温度的影响。温度低时，卵的孵化、幼虫蜕皮、化蛹都大大延迟。各种蚤发育所需的温度不同，可反应在其地理分布上。致痒蚤发育需要较高温度，成为温暖地区常见的蚤种。印鼠客蚤需要更高温度，该蚤只在我国南方各省多见。蚤成虫也对宿主体温反应敏感，当宿主因发病而体温升高或在死亡后体温下降时，蚤都会很快离开，去寻找新的宿主。

（二）致病与实验诊断

1. 致病　蚤对人体的危害分为骚扰吸血、寄生和传播疾病 3 个方面。

（1）骚扰吸血：当人进入有蚤的场所，蚤可骚扰人体并吸血，人体常出现皮肤瘙痒、皮疹等，严重者影响休息或因抓搔致感染。

（2）寄生：潜蚤可寄生于人体或动物皮下，引起潜蚤病，如钻潜蚤。

（3）传播疾病：蚤主要通过生物性方式传播鼠疫、鼠型斑疹伤寒和多种绦虫病。

1）鼠疫：由鼠疫杆菌所致的烈性传染病。当蚤吸食病鼠血后，鼠疫杆菌在蚤的前胃增殖，形成菌栓，造成前胃堵塞而不能进食。当再次吸血时，只能反复吐、吸，使鼠疫杆菌进入宿主体内，造成感染。感染的蚤由于饥饿而频繁吸血，从而导致鼠疫的传播。

2）鼠型斑疹伤寒：由立克次体引起的急性传染病。蚤吸血后，立克次体在蚤的胃和马氏管内繁殖，随粪排出。宿主被蚤叮咬后，蚤粪污染伤口而导致感染。

3）绦虫病：蚤是犬复孔绦虫、缩小膜壳绦虫和微小膜壳绦虫等的中间宿主，人体因误食含似囊尾蚴的蚤而感染。

2. 实验诊断　在流行区，潜蚤病患者丘疹中央有黑色凹陷或在肿块内查到虫体，即可确诊。

（三）流行与防治

1. 流行　致痒蚤又称人蚤，呈世界性分布，在我国各地均可见。致痒蚤嗜吸犬、猪和人等宿主血液，不仅骚扰人体，而且是传播鼠疫的重要蚤种之一，也可作为犬复孔绦虫和缩小膜壳绦虫的中间宿主。印鼠客蚤在我国沿海地区多见，主要寄生于家栖鼠类，如小家鼠、褐家鼠和黄胸鼠等。印鼠客蚤可吸人血，是鼠疫和鼠型斑疹伤寒的重要传播媒介，也可作为微小膜壳绦虫的中间宿主。潜蚤多分布于美洲、非洲及亚洲热带及亚热带国家。

2. 防治　潜蚤病没有特效治疗药物，以外科去除为主，继发感染辅以抗生素。根据蚤的生活习性与宿主关系等，制订综合防治措施。① 清除滋生地：搞好家居卫生，清扫禽畜棚圈，抹墙堵鼠洞等，喷洒各种杀虫剂（敌敌畏和溴氰菊酯等）杀灭残留的成蚤及其幼虫。② 灭鼠防蚤：捕杀或毒杀室内外的鼠类。③ 加强个人防护：涂抹驱避剂，防止蚤的叮咬。

三、虱

虱（louse）属于昆虫纲、吸虱目，是鸟类和哺乳动物的永久性体外寄生昆虫。寄生于人体的虱有两种，即人虱（*Pediculus humanus*）和耻阴虱（*Phthirus pubis*），人虱又分为人头虱和人体虱。

（一）形态、生活史与生态

1. 形态　人虱成虫（图 11－3）（二维码 11－4）呈灰白色，体狭长，约 4 mm，雄虫稍小。头部呈菱形，有刺吸式口器，触角与头等长，向头两侧伸出，眼明显，位于触角后方。胸部 3 节融合，无翅，3 对足粗壮且长度接近，各足胫节远端内侧具指状胫突，跗节末端有一弯曲的爪，爪与胫突配合形成强有力的抓握器，使虱紧握宿主的毛发或衣物纤维而不脱落。腹部分9节，分节明显，雌虱末端呈"W"字形，雄虱末端呈"V"字形。耻阴虱成虫(图11－4，二维码11－4)体形宽短似蟹，体长约2.0 mm，胸部比腹部宽。前足及爪均较细小，中、后足胫节和爪明显粗大。腹部前4节融合，前3对气门排成斜列，第5~8节侧缘有锥状突起，上有刚毛。卵俗称虮子，白色，椭圆形，可黏附在毛发或纤维上，其游离端有卵盖，上有气孔和小室。人虱卵大小约0.8 mm×0.3 mm；耻阴虱卵比人虱卵小，卵盖较突出。若虫外形与成虫相似，但较小，腹部较短，生殖器官尚未发育成熟。

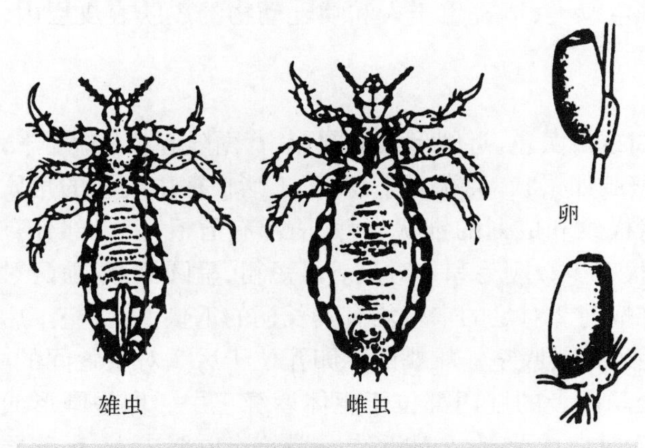

图11－3　人虱模式图(引自罗恩杰，2020)

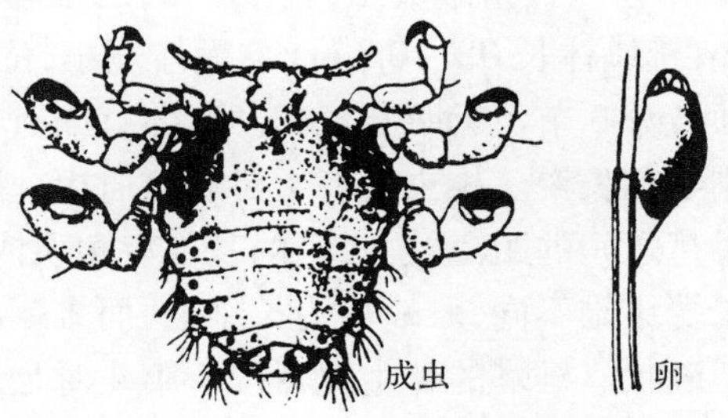

图11－4　耻阴虱模式图(引自罗恩杰，2020)

2. *生活史*　虱的生活史为不完全变态，包括卵、若虫和成虫3个时期(二维码11－5)。人虱和耻阴虱都寄生于人体，产卵至毛发或衣物纤维上。经5~9天，若虫自卵盖孵出，经3次蜕皮后，发育为成虫。人虱产卵量可达300枚，耻阴虱约30枚。在最适的温度(29~32℃)、湿度(76%)条件下，人虱由卵发育到成虫需要23~30天，耻阴虱需要34~41天。雌性人虱寿命为30~60天，耻阴虱寿命不到30天；雄虱的寿命较短。

3. *生态*

(1) 滋生地：人头虱寄生于人头发处，产卵于发根，以耳后较多。人体虱寄生于贴身衣裤上，以衣缝、衣领和裤腰等处较多，产卵于衣物纤维。耻阴虱寄生于体毛，如阴部、肛周毛和睫毛等处，产卵于毛的基部。

(2) 吸血：若虫和雌雄成虫都嗜吸人血。虱不耐饥饿，若虫每日至少吸血1次，成虫则需要吸血数次。

(3) 受环境影响：虱对温度和湿度均敏感，正常人体的温湿度是虱的最适温湿度。虱一般不会离开人体，宿主患病或剧烈运动后体温升高、汗湿衣着，或病死后尸体变冷，虱即爬离宿主。

(二) 致病与实验诊断

1. *致病*

(1) 骚扰吸血：虱吸血后，在叮咬部位出现丘疹和瘀斑，产生剧痒，骚抓破溃后继发感染。

(2) 传播疾病：人虱可传播流行性斑疹伤寒、战壕热和回归热等。

1) 流行性斑疹伤寒：由立克次体引起的急性传染病。虱吸食患者血后，立克次体侵入虱胃上皮细胞增殖，数天后上皮细胞破裂，随虱粪排出。当虱再次吸血时，虱粪污染皮肤伤口，或虱体被压破致立克次体侵入人体而感染。

2) 战壕热：本病症状与流行性斑疹伤寒相似且较轻，但病程较长。立克次体只在虱胃内或上皮细胞表面繁殖，不侵入细胞内。

3) 回归热：是一种周期性发作的急性发热传染病。虱吸入病原体后，5~6天即穿过虱胃壁进入血腔，并大量繁殖，不侵入组织也不随粪排出。其传染是由虱体被压破致病原体经伤口侵入人体而感染。

2. *实验诊断*　在头发、阴毛、睫毛或衣物处找到虱卵、若虫或成虫，即可确诊。

(三) 流行与防治

1. *流行*　虱呈世界性分布，寒冷地区较炎热地区多，冬季的发病率较夏季高。人虱的散播是由于人与人的直接和间接接触引起，耻阴虱的传播主要是通过性交。农村体虱感染率高于城市；儿童头虱感染率高于成人、女孩高于男孩。

2. 防治　首先是预防,注意个人卫生,如勤更衣、勤洗澡、勤换洗被褥和勤洗发等,以防生虱。其次是,通过物理和化学方法灭虱。耐高温的衣物采用蒸煮、干热、熨烫等方法,不耐高温的衣物可用冷冻法。使用敌敌畏乳剂、倍硫磷粉剂进行灭虱。人头虱和耻阴虱的虱卵紧贴毛发根部,可将毛发剪去,配合灭虱灵、0.2%二氯苯醚菊酯或0.01%的氯菊酯醇剂清洗涂擦,也可用50%百部酊涂擦以杀灭耻阴虱。

四、疥螨

疥螨(scab mite)属蛛形纲、真螨目,是一种永久性寄生螨类,可寄生于人和哺乳动物的皮肤表皮层内,引起疥疮。

(一) 形态、生活史与生态

1. 形态　疥螨成虫(图11-5,二维码11-6)乳白或浅黄色,近圆形或椭圆形,背面隆起。雌螨体长0.3~0.5 mm;雄螨体长0.2~0.3 mm。颚体短小,位于前端。螯肢如钳状,尖端有小齿,适于啮食宿主皮肤的角质层组织。须肢分3节。无眼和气门。躯体背面有横形的波状横纹和成列的锥状皮棘,前部有盾板,后半部分有几对杆状刚毛和长鬃。雄虫还有1对后侧盾板。腹面光滑,仅有少数刚毛和4对足。足短粗,呈圆锥形,前两对足与后两对足之间的距离较大,足的基部有角质内突。雌、雄螨前2对足的末端均有具长柄的爪垫,称吸垫。后2对足的末端雌雄不同,雌螨均为长刚毛,而雄螨的第4对足末端具吸垫。雌螨的产卵孔位于后2对足之间的中央,呈横裂缝状。雄螨的外生殖器位于第4对足之间略后处。两者的肛门都位于躯体后缘正中。卵呈圆形或椭圆形,淡黄色,壳薄,大小约80 μm×180 μm。幼虫足3对,2对在体前部,1对近体后端。若虫似成虫,生殖器官尚未发育成熟。

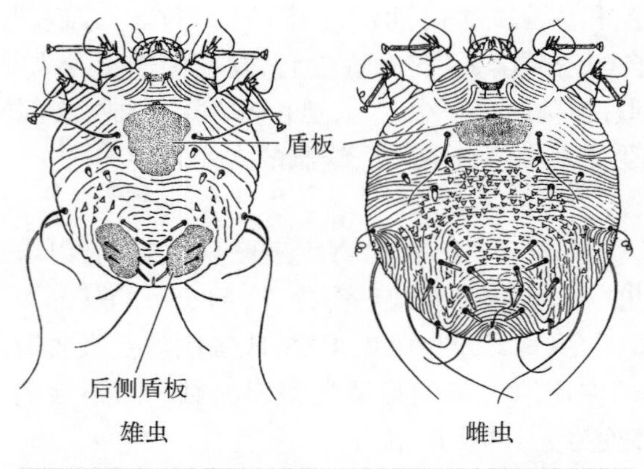

图11-5　疥螨成虫模式图(引自陈艳、叶彬,2015)

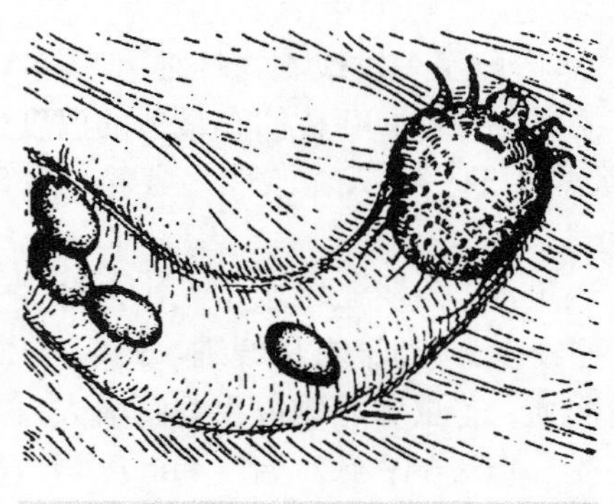
图11-6　隧道中的雌疥螨和卵(引自罗恩杰,2020)

2. 生活史　疥螨的生活史包括卵、幼虫、前若虫、后若虫和成虫5个时期(二维码11-7)。疥螨寄生在人体皮肤表皮角质层间,啮食角质组织,并用螯肢和足跗节末端的爪在皮下开凿一条与体表平行而纡曲的隧道(图11-6),雌虫在此隧道产卵。卵经3~5天孵化为幼虫。幼虫仍生活在原隧道中,或另凿隧道,经3~4天蜕皮为前若虫。前若虫约经2天后蜕皮成后若虫,后若虫再经3~4天蜕皮而发育为成虫。疥螨完成一代生活史需8~17天。疥螨的交配在雄性成虫和雌性后若虫进行,雄虫大多在交配后死亡;雌后若虫在交配后20~30 min钻入宿主皮内,蜕皮为雌虫,2~3天后即在隧道内产卵。每日可产2~4个卵,一生共可产卵40~50个,雌螨寿命5~6周。

3. 生态

(1) 滋生地:疥螨常寄生于人体皮肤较柔软嫩薄之处,常见于指间、腕屈侧、肘窝、腋窝前后、腹股沟、外生殖器、乳房下等处,儿童全身皮肤均可被侵犯。

(2) 活动:疥螨在宿主表皮角质层的深处挖掘隧道,隧道最长可达10~15 mm。雌螨所挖的隧道最长,每天能挖0.5~5 mm,每隔一段距离有小纵向通道通至表皮;雄螨与后若虫可单独挖掘但极短;前若虫与幼虫则不能挖掘隧道,只生活在雌螨所挖的隧道中。交配后的雌螨活动活跃,每分钟可爬行2.5 cm,此时易感染新宿主。

(3) 受环境影响:疥螨具有热趋向性,可感受宿主的体温和气味。雌性成虫离开宿主后的活动、寿命及感染人的能力受所处环境的温度和湿度影响。温度较低，湿度较大时寿命较长，而高温低湿则对其生存不利。雌螨最适扩散的温度为15~31℃。

（二）致病与诊断

1. 致病　疥螨可引起疥疮，在寄生部位出现淡红色、针头大小的小丘疹、小疱及隧道，多为对称分布。剧烈瘙痒是疥疮最突出的症状，是由雌螨挖掘隧道时的机械性刺激及虫体产生的排泄物、分泌物等引起皮肤的过敏反应所致。白天瘙痒较轻，夜晚加剧，睡后更甚，可能是由于疥螨夜间在温暖的被褥内活动较强所致，故可影响睡眠。由于剧痒、搔抓，易继发细菌感染，引发脓疮、毛囊炎或疖肿。

2. 实验诊断　根据接触史及临床症状做出初步诊断。若能找出疥螨，则可确诊。可用消毒针尖挑破隧道的尽端，取出疥螨，置于载玻片上的石蜡油中镜检，可见针尖大小、灰白色、活动的虫体；或用消毒的矿物油滴于皮肤患处，再用刀片轻刮局部，将刮取物镜检；也可用解剖镜直接检查皮损部位，发现有隧道和其盲端的疥螨轮廓，挑出疥螨，即可确诊，阳性率可达97.5%。

（三）流行与防治

1. 流行　疥疮呈世界性分布，多发生于集体生活的儿童及青少年中。其感染方式主要是通过直接接触，如与患者握手、同床睡眠等，特别是在夜间睡眠时，疥螨在宿主皮肤上爬行和交配，传播机会更多。疥螨离开宿主后还可生存3~10天，并仍可产卵和孵化，因此也可通过患者的被服、手套、鞋袜等间接传播。公共浴室的休息更衣间是重要的社会传播场所。许多哺乳动物体上的疥螨，偶然也可感染人体，但症状较轻。

2. 防治　预防疥疮需要加强卫生宣教，注意个人卫生。勤洗澡、勤更衣，避免与患者接触及使用患者的衣被。发现患者应及时治疗，患者的衣服需要煮沸或蒸气消毒处理。常用治疗药物包括10%硫黄软膏，10%苯甲酸苄酯搽剂，10%克罗米通及伊维菌素等。患者治疗前均需要用热水洗净患部，待干后涂抹药物，每晚一次，效果较好。治疗后观察1周左右，如无新皮损出现，方能认为痊愈。此外，应注意密切接触者同时治疗。

五、蠕形螨

蠕形螨（demodicid mite）属蛛形纲、真螨目，是一种永久性寄生螨类，可寄生于人和哺乳动物的毛囊和皮脂腺内。寄生于人体的仅两种，即毛囊蠕形螨（*Demodex folliculorum*）和皮脂蠕形螨（*Demodex brevis*）。

（一）形态、生活史与生态

1. 形态　两种蠕形螨成虫（图11－7，二维码11－8）形态相似，乳白色，半透明，呈蠕虫状，体长0.1~0.4 mm，雌虫略大于雄虫。虫体分为颚体和躯体两个部分。颚体宽短，呈梯形，内含刺吸式口器、1对针状螯肢和1对须肢，须肢能弯曲，有助于运动和脱皮，并能破坏宿主的上皮细胞。躯体分足体和末体两部分，足体腹面有4对足，粗短呈牙突状。毛囊蠕形螨的末体细长，占躯体的2/3以上，末端钝圆，雌虫有一指状肛道，雄虫无；皮脂蠕形螨的末体呈锥状，占躯体长度的1/2，雌雄虫均无肛道。卵无色半透明，呈蘑菇状或蝌蚪状，大小约104.7 μm×41.8 μm。幼虫体细长，有足3对。前若虫有足4对，形态似成虫，生殖器官未发育成熟。

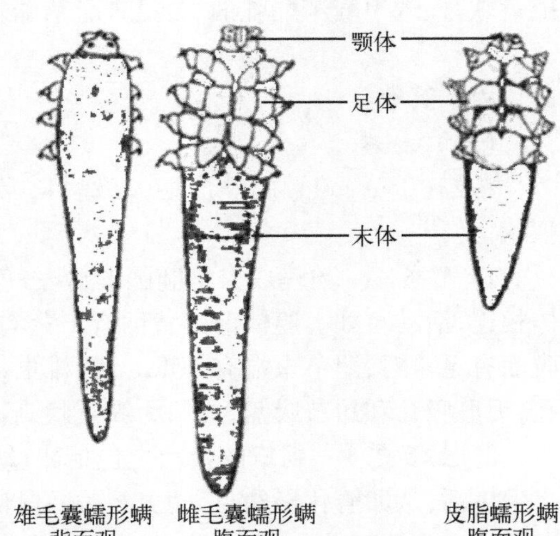

图11－7　蠕形螨成虫模式图（引自郑葵阳，2017）

2. 生活史　蠕形螨的生活史包括卵、幼虫、前若虫、若虫和成虫5个时期。雌虫产卵于毛囊或皮脂腺内，卵经2~3天孵出幼虫。幼虫以皮脂为食，经1.5天蜕皮1次，发育为前若虫。前若虫经3天取食和发育，蜕皮1次为若虫。若虫不食不动，经2~3天发育为成虫。雌雄成虫经5天发育成熟，于毛囊口交配后，雌螨即进入毛囊或皮脂腺内产卵，雄螨交配后即死亡。完成一代生活史约需要2周，雌螨寿命约4个月以上。

3. 生态

（1）滋生地：蠕形螨生活史各期均在人体，寄生于人体的额、鼻、鼻沟、头皮、颏部、颧部和外耳道，还可寄生于颈、肩背、胸部、乳头、大阴唇、阴茎和肛门等处。毛囊蠕形螨常群居于毛囊内，皮脂蠕形螨常单个寄生于皮脂腺和毛囊中。

(2) 摄食：蠕形螨主要吸取宿主细胞和皮脂腺分泌物，也以皮脂、角质蛋白和细胞代谢物为食。

(3) 受环境影响：蠕形螨各虫期均不需要光，但对温度敏感。最适宜的温度为37℃，活动随温度上升而增强，45℃是其活动高峰温度，54℃为致死温度。皮脂蠕形螨的运动能力较毛囊蠕形螨强。蠕形螨对外界不良环境因素有一定的抵抗力，成虫在5℃可存活1周左右，在干燥空气中能活1~2天。蠕形螨以夏季寄生数量最多。

(二) 致病与实验诊断

1. 致病　蠕形螨属条件致病螨，多数为无症状的带虫者。人体蠕形螨可吞食毛囊上皮细胞，引起毛囊扩张，上皮变性，寄生在皮脂腺的蠕形螨可引起皮脂腺分泌阻塞。虫体多时可引起皮肤角化过度或角化不全，真皮层毛细血管增生并扩张。此外，虫体的代谢产物可引起超敏反应，虫体的进出可携带病原微生物，引起毛囊周围细胞浸润及纤维组织增生。患者常表现为鼻尖、鼻翼两侧和眉间等处潮红、充血，继发红斑湿疹或散在针尖大小至粟粒大小红色丘疹、脓疮、结痂及脱屑、皮肤有痒感及烧灼感。据调查，患有酒渣鼻、毛囊炎、痤疮、脂溢性皮炎和睑缘炎等皮肤病的患者，他们的蠕形螨的感染率显著高于健康人。

2. 实验诊断　从毛囊或皮脂腺内检到蠕形螨即可确诊。常用的检查方法有两种。

(1) 挤压涂片法：通常采用痤疮压迫器刮取，或用手挤压，或用弯镊子、蘸水笔尖后端等刮取受检部位皮肤，将刮出的皮脂分泌物置于载玻片上，加1滴甘油，加盖片镜检。

(2) 透明胶纸粘贴法：晚上睡前用温水洗净面部，用透明胶，粘贴于面部的额、鼻、鼻沟及颧等处，至次晨取下，贴于载玻片上镜检。此法简便易行，无痛苦，在普查中值得推广。

(三) 流行与防治

1. 流行　蠕形螨呈世界性分布，人群感染率为27%~100%。我国以毛囊蠕形螨感染多见，尤以40~60岁年龄组感染率较高，婴儿的感染通过与带虫母亲密切接触所致。人体蠕形螨可通过直接或间接接触而传播，而且其对环境的体抗力强，肥皂、化妆品等不能杀死它，也可在毛巾上存活几天。

2. 防治　加强卫生宣教，注意个人卫生，避免与患者直接接触及合用脸盆、毛巾、衣被等生活用品，可预防感染。常用的治疗药物有口服甲硝唑及维生素 B_2，兼外用2%甲硝唑霜，疗效可达90.2%。外用药物如10%硫黄软膏、苯甲酸苄酯乳剂、二氯苯醚菊酯霜剂等都有一定疗效。

六、其他

(一) 粉螨

粉螨(flour mite)属蛛形纲、真螨目，常滋生于储存食品和药材中，引起皮炎以及呼吸、消化和泌尿系统症状。

1. 形态　粉螨成虫呈椭圆形，乳白色，半透明，体长0.12~0.50 mm，体壁薄，有背沟。颚体有关节膜与躯体相连，活动自如。躯体前端背面有1背沟和1块盾板，背腹面有刚毛，刚毛的长短、数量、位置、形状因种而异；腹面有足4对，跗节末端有一爪。雌、雄虫生殖孔均位于躯体腹面，雄虫有阳茎、肛吸盘和跗节吸盘，雌虫有产卵孔，无肛吸盘和跗节吸盘，肛门为纵裂状，后缘有交合囊。

2. 生活史　粉螨的生活史包括卵、幼虫、第一若虫、第二若虫、第三若虫和成虫6个时期。大多数粉螨营自生生活，从卵孵化出幼虫，幼虫经过一段活动时期，进入约24 h的静息期，然后蜕皮为第一若虫，再经24 h静息期蜕皮为第三若虫，形态接近成虫，经约24 h静息期蜕皮为成虫。完成一代发育约需要1个月。

3. 生态

(1) 滋生地：粉螨滋生于阴暗、温暖、潮湿有机物丰富的环境中，如谷物、干果、药物、皮毛、棉花及人们的居室等地。

(2) 受环境影响：粉螨怕光、畏热，最适温度为25℃，相对湿度为80%。在环境条件适宜时，可大量滋生，高发于每年的春秋两季。多以雌虫越冬。

4. 致病　粉螨的代谢产物可作为变应原，引起机体的超敏反应，患者出现过敏性哮喘、过敏性鼻炎、过敏性皮炎等。粉螨与皮肤接触，引起螨性皮炎，接触处出现丘疹、红斑，皮肤发痒，夜间更甚，搔抓后变为疱疹，易继发细菌感染。粉螨小而轻，也可被吸入，引起咳嗽、咳痰、哮喘等呼吸系统症状。此外，人误食粉螨污染的食物，可出现腹痛、腹泻、脓血便、肛门烧灼感、乏力、精神萎靡、消瘦等症状。

5. 实验诊断　对粉螨病的诊断应从临床学、流行病学、病原学及免疫学等方面进行综合分析。从患者的痰液、尿液、粪便中检获螨体或卵即可诊断。

6. 流行　粉螨呈世界性分布，我国感染率也较高。人群感染与职业有关，在粮库、粮站、面粉厂、药材库、中药店、中药厂、烟厂、毛纺厂等的职业人群中感染率较高。

7. 防治　保持仓库、居室等的通风，保证粮食或食品等的干燥，可有效减少室内螨虫滋生。可使用杀螨剂，如倍硫磷、虫螨磷等灭螨。粉螨皮炎可涂抹10%硫黄软膏。人体内螨病应对症治疗，可使用氯喹、甲硝唑等药物，同时注意避免误食粉螨污染的食品，搞好个人卫生和环境卫生。

（二）尘螨

尘螨（dust mite）属蛛形纲、真螨目，普遍存在于人类居住场所的尘埃中，是一种强烈的变应原。

1. 形态　尘螨成虫（图 11－8）体长 0.2～0.5 mm，椭圆形。颚体位于躯体前端，1 对钳状螯肢。躯体表面有指纹状的皮纹和少量刚毛。躯体背面前端有狭长的前盾板，雄虫还有 1 块后盾板，肩部有 1 对长鬃，尾端有 2 对长鬃。腹面有 4 对足，跗节末端具爪和钟形爪垫。生殖孔位于腹面中央，肛门靠近后端，雄螨肛侧有肛吸盘。虫卵呈长椭圆形，乳白色。幼虫有 3 对足，第一若虫有 4 对足，1 对生殖乳突；第二若虫有 4 对足，生殖器尚未发育，有 2 对生殖乳突。

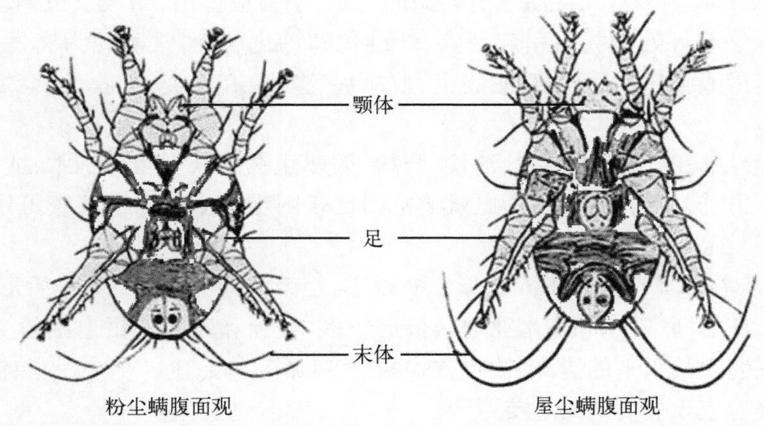

图 11－8　尘螨成虫模式图（引自郑葵阳，2017）

2. 生活史　尘螨的生活史包括卵、幼虫、第一若虫、第二若虫和成虫 5 个时期。成虫孵化后 1～3 天进行交配，交配后 3～4 天开始产卵，卵经 8 天孵出幼虫，经历 3 次蜕皮后发育为成虫。完成一代生活史需要 20～30 天。雄螨的寿命约 60 天，雌螨可长达 150 天。雄螨终生都能交配，雌螨仅在前半生交配，一般为 1～2 次，可产卵 20～40 个，产卵期约为 1 个月。

3. 生态

（1）滋生地：屋尘螨主要滋生于卧室内的枕头、被褥、软垫和家具中，粉尘螨可在面粉厂、棉纺厂及食品仓库、中药仓库等的地面大量滋生。

（2）摄食：尘螨是一种啮食性的自生螨，以粉末性物质为食，如动物皮屑、面粉、棉籽饼和真菌等。

（3）受环境影响：尘螨生长发育的最适温度为（25±2）℃。温度升高，发育加快，但死亡率随之增高；低于 20℃时，发育减慢，低于 10℃不能存活。最适宜的湿度为 80%左右，一般在春秋季大量繁殖。

4. 致病　尘螨的分泌物、排泄物、蜕下皮壳和死亡虫体，在细菌与真菌作用下分解为微小颗粒，能在空气中飘浮，易作为强烈的变应原被吸入。临床表现为尘螨性哮喘、过敏性鼻炎和婴幼儿湿疹等。

5. 实验诊断　可通过详细询问病史（好发季节、生活环境等）和免疫诊断来进行诊断。常用的免疫诊断方法有皮内试验、皮肤挑刺试验、黏膜激发试验、ELISA 等。

6. 流行　尘螨呈全世界性分布，国内分布也极为广泛。尘螨性过敏发病因素很多，通常与地区、职业、接触和遗传等因素有关。尘螨性哮喘好发于春秋季，与环境中尘螨的密度有关。

7. 防治　注意环境卫生，经常清除室内尘埃，勤洗衣被床单，勤晒被褥床垫；卧室、仓库要保持通风、干燥、少尘。使用虫螨磷等杀螨剂灭螨。患者采用脱敏疗法进行治疗。

（刘转转）

（三）舌形虫

舌形虫（tongue worm）又名五口虫（pentastomid），寄生于蛇等肉食动物体内，也寄生于人体内，引起人兽共患舌形虫病。近年来报道的病例以中国最多。

1. 形态　舌形虫成虫呈舌形或圆柱形，体表覆盖较厚的角质层，口在虫体腹面中上部，口两侧有 2 对钩。活体呈半透明，死后灰白色，体长 18~130 mm，雌虫大于雄虫。幼虫椭圆形，有尾和 2 对足，幼虫具有足和钩，体表光滑。若虫形状与成虫相似，死后呈乳白色，体长 4~50 mm，有 2 对钩。虫卵呈无色或淡黄色，圆形或椭圆形，大小约 90 μm×70 μm，卵壳较厚。

2. 生活史　成虫寄生于终宿主（如蛇和犬、猫、狼、狐狸等肉食动物）的呼吸器官内，幼虫寄生于一些中间宿主（如人、其他哺乳动物及啮齿类动物）体内。人因生饮蛇血、生食蛇胆和食未煮熟的蛇肉，或因喝用蛇泡饮的酒而感染。

3. 致病　轻度感染的病例多数无症状或有轻微的症状，不易被检出，当大量虫体幼虫或若虫寄生于某些重要脏器（如肝、脾、肺、肠系膜等处）时，可引起炎症、纤维化和钙化病灶，常表现为突发头痛、咳嗽、发热，急性胃肠炎、恶心呕吐，剧烈腹泻或腹痛，甚至出现腹膜炎、败血症、腹水、心包炎、虹膜炎、继发性青光眼和视力下降等症状，病情恶化可致死。

4. 实验诊断　舌形虫病的诊断在手术、活检、尸检、服驱虫药后获得虫体标本，或从鼻腔分泌物、痰和呕吐物中检出活虫而确诊。另外，目前免疫反应、血清学检测比较困难。流行病学调查可用鼻腔拭子和粪便查舌形虫卵。

5. 流行　自 1847 年在开罗首次报道人舌形虫病以来，距今已近 160 年。人类舌形虫病呈世界分布，主要在热带、亚热带地区流行，在非洲、中东和东南亚地区报道较多，美洲和欧洲的报道则较少。我国的病例主要分布在东南部地区。随着人们生活水平的提高、饮食方式的改变，喝新鲜蛇血、生食蛇胆和食未煮熟的蛇肉等不良的饮食习惯与民间风俗是造成该病传播的重要原因。

6. 防治　一般用外科手术取虫治疗。对长期高热等急性感染症状的病例可试用吡喹酮或中药驱虫。舌形虫病重在预防，提倡不饮新鲜的蛇血、不生食蛇胆，不食生的或半生不熟的蛇肉和其他动物肉，同时结合加强卫生宣教、注意饮食卫生等措施综合防治。

（四）隐翅虫

隐翅虫（rove beetle）属鞘翅目隐翅虫科（Staphylinidae），是一类小到中型的甲虫。成虫含有毒素并能刺痛人的皮肤，导致隐翅虫皮炎。

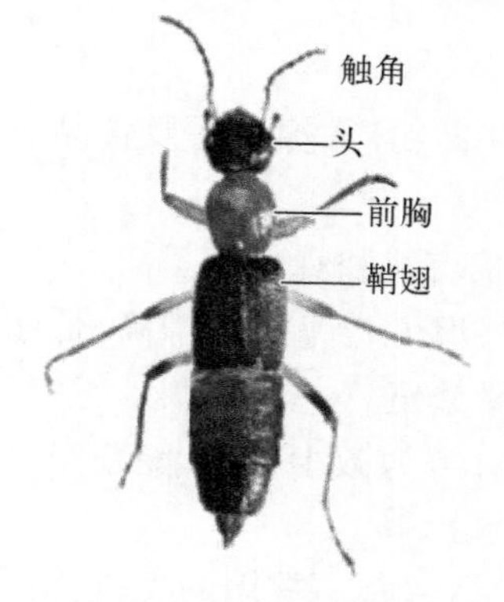

图 11－9　隐翅虫成虫模式图（引自郑葵阳，2017）

1. 形态　成虫（图 11－9）为一种黑色、长圆形蚁状的甲虫，体长 6~8 mm，有 3 对足，全身被覆短毛，头、胸、腹部黑色和红色相间，腹部背面有 2 对翅。头部有咀嚼式口器，两侧 1 对复眼。胸部前胸背向体下弯曲，呈卵圆形，黄褐色。中后胸呈黑褐色，含 1 对鞘翅。腹部长圆形，表面光滑。从背面可以看到 8 个背板，从腹面可见 7 个腹板，全部角质化。有 3 对足，黄褐色，末端黑褐色，粗短而强壮，适于迅速移动。虫卵近似球形，直径约 0.6 mm，初产时为灰白色，逐渐转变为淡黄色至黄色。幼虫体型细长，圆锥形，有 3 对发达的胸足，头部骨质化呈红褐色。蛹长 4~5 mm，淡黄色，羽化时头部及腹部变黑，翅呈灰黑色。

2. 生活史　隐翅虫发育属完全变态，生活史有卵、幼虫（2 龄）、蛹和成虫 4 期。完成生活史所需时间因种而异，多数一年一代。雌虫一生交配多次，交配不久即产卵，一生可产卵约 100 粒。

3. 生态　虫种分布很广，生长和栖息于温带地区的江岸、河边、田园等处，也有栖息于鸟巢、蚁穴，经常成群飞行。白天栖居于杂草、石头下，夜间活动，有趋光性，尤其是对于日光灯。入室后在灯下飞行，或跌落、停歇在人体或桌面等物体上。在停留面行走迅速，并随时准备起飞。其膜翅展开后与身体等长，收拢时靠尾端向背部上翘卷曲将其推入鞘翅内。毒隐翅虫虫体抗寒能力强，以成虫越冬，次年3月上旬成虫开始在农田、草丛中觅食，该虫是杂食性昆虫，有的可捕食蚜虫、稻飞虱等其他小型昆虫及各种农作物害虫，因此被认为是益虫。但从医学昆虫角度考虑，由于它对人体皮肤有损害，所以仍需加以防治。

4. 致病　毒隐翅虫常爬行到人体表暴露部位，如面部、颈部、四肢等，但并不叮咬人或释放毒液。只有当虫体被拍击或压碎时，其体内的强酸性毒液沾染皮肤，才会引起皮肤损害，使人的皮肤产生灼痛感，并引起炎症。开始仅为点、片状或条索状红斑，称线性皮炎。随后红斑上出现密集的丘疹、水疱和脓疱，常呈线条状排列。中央呈灰褐色坏死，灼痛明显。皮疹广泛时常伴全身不适，严重的可有剧痛及发热、恶心、呕吐等全身症状。1~2周后脱痂而愈，局部留有明显的色素沉着。好发于头、面、颈、四肢及胸背等外露部位。如受害部位为眼睑等细嫩皮肤，症状尤为严重。

5. 实验诊断　根据拍击或压碎的虫体形态特征，结合临床症状诊断。

6. 流行　毒隐翅虫主要分布在农村及城郊旱地作物种植区域，昼伏夜出。此病多见于夏秋季，雨后闷热天气尤多。我国在长江以南的广东、广西、福建、贵州等地有病例报道。虫体很小，具有趋光性，可钻过纱窗，因此其对人体的损害常发生在睡眠过程中。

7. 防治　预防本病应加强宣传及健康教育活动，让人群了解相关知识，掌握自我防护措施，如注意在夏秋季夜晚尽量不在草地上活动，夜间关好门窗，降低房间光线等。若发现隐翅虫附着在身体上切不可用手拍打或挤捏，应轻轻吹掉或用其他工具将虫体拨掉。如不慎沾染毒液，应立即用碱性皂液清洗或涂搽10%氨水对症处理。重症患者内服抗组胺药，继发感染者用抗感染药物治疗。

第二节　传病性（媒介）节肢动物

将以传播疾病为主要危害的节肢动物归类为传病性节肢动物或媒介节肢动物，如蚊、白蛉、蜱、蜚蠊、臭虫、恙螨和革螨等。

一、蚊

蚊（mosquito）属双翅目（Diptera）、蚊科（Culicidae），全世界已记录的蚊类分3个亚科38属3 300多种，我国已发现370余种。按蚊属（*Anopheles*）、伊蚊属（*Aedes*）和库蚊属（*Culex*）的蚊种占半数以上，是传播人类疾病的主要媒介。

（一）形态、生活史与生态

1. 形态　成虫体长1.6~12.6 mm，呈灰褐或黑色，躯体分头、胸、腹三部分（图11－10）。头部呈球形，有复眼、触须、触角各1对及口器。触角分15节，雌蚊轮毛短而稀，雄蚊的轮毛长而密。口器（喙）为刺吸式，是蚊的吸血器官。雄蚊口器退化，不能刺吸血液，只能以植物汁液为食。喙的两侧有1对下颚须（触须），分5节，常作为分类的依据。有3对细长的足。1对翅，狭长，翅上有鳞片。胸部分前胸、中胸、后胸3节，各节有1对细长的足。腹部分11节，2~8节明显可见，末3节特化为外生殖器。腹部背面有由淡色鳞片组成的斑纹或条带，雌虫腹部末端有1对尾须，雄虫腹部末端特化为钳状抱握器，是分类的重要依据。虫卵椭圆形，长约1 mm，形状因种而异。幼虫分头、胸、腹三部

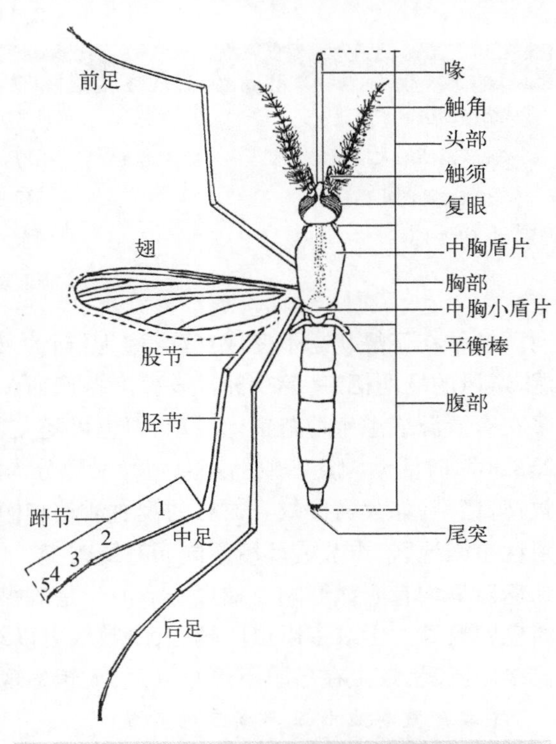

图11－10　蚊成虫模式图（雌）（引自陈艳、叶彬，2015）

分,咀嚼式口器。头部有触角、复眼和单眼各1对,口器两侧为口刷。胸部方形,不分节。蛹侧面观呈逗点状,胸背两侧各有1对呼吸管,是分属的重要依据。第1腹节背面有1对树状毛,第8腹节末有1对尾鳍。蚊蛹不食能动,以树状毛及体内气囊停息于水面,进行气体交换,遇惊扰会迅速潜入水中。三属蚊各期形态特征见表11-1(二维码11-9)。

表11-1 三属蚊生活史各期形态特征

发育阶段	区别点	按蚊	库蚊	伊蚊
虫卵	形态	舟状、有浮囊	圆锥形、无浮囊	橄榄形、无浮囊
	在水面的情况	散在、浮于水面	聚集成筏状、浮于水面	散在、沉于水底
幼虫	呼吸管	无(有1对气门)	有、细长	有、短粗
	停息姿态	平浮于水面	倒悬于水面	倒悬于水面
蛹	呼吸管	短粗、漏斗状	细长、口小	短、口呈三角形
成虫	触须	与喙等长、雄虫触须末端膨大	雌虫触须甚短、雄虫触须长于喙末端羽状	同库蚊
	翅	有黑白斑	大多无斑	无斑
	体色	大多灰黑色	大多淡褐色	大多黑色、有白斑
	停息姿态	与停留面成一角度	与停留面平行	同库蚊

2. 生活史 蚊生活史属完全变态,成蚊羽化后两天即可交配,雌蚊吸血,卵巢开始发育,然后产卵于水中。夏天大部分卵在48 h内即可孵出幼虫,冬季有一些蚊卵可在0℃以下越冬。蚊幼虫生活在水中,以水中微生物和有机物为食。幼虫有4个龄期,在气温30℃和食物充足的条件下,经5~8天发育,蜕皮4次变为蛹。蛹期5~7天,发育完成后羽化为成蚊(二维码11-10)。整个生活史过程为10~15天,全年可繁殖7~8代。

3. 生态 不同蚊种的滋生习性有所不同,如按蚊多产卵于静止或缓慢流动的清水、池塘、浅滩、山涧小溪及灌溉沟渠等;库蚊多产卵于凹地积水、阴沟、下水道及污水坑等;伊蚊产卵于小型容器的积水中,如缸、罐、坛、桶及树洞等处(表11-2)。

表11-2 我国常见蚊滋生习性

水体	滋生地	代表蚊种
洁净的缓流水体	泉水坑、溪流、灌溉沟	微小按蚊
比较清洁的大型静止水体	稻田、沼泽、池塘	中华按蚊
比较清洁的小型积水	瓦罐、树洞、竹筒	白纹伊蚊
污秽的水体	污水沟、污水坑	淡色库蚊、致倦库蚊
咸水	海滨岩穴、咸菜缸积水	海滨伊蚊

蚊常在飞舞状态下完成交配,称为群舞。蚊的卵巢必须在吸血后才能够发育,雌蚊吸血后即寻找阴暗、潮湿、避风的场所栖息,等待卵巢发育准备产卵。成虫飞行活动的范围受血源、气候、地形等因素的影响很大,一般多在有血源或滋生地范围内活动,但也可随交通工具扩散。大多数蚊虫如库蚊和按蚊多在夜间活动,当气温在23~30℃时活动频繁。蚊的栖息习性大致分为家栖型,如淡色库蚊、嗜人按蚊;半家栖型,如中华按蚊、日月潭按蚊;野栖型,如大劣按蚊。蚊虫的吸血活动和栖息习性是媒介判定和制订蚊虫防治措施的重要依据。蚊的栖息习性可因地区、季节或环境不同而有所改变。气候因素对蚊的个体发育、繁殖、活动、寿命以及病原体在蚊体内的增殖等均有明显影响。蚊虫季节消长是蚊媒疾病季节性流行的根本原因。蚊大多以成虫越冬,如中华按蚊、淡色库蚊等。伊蚊多以虫卵越冬,少数蚊可以幼虫越冬。在热带和亚热带地区,如我国广东、云南的一些地区气候终年温暖,蚊虫在冬季不停止繁殖,无越冬现象。

(二)重要虫种及与疾病的关系

1. 重要虫种 我国主要传病蚊种包括中华按蚊(*Anopheles sinensis*)、嗜人按蚊(*Anopheles anthropophagus*)、

微小按蚊（*Anopheles minimus*）、大劣按蚊（*Anopheles dirus*）、淡色库蚊（*Culex pipiens pallens*）、致倦库蚊（*Culex pipiens quinquefasciatus*）、三带喙库蚊（*Culex tritaeniorhynchus*）、白纹伊蚊（*Aedes albopictus*）和埃及伊蚊（*Aedes aegypti*）等。

2. 与疾病的关系

（1）疟疾：仅按蚊传播疟疾，我国发现20余种按蚊可传播疟疾。

（2）丝虫病：按蚊和库蚊都可作为丝虫病的传播媒介。而在东南沿海地区，班氏丝虫的传播媒介为东乡伊蚊。

（3）病毒性疾病：① 登革热，病原体为登革热病毒，传播媒介为埃及伊蚊和白纹伊蚊；② 黄热病，病原体为黄热病病毒，由伊蚊传播，仅流行于非洲和美洲；③ 流行性乙型脑、东方马脑炎、西方马脑炎等病毒性疾病：由多种伊蚊和库蚊传播；④ 西尼罗热，由西尼罗病毒引起的急性传染病，目前报道有80余种蚊感染该病毒，其中大部分为库蚊属。

（三）防治

防治蚊虫要从经济条件出发，制订切实可行的综合防治计划。强调蚊虫、环境和防治的三者统一性，即充分适应环境因素达到防治的目的，同时必须注意环境保护，并强调治本。目前综合防治策略主要针对以下几个方面。

1. 环境治理　清理房前屋后积水、树洞积水及疏通沟渠等，防止幼虫滋生；清除杂草等使成蚊无栖身之地。

2. 化学防治　小范围喷洒杀虫剂杀死蚊虫，是一种最直接有效的措施。

3. 物理防治　常用的方法有蚊帐、纱门、纱窗、电子驱蚊器等。

4. 生物防治　线虫、微生物可寄生于蚊幼虫体内，使用生物杀虫剂如球形芽孢杆菌制剂等都可降低蚊虫的密度，也可采用稻田养鱼、蛙等方式杀灭蚊幼虫。

5. 遗传防治　使用多种方法处理媒介蚊虫，使其遗传物质改变，从而降低其生殖能力，如雄性不育、杂交不育、染色体异位、基因替换等。

6. 法规防治　利用法律或行政条例规定，防止媒介蚊虫的传入、监督蚊虫防治及强制性灭蚊。

二、白蛉

白蛉（sand fly）属于双翅目毛蛉科（Psychodidae）、白蛉亚科（Phlebotominae），是一类体形较小而多毛的吸血昆虫，为黑热病、白蛉热等疾病的传播媒介。全世界已知白蛉有500多种，我国已报告45～50种，重要种类有中华白蛉（*Phlebotomus chinensis*）、长管白蛉（*Phlebotomus longiductus*）等。

（一）形态、生活史与生态

1. 形态　成虫淡黄色或棕色，长2.0～4.0 mm，有遍布全身的细毛和小斑（图11－11）。头部球形，复眼大而黑。口器为刺吸式，雌蛉口器发育完善，雄蛉口器发育不全。咽内的咽甲是白蛉分类的重要依据。1对触角，细长，分16节。1对触须，在头下向后弯曲。胸部多毛，背部隆起呈驼背状。腹部末两节特化为生殖器，雄蛉外生殖器与雌蛉受精囊的形态在分类上极为重要。虫卵长椭圆形，大小为0.38 mm×0.12 mm。产出时为乳白色，不久即变成深棕色或黑色。卵壳上有纹饰分隔成的规则小区，这种小区的形状、大小可作为分类的依据。幼虫分4个龄期，尾端具有很长的尾鬃。蛹淡黄色，尾端附有四龄幼虫蜕下的表皮。蛹皮很薄，可透过蛹皮观察到内部发育的成虫结构。

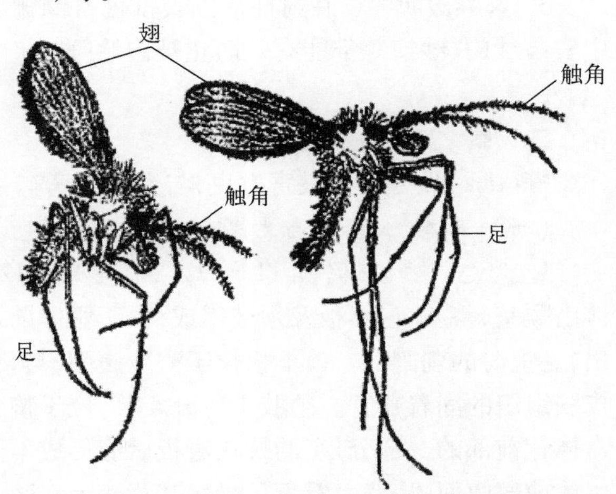

图11－11　白蛉成虫模式图（引自郑葵阳，2017）

2. 生活史　属完全变态（二维码11－11），雄蛉交配后不久死亡，雌蛉吸血3～10天后产卵，产卵后大量死亡。雌虫一生交配1次，但可产卵多次。雌虫受精后产卵于背风、有机质丰富、疏松的泥土、墙缝或树洞内。适宜条件下，卵经10天左右孵化，幼虫以泥土中腐烂植物或食草动物粪便或其他有机物为食，一般经25～30天后幼虫成熟化蛹。蛹不取食,适宜温度下经6~12天羽化为成虫。成虫羽化后1~2天可交配。少数白蛉可有无吸血生殖,如我国的中华白蛉。白蛉生活史发育的时间根据不同蛉种以及环境温度、湿度、食物情况而有差异,热带地区完成一代生活史约需4周,1年可繁殖2代,而在温带地区,完成一代生活史可长达10个月以上。一般在21~28℃条件下,虫卵发育为成虫需6~8周。

3. 生态　白蛉每年出现的时间较短,一般3~5个月,具有明显的季节性。白蛉的季节消长与温度、湿度和雨量都有关系。适合白蛉活动的温度在18~30℃,25℃最适。当气温不适时,白蛉以四龄幼虫潜藏在地面2.5~10 cm浅表土层处越冬。白蛉的飞行能力较弱,在墙面停留时若受惊扰,即作跳跃式飞行,活动范围一般在30 m内,最远不超过1.5 km。白蛉滋生地广泛,以土质疏松、温暖、潮湿、有机质丰富的环境为主。有家栖和野栖两种,家栖蛉种(如平原地区的中华白蛉)主要栖息于人房、畜圈、厕所、洞穴、墙角、墙缝等处。在荒漠地区,啮齿动物的洞穴是野栖白蛉主要的吸血、栖息和滋生场所,也有些野栖蛉种(如吴氏白蛉)吸人血后飞出室外,栖息于各种动物巢穴、山洞、窑洞、枯井、野外或荒漠。白蛉的活动时间多在夜间,由黄昏开始,至午夜达高峰,有的白天在阴暗场所也可吸血。吸血对象因白蛉种类不同而异,竖立毛类白蛉嗜吸人及哺乳动物血,易传播人兽共患病。

(二) 重要虫种及与疾病的关系

1. 重要虫种　在我国,与人体健康有关的蛉种主要为中华白蛉指名亚种和长管亚种,能传播多种病原体感染所引起的疾病。

2. 与疾病的关系

(1) 黑热病:我国广大流行区的媒介昆虫主要为中华白蛉,新疆及内蒙古地区为吴氏白蛉,新疆南部平原地区为长管白蛉,保虫宿主为野生动物。

(2) 东方疖:主要流行于中东、地中海、印度等地区,病原体是热带利什曼原虫。

(3) 皮肤黏膜利什曼病:分布于南美洲地区,病原体为巴西利什曼原虫。

(4) 白蛉热:亦称三日热,病原体为托斯卡纳病毒,流行于从尼罗河到印度一线,包括亚洲南部一带以及中国南部和部分南美洲国家。

(三) 防治

以药物杀灭成蛉为主,结合环境治理和个人防护等综合防治措施。

1. 药物灭蛉　以居住环境为中心喷洒药物,用有机磷类、拟除虫菊酯类杀虫剂均有较好的杀蛉效果。

2. 改善环境卫生　整顿人房及禽圈卫生,消除幼虫滋生场所等措施对降低白蛉密度具有积极作用。

3. 人群防护　在村庄周围安排牲畜圈栅,以牲畜作为屏障,使人群少被白蛉叮刺。个人涂擦驱避剂、家中安装纱门、纱窗等都能有效防止被白蛉叮咬。

三、蜱

蜱(tick)属专性体表寄生虫,与人体疾病有关的主要有硬蜱(hard tick)和软蜱(soft tick)两大类。

(一) 形态、生活史与生态

1. 形态　硬蜱(图11-12,二维码11-12)圆形或长圆形,长2~10 mm,雌蜱饱食后可达20~30 mm。颚体由颚基、螯肢、口下板及须肢组成,位于躯体前端,从背面可见。颚基与躯体前端相连,螯肢从颚基背面中央伸出,是重要的刺割器。口下板位于螯肢腹面,与螯肢合拢时形成口腔。口下板腹面有倒齿,为吸血时固定于宿主皮肤组织的固着器官。须肢1对分4节,位于螯肢两侧。雄蜱背面的盾板几乎覆盖着整个躯体,雌蜱盾板小,仅占体背前部的一部分,有的蜱在盾板后缘形成不同花饰称缘垛。软蜱(图11-13,二维码11-12)颚体小,位于躯体前部腹面,从背面看不见。颚基背面无孔区,须肢长杆状,各节均可活动。躯体背面无盾板,体表多呈颗粒状小疣、皱纹或盘状凹陷。硬蜱与软蜱主要形态鉴别见表11-3。

2. 生活史　蜱的生活史过程分为卵、幼虫、若虫和成虫4个时期(二维码11-13)。蜱的幼虫、若虫、雌雄成虫均吸血。幼虫3对足,若虫4对足。硬蜱完成一代生活史需要2个月至3年,软蜱需要6个月至2年。硬蜱寿命为1到数十个月,软蜱寿命五六年到数十年。

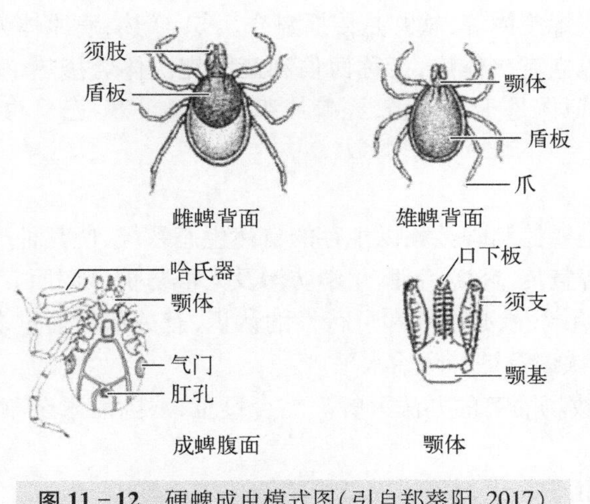

图 11－12　硬蜱成虫模式图(引自郑葵阳,2017)

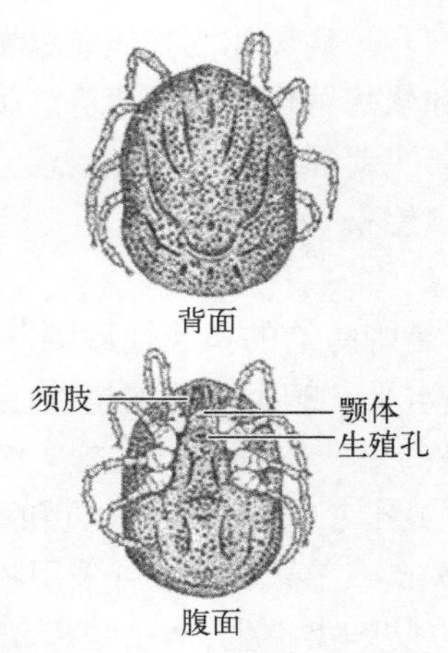

图 11－13　软蜱成虫模式图(引自郑葵阳,2017)

表 11-3　硬蜱与软蜱主要形态鉴别

形态鉴别点	硬　蜱	软　蜱
颚体	躯体前端,从背面可见	躯体前部腹面,从背面看不见
雌蜱颚基背面	有孔区	无孔区
须肢	短、活动不灵活	长、活动灵活
躯体背面	有盾板	无盾板
雌雄区别	鉴别容易	鉴别困难

3. 生态　硬蜱多在白天侵袭宿主,吸血时间较长,一般需要数天。软蜱多在夜间侵袭宿主,吸血时间较短,一般数分钟到 1 h,可多次吸血。蜱的吸血量很大,饱血后可胀大几倍至几十倍,雌性硬蜱甚至可达 100 多倍。吸血多在皮肤较薄、不易被搔抓的部位,如动物或人的颈部、耳后、腋窝、大腿内侧、阴部和腹股沟等处。成虫吸血后交配产卵,产卵地常为草根、树根、畜舍等处的表层缝隙。硬蜱多生活在森林、草原、灌木等处,软蜱多栖息于宿主的巢穴。硬蜱一生产卵一次,产卵数百至数千个。软蜱一生可产卵多次,一次产卵 50~200 个,总数可达千个。雌蜱产卵后往往干瘪死亡。蜱在生活史中有更换宿主的现象,利于传播疾病。影响蜱季节消长的因素较多,取决于其种类及自然条件。多在栖息场所越冬,越冬虫期因种而异。

(二) 重要虫种及与疾病的关系

1. 重要虫种　我国重要的媒介硬蜱有全沟硬蜱(*Ixodes persulcatus*)、草原革蜱(*Dermacentor nuttalli*)及亚东璃眼蜱(*Hyalomma asiaticum kozlovi*)等,我国重要的媒介软蜱有乳突钝缘蜱(*Ornithodoros papillipes*)等。

2. 与疾病的关系

(1) 直接危害

1) 叮刺损害:蜱在叮刺吸血时多无痛感,由于螯肢、口下板同时刺入宿主皮肤,可造成局部充血、水肿等急性炎症反应,进而可引起继发感染。

2) 蜱瘫痪:有些硬蜱的唾液中含神经毒素,可随蜱的叮刺注入宿主,致运动性神经纤维发生功能障碍,从而引起上行性肌肉麻痹,重者可致呼吸衰竭而死亡,称为蜱瘫痪。此病多见于儿童,如能及时发现并将蜱除去,症状可消除。

(2) 传播疾病:蜱的危害主要在于其能够充当传播媒介并传播一系列疾病(蜱媒病),多数蜱媒病同时又是自然疫源性疾病及人兽共患病,能够在人与其他脊椎动物宿主之间互相传播。蜱传播的疾病:① 森林脑炎,病原体为森林脑炎病毒,又称俄罗斯春夏脑炎,通过硬蜱传播。② 新疆出血热,又称克里米亚-刚果出血热,病原体为新疆出血热病毒,通过硬蜱传播。③ 莱姆病,病原体为包氏螺旋体,主要通过硬蜱传播。④ 蜱媒回归热,又称地方性回归热，病原体为拉氏疏螺旋体、波斯疏螺旋体等，软蜱是传播媒介。⑤ Q 热，病原体为 Q 热立克次体，多种硬蜱和软蜱可作为传播媒介。⑥ 北亚蜱媒立克次体病，又称西伯利亚立克次体斑疹热，病原体为西伯利亚立克次体，主要通过硬蜱传播。⑦ 野兔热，病原体是土拉伦菌，经蜱或革螨传播。⑧ 巴贝虫病，硬蜱是传播媒介，人偶尔感染。

（三）防治

综合治理是蜱防治的指导性原则。最终目标是要控制蜱类赖以生存的自然生态系统，使其种群维持在不足以造成危害的水平。蜱类防治的措施主要包括科普宣传、环境治理、化学防治及人群防护等方面。

1. 科普宣传 提高人群对蜱害综合治理的重要性、必要性和可行性的认识，有关部门通过多种渠道提高广大临床医务工作者、卫生防疫人员和科技人员的认识及综合防治水平。

2. 环境防治 草原地带可采用牧场轮换和牧场隔离的办法灭蜱。结合垦荒，清除灌木杂草，清理禽畜圈舍，堵洞嵌缝以防蜱类滋生，捕杀啮齿动物等。

3. 化学防治 蜱类栖息及越冬场所可喷洒化学杀虫剂等。牲畜可定期药浴杀蜱。

4. 人群防护 禁忌人与家畜、家禽同在一个院子生活，家畜切忌与人同住一室。人进入有蜱地区应穿防护服、长袜长靴及防护帽等。皮肤外露部位可涂驱避剂。

四、其他

（一）蜚蠊

蜚蠊（cockroach）俗称蟑螂，体表和肠道内能携带多种致病菌、病毒、霉菌和寄生虫卵。通过吃、吐、排泄以及在食物和衣服上爬行等的方式传播多种疾病，也可在人体上爬行致皮炎，被咬伤或接触分泌物可引起过敏。

1. 形态 成虫（图 11－14）椭圆形，体长可达 100 mm，一般为 10～30 mm。咀嚼式口器，多数有翅。虫体黄褐色或深褐色，体表具油亮光泽。雄虫的最末腹板有 1 对腹刺，雌虫的最末腹板为分叶状，具有夹持卵鞘的作用。虫卵排列于卵荚（卵鞘）中，卵荚呈褐色，卵荚形态及其内含卵数为蜚蠊分类的重要依据。蜚蠊有一个预若虫期，即在刚孵出时，触角、口器及足均集结在腹面，需要经过 1 次蜕皮才发育成活动的若虫。若虫较小，色淡，无翅，生殖器官尚未成熟。

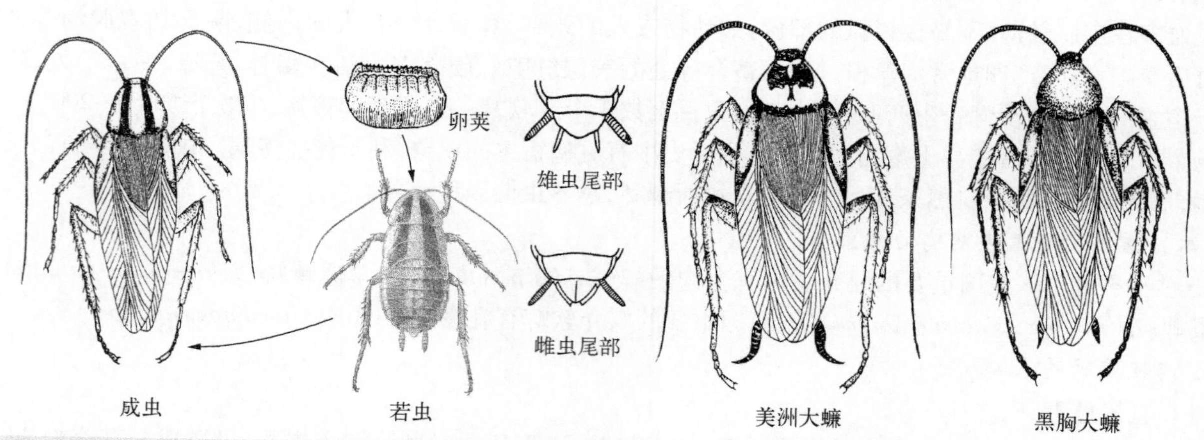

图 11－14 蜚蠊成虫模式图（引自陈艳、叶彬，2015）

2. 生活史 蜚蠊的生活史为不完全变态，成虫羽化后即可交配，10 天后开始产卵。雌虫产卵前先排泄一种分泌物形成坚硬的卵荚，常挂于腹部末端，再分泌黏性物质使卵荚能黏附于物体上，少数种类卵荚一直附在雌虫腹部末端直至孵化。卵产出至孵化通常需要 1～2 个月，若虫经 5～7 龄期发育羽化为成虫，每个龄期约 1 个月。雌虫寿命约半年，雄虫寿命较短。完成生活史所需时间因虫种、温度、营养等不同而异，一般需要数月或一年以上。

3. 生态 大多数种类栖居野外，仅少数种类喜栖息于厨房的碗橱、食品柜、灶墙等处隙缝中和下水道沟槽内。昼伏夜出，夜晚 9 时至凌晨 2 时为其活动高峰。蜚蠊繁衍迅速，爬行速度很快。活动的适宜温度为 20～

30℃，低于15℃时，绝大多数不动或微动，高于37℃时呈兴奋状态。蜚蠊的臭腺能分泌一种气味特殊的棕黄色油状物质，通常称之“蟑螂臭”，常留于虫体所经之处。蜚蠊为杂食性昆虫，各种新鲜或腐败的动物身体、排泄物和分泌物及垃圾均可为食，喜食糖类和肉类并需经常饮水，耐饥性强。蜚蠊的季节消长受温度的影响较大，同一虫种在不同地区可表现为不同的季节分布。在我国的大部分地区，蜚蠊通常在4月份出现，7~9月份达高峰，10月份以后逐渐减少。

4. 重要虫种　全世界约4 000种，我国有168种。常见有凹缘大蠊（*Periplaneta emarginato*）、美洲大蠊（*Periplaneta americana*）、德国小蠊（*Blattella germanica*）等。

5. 与疾病关系　蜚蠊咬食衣物、书籍等，其臭腺分泌物可污染环境；其可作为美丽筒线虫、缩小膜壳绦虫等蠕虫的中间宿主；通过体表和肠道机械性携带痢疾、伤寒、霍乱等病原体，也可携带阿米巴、蓝氏贾第鞭毛虫的包囊及多种蠕虫卵而传播疾病。

6. 防治　整治卫生，彻底消除环境中的卵荚、若虫和成虫，清理滋生和栖息场所。使用杀虫剂、诱捕、黏捕及药物熏杀等方法杀灭虫体。目前，最有效灭蟑方法是熏蒸法，在40 min内能杀灭90%的蟑螂，且对人体和其他小动物无害。因成虫耐饥力强，卵荚不受药物作用，必须反复清除。

（二）臭虫

臭虫（bed bug）属半翅目（Hemiptera）、臭虫科（Cimicidae），有温带臭虫（*Cimex lectularius*）和热带臭虫（*Cimex hemipterus*）两种。

1. 形态　成虫（图11－15）大小约3 mm×5 mm，背腹扁平，红褐色，椭圆形，全身被有粗而短的毛。头宽扁，两侧有突出的1对复眼。1对触角，分4节，末两节细长。口器刺吸式，弯折向腹面，吸血时前伸。中后足基节有新月形臭腺孔，第5节腹面后缘右侧有个三角形凹陷，称柏氏器，是精子的入口。雄虫腹部末端狭窄而尖，有角质交尾器1个，镰刀形，向左侧弯曲，储于尾器槽中。卵椭圆形，长约1 mm，黄白色，有卵盖，卵壳上有网状纹。若虫似成虫，体较小，生殖器未发育成熟。温带臭虫的前胸凹陷较深，两侧缘向外延伸成薄边；热带臭虫前胸的凹陷较浅，两侧缘不外延。

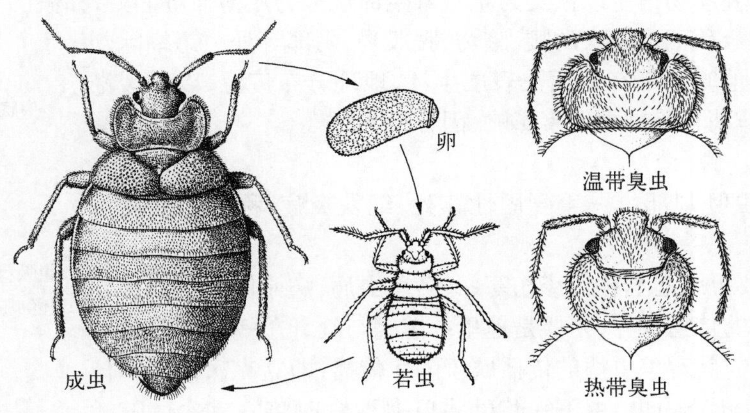

图11－15　臭虫成虫（引自陈艳、叶彬，2015）

2. 生活史　生活史为不完全变态，雌雄交配吸血后，雌虫在床板、蚊帐缝隙内产卵。虫卵常黏附在成虫活动和隐匿处。雌虫可一次产卵1至数枚，一生可产卵100~200枚，冬季通常停止产卵。卵经8天可孵化出若虫，分5个龄期，每次蜕皮前均要吸血。末次蜕皮后翅基出现，变为成虫，完成生活史需要6~8周。

3. 生态　成虫及若虫均嗜吸人血，也吸鼠、兔或家禽血。大多夜晚吸血，行动敏捷，不易捕捉。成虫耐饥力很强，可耐饥6~7个月，甚至可长达1年。若虫耐饥力稍弱，也可达1月余。臭虫有群居习性，喜生活在人居住的房间及木质床榻的各种缝隙中。在温暖地区，臭虫每年可繁殖6~7代，成虫寿命可达9~18个月。

4. 与疾病关系　臭虫对人的危害主要是骚扰吸血，叮刺时将唾液注入人体，引起局部红肿、痛痒难忍。严重时造成贫血、神经过敏、失眠及虚弱。在实验条件下，可传播鼠疫、Q热、乙型肝炎、钩端螺旋体病、回归热等，至今尚未证实在自然情况下传播疾病。

5. 防治　防治臭虫的基本原则是环境治理。填塞室内墙壁、地板、床板缝隙，以免滋生和匿藏臭虫；室内可放卫生球等驱避剂，喷洒药物于室内缝隙灭虫；用沸水烫洗衣物、被褥、家具，或在日光下反复曝晒。

（三）恙螨

我国重要的媒介恙螨（chigger mite）有地里纤恙螨（*Leptotrombidium deliense*）、小盾纤恙螨（*L. scutellare*）、红纤恙螨（*L. akamushi*）及高潮纤恙螨（*L. akaohuensei*）等种类，其中最重要的是地里纤恙螨。

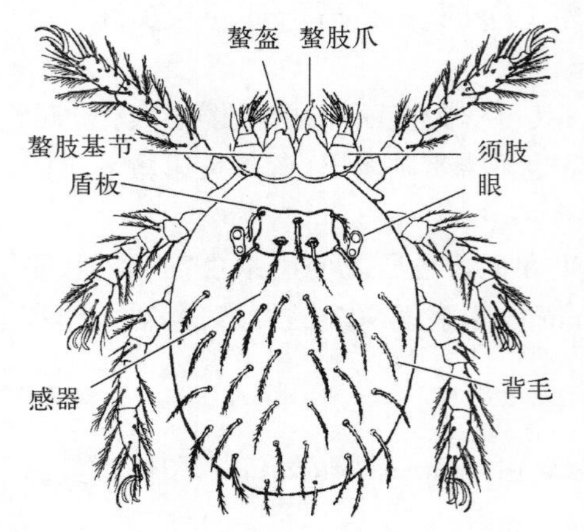

图 11－16 恙螨幼虫模式图（引自陈艳、叶彬，2015）

1. 形态　恙螨幼虫（图 11－16）形态是虫种分类的鉴定依据。幼虫初孵出时体长约 0.2 mm，饱食后可达 0.5～1.0 mm，呈椭圆形，红、橙、黄或乳白色，未尽食幼虫比饱食后体色深。颚体又称假头，位于躯体前段，包含螯肢及须肢各 1 对。须肢圆锥形，分 5 节，第 4 节末端有爪。颚基在腹面向前延伸，其外侧形成 1 对螯盔。躯体背面前端有盾板，形状因种而异。盾板中部有 2 个圆形的感器基，由此生出呈丝状、羽状或球杆状的感器。多数种类在盾板的左右两侧有 1～2 对眼。盾板后方的躯体上有横列的背毛。腹面有足 3 对，分 6 节或 7 节，末端有爪 1 对和爪间突 1 个。

2. 生活史　恙螨的生活史（二维码 11－14）包括卵、次卵（前幼虫）、幼虫、若蛹、若虫、成蛹和成虫 7 期，其中幼虫又可以分为初孵幼虫和饱食幼虫两个阶段，成虫有雌雄之分。幼虫 3 对足，若虫与成虫 4 对足。从卵发育到成虫约 3 个月。成虫和若虫营自生生活，幼虫靠刺吸宿主组织液为生，营寄生生活。雌雄成虫不直接交配，而是雄虫产精胞以细丝黏于地表，雌螨通过生殖吸盘摄取精胞并在体内受精，属于间接受精。

3. 生态　恙螨滋生地多见于其他小型节肢动物经常出入的场所。成虫和若虫主要以土壤中的小型节肢动物和昆虫卵为食。幼虫以刺吸宿主组织液和淋巴液为生，寄生的宿主范围很广泛，包括哺乳类、鸟类、爬行类、两栖类及无脊椎动物，哺乳动物宿主以鼠类为主。寄生部位多为皮薄而湿润处，如鼠的耳窝与会阴部、鸟类的腹股沟与翼腋下、爬行类的鳞片下以及人的腰、腋窝、腹股沟、阴部等处。恙螨除幼虫必须寄生外，生活史其他时期都在地面浅表层生活，地理分布广泛，以温暖潮湿地区的种类最多。季节消长受许多因素影响，因种而异。

4. 与疾病关系

（1）直接危害：幼虫叮刺部位发生凝固性坏死，继发炎症，称为恙螨皮炎（trombiculosis）。

（2）传播疾病：主要可引起丛林斑疹伤寒，又名恙虫病，病原体为恙虫病立克次体，恙螨幼虫是本病的传播媒介，主要是地里纤恙螨与红纤恙螨等。恙螨幼虫一生中仅叮刺取食 1 次，其对恙虫病的传播属于隔代传播，即立克次体经卵传递至下一代（第二代、第三代）幼虫，由下一代幼虫叮刺取食时将立克次体随唾液注入新的宿主。

5. 防治　注意环境卫生、清除杂草、堵塞鼠洞及灭鼠等；在人经常活动的恙螨滋生地附近喷洒化学杀虫剂等；野外工作时衣裤口要扎紧，外露皮肤可涂驱避剂或将衣服用驱避剂浸泡。强调以环境防治、化学防治及个人防护相结合的综合防治。

（四）革螨

革螨（gamasid mite）种类众多，全世界有 800 多种，我国也已有 600 多种。

1. 形态　成虫（图 11－17）长 0.2～1 mm，部分可达 3 mm，椭圆形，褐色。躯体背面有 1～2 块背板，腹面有叉形胸叉。颚体位于前方，螯肢包括螯杆和螯钳，雄虫须肢长棒状。雌螨腹面有数块骨板，生殖孔位于胸板后；雄螨腹面有 1 块全腹板。生殖孔位于胸板前。有 4 对足，足分 6 节。

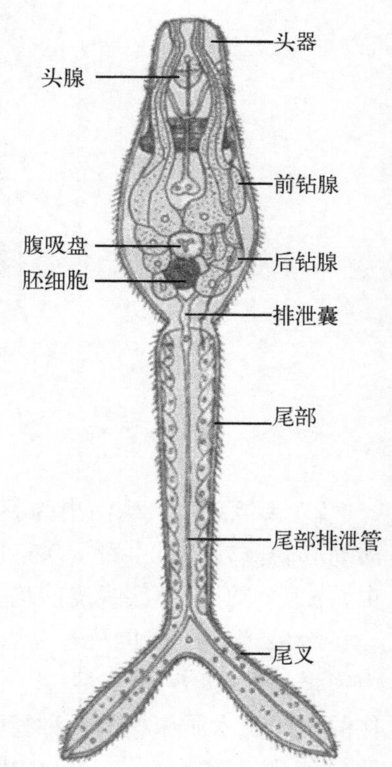

图 11－17 革螨成虫模式图（引自郑葵阳，2017）

2. 生活史　革螨的生活史分5个时期：卵、幼虫、第一若虫、第二若虫和成虫。雌螨产卵（卵生），或直接产幼虫或若虫（卵胎生），有的行孤雌生殖。寄生型革螨发育期减少，即幼螨甚至第一若虫发育胚胎化。完成生活史约需要10天。

3. 生态　革螨大多数营自生生活，少数营寄生生活。寄生型革螨多寄生在宿主体表，食性复杂，专性或兼性吸血。革螨寄生的宿主范围很广泛，包括哺乳类、鸟类、爬行类、两栖类及无脊椎动物，哺乳动物宿主以鼠类为主，有些种类可侵袭人体。自生革螨滋生场所广泛，可见于草丛、土壤、枯叶下、禽畜粪堆和仓库等地。多数革螨全年活动，但有繁殖高峰，季节消长因种而异。

4. 重要虫种　我国有重要医学意义的革螨有柏氏禽刺螨（*Ornithonyssus bacoti*）、鸡皮刺螨（*Dermanyssus gallinae*）、格氏血厉螨（*Haemolaelaps glasgowi*）和毒厉螨（*Laelapsechidninus*）等。

5. 与疾病关系　主要传播：① 流行性出血热，又称肾综合征出血热，病原体为汉坦病毒或流行性出血热病毒，病毒在革螨体内可经卵传递。② 立克次体痘，病原体为小蛛立克次体，主要是由血红异皮螨（*Allodermanyssus sanguineus*）传播。

6. 防治　同恙螨。

本章数字资源

二维码11-1　蝇生活史（引自罗恩杰，2020）

二维码11-2　蚤成虫

二维码11-3　蚤生活史（引自陈艳、叶彬，2015）

二维码11-4　虱成虫

二维码11-5　人虱生活史（引自陈艳、叶彬，2015）

二维码11-6　疥螨成虫

二维码11-7　疥螨生活史（引自陈艳、叶彬，2015）

二维码11-8　蠕形螨成虫

二维码11-9　三属蚊各期形态（引自罗恩杰，2020）

二维码11-10　蚊生活史（引自郑葵阳，2017）

二维码11-11　白蛉生活史（引自陈艳、叶彬，2015）

二维码11-12　硬蜱和软蜱成虫

二维码11-13　全沟硬蜱生活史（引自陈艳、叶彬，2015）

二维码11-14　恙螨生活史（引自陈艳、叶彬，2015）

（孔德龙）

主要参考文献

陈艳，叶彬. 人体寄生虫学. 2版. 北京：科学出版社，2015.
段义农，王中全，方强，等. 现代寄生虫病学. 2版. 北京：人民军医出版社，2015.
李士根. 人体寄生虫学. 2版. 南京：江苏凤凰科学技术出版社，2018.
罗恩杰. 病原生物学. 6版. 北京：科学出版社，2020.
沈继龙，张进顺. 临床寄生虫学检验. 4版. 北京：人民卫生出版社，2012.
吴观陵. 人体寄生虫学. 4版. 北京：人民卫生出版社，2013.
吴忠道，汪世平. 临床寄生虫学检验. 4版. 北京：中国医药科技出版社，2019.
张进顺，高兴政. 临床寄生虫检验学. 北京：人民卫生出版社，2009.
郑葵阳. 医学寄生虫学. 2版. 北京：科学出版社，2017.
诸欣平，苏川. 人体寄生虫学. 8版. 北京：人民卫生出版社，2013.